Robert dos Remedios

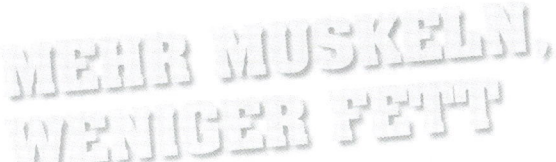

MEHR MUSKELN, WENIGER FETT

Robert dos Remedios

MEHR MUSKELN, WENIGER FETT

Hochintensives Cardio-Krafttraining –
der schnellste Weg zum perfekten Body

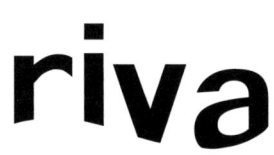

Bibliografische Information der Deutschen Nationalbibliothek:
Die Deutsche Nationalbibliothek verzeichnet diese Publikation in der Deutschen Nationalbibliografie;
detaillierte bibliografische Daten sind im Internet über http://d-nb.de abrufbar.

Wichtiger Hinweis
Sämtliche Inhalte dieses Buches wurden – auf Basis von Quellen, die der Autor und der Verlag für vertrauenswürdig erachten – nach bestem Wissen und Gewissen recherchiert und sorgfältig geprüft. Trotzdem stellt dieses Buch keinen Ersatz für eine individuelle medizinische Beratung dar. Wenn Sie medizinischen Rat einholen wollen, konsultieren Sie bitte einen qualifizierten Arzt. Der Verlag und der Autor haften für keine nachteiligen Auswirkungen, die in einem direkten oder indirekten Zusammenhang mit den Informationen stehen, die in diesem Buch enthalten sind.

Für Fragen und Anregungen:
robertdosremedios@rivaverlag.de

2. Auflage 2013
© 2012 by riva Verlag, ein Imprint der Münchner Verlagsgruppe GmbH
Nymphenburger Straße 86
D-80636 München
Tel.: 089 651285-0
Fax: 089 652096

Die amerikanische Originalausgabe erschien 2009 bei Rodale Inc., New York, unter dem Titel *Cardio Strength Training. Torch Fat, Build Muscle, and Get Stronger Faster* © 2009 by Rodale Inc. All rights reserved.

Übersetzung: Silke Schütze
Redaktion: Birgit Dauenhauer
Umschlaggestaltung: Susan Eugster, Pamela Günther
Umschlagabbildung: Dylan Coulter
Fotografien im Innenteil: Mitch Mandel/Rodale Images
Satz: HJR, Jürgen Echter, Landsberg am Lech
Druck: Konrad Triltsch, Ochsenfurt
Printed in Germany

ISBN 978-3-86883-173-3

Weitere Informationen zum Thema finden Sie unter

www.rivaverlag.de

Gerne übersenden wir Ihnen unser aktuelles Verlagsprogramm.

Für meine Frau Francine und meine Tochter Annabella – ich liebe euch!
Für alle meine Mentoren und Freunde im Sportgeschäft und für alle meine Sportler aus
der Vergangenheit und der Gegenwart – ich danke euch! Ihr habt alle dazu beigetragen,
dass ich mich zu dem Trainer entwickelt habe, der ich heute bin.

INHALT

VORWORT

»... in einer Welt voller Informationen verursacht die Menge an Information einen ganz anderen Mangel: die Knappheit an dem, was durch die Information verbraucht wird. Was das ist, liegt auf der Hand: die Aufmerksamkeit ihrer Konsumenten. Deshalb erzeugt der Reichtum an Information eine Aufmerksamkeitsarmut und die Notwendigkeit, die Aufmerksamkeit effizient auf das Überangebot an Informationsquellen zu verteilen.«

Herbert Simon

Wir leben tatsächlich in einem Informationszeitalter. Eine einfache Google-Suche nach einem Ausdruck, der vor zehn Jahren noch weitgehend unbekannt war, beispielsweise »Brazilian Jiu Jitsu«, kann über eine Million Websites zu dem Thema liefern. Angesichts der rapiden Zunahme von Informationen kann man sich vorstellen, dass diese Zahl sich schneller verdoppeln wird, als es gedauert hat, sie zu erreichen.

Es ist mehr Information zu jedem beliebigen Thema verfügbar als jemals zuvor – tatsächlich sogar mehr, als wir unser ganzes Leben lang konsumieren könnten, selbst wenn wir nichts anderes täten. Der Zuwachs passiert einfach zu schnell.

Das Problem heute ist also nicht der Mangel an Information. Es ist die Schwierigkeit, diese Informationen zu filtern. Wie filtert man eigentlich Informationen? Heutzutage sind so viele Informationen

verfügbar, dass wir diejenigen aussortieren müssen, die wir auch behalten können.

Ich persönlich filtere, indem ich Informationen bevorzuge, die von Fachleuten mit praktischer Erfahrung stammen, deren Lebensunterhalt davon abhängt, dass sie Ergebnisse liefern oder Probleme lösen (und Beweise dafür sind mir sehr wichtig). So einfach ist das. Ich glaube an Erkenntnisse aus der Praxis. Und deshalb glaube ich an Robert dos Remedios.

Coach Dos hat eine nachgewiesene Erfolgsbilanz, weil so viele »Forschungsobjekte« in sein Labor (den Fitnessraum und den Sportplatz) kommen, die ihn mit mehr Informationen aus dem wahren Leben versorgen, als man anderswo findet.

Dos ist ein Experte in dem, was er tut, und das nicht, weil er ein prominenter Coach ist, der die schon beachtlichen Fähigkeiten berühmter Sportler verbessert, sondern weil er mit echten Menschen im wahren Leben arbeitet – und das jeden Tag.

Das Thema Cardio-Krafttraining ist extrem aktuell. Es ist inzwischen wissenschaftlich bewiesen, dass Kraft- und Intervalltraining dem Ausdauertraining in Hinblick auf Konditionssteigerung und Fettabbau überlegen sind.

Gute Trainer wissen das schon seit Jahren. Sie mussten es wissen. Ihr Job, der Erfolg ihrer Mannschaft und die Zukunft ihrer Kinder hingen davon ab.

Noch nicht wissenschaftlich bewiesen ist, dass eine Kombination von Kraft- und Intervalltraining sogar noch wirksamer ist als jede dieser beiden Trainingsarten allein.

Coach Dos weiß das. Er muss es wissen. Willkommen in der Welt von Coach Dos. Warten wir, bis die Wissenschaft ihn einholt …

Alwyn Cosgrove

EINLEITUNG

Mein erstes Buch *Men's Health Power Training* war eine großartige Erfahrung für mich. Der Erfolg des Buches, das Interesse, auf das es stieß, und, am wichtigsten, die vielen Erfolgsgeschichten, die ich zu hören bekam – das waren die echten Bestätigungen für mich. Als die Menschen es lasen und dadurch ihr Training und ihre Fitness auf ein ganz neues Niveau steigerten, fing ich an, mich zu fragen: Und wie machen wir jetzt weiter? Gibt es etwas anderes, worüber ich schreiben könnte und was gut zur *Men's-Health-Power-Training*-Philosophie passt, vielleicht eine andere Trainingsmethode, die so effektiv wäre wie die Programme meines ersten Buches? Das Erste, was mir einfiel, als ich über einen sinnvollen Nachfolger für mein Buch nachdachte, war die »Konditionierung des Stoffwechsels«. Das Kapitel über Cardio-Krafttraining in meinem ersten Buch hatte ziemlich großes Interesse geweckt. In diesem Kapitel ging es hauptsächlich um neuartige Formen des Cardiotrainings, die zugleich Fitness und Kondition fördern sowie Fett verbrennen. Mir wurde klar, dass ich gerade einmal an der Oberfläche dieses Themas gekratzt hatte und dass dies ein großartiger Stoff für ein eigenes Trainingsbuch sein würde.

Die Leute waren fasziniert von dieser Trainingsmethode und ihrer Effektivität. Verstehen Sie mich nicht falsch, diese Art von Intervall-Cardiotraining ist nichts für Menschen mit Herzschwäche (oder anderen körperlichen Gebrechen) oder den Durchschnittsmenschen, der denkt, dass 30 Minuten auf dem Crosstrainer, während deren er mit dem Handy telefoniert, ein »Wahnsinns-Cardiotraining« sind. Dieses Training ist hart – sehr hart. Schauen wir zurück auf die Grundlage von *Men's Health Power Training*: das Prinzip der Überlastung. Einfach gesagt: Sie müssen immer härter und härter trainieren, um über längere Zeit Fortschritte zu sehen. Vom Standpunkt der Stoffwechsel-Konditionierung ist dieses Prinzip das Nonplusultra. Wenn das Trainingsintervall kurz ist, muss die Intensität sehr hoch sein. Wenn die Intervalle länger werden, wird die Intensität zwangsläufig abnehmen. All das werde ich im Lauf des Buches im Detail erklären, aber behalten Sie im Kopf, dass Cardio-Krafttraining wahrscheinlich die anstrengendste Form des Cardiotrainings sein wird, die Ihnen jemals begegnet ist. Vertrauen Sie mir, die harte Arbeit wird sich durch gesteigerte Fitness und Fettabbau auszahlen. Sie werden Veränderungen an Ihrem Körper feststellen, die Sie niemals für möglich gehalten hätten.

Sie können in jedes beliebige Fitnessstudio gehen und Sie werden endlose Reihen von Laufbändern, Steppern und Crosstrainern sehen, auf denen die Leute irgendeine Art von Ausdauertraining absolvieren. Sie wissen, welche Art von Training ich meine – locker und mit geringer Intensität. Vielleicht unterhalten sich die Leute dabei, sehen fern oder lesen sogar ein Buch. Das ist nicht die Art von Stoffwechseltraining, über die ich in diesem Buch schreibe. Sowohl im Hinblick auf Fitness als auch auf Fettabbau ist diese Art von Training dem Cardio-Krafttraining ganz und gar unterlegen. Ich werde Ihnen zeigen und Sie davon überzeugen, dass Intervalltraining die bessere Methode ist. Diese Methode besteht aus kurzen Trainingseinheiten mit sehr hoher Intensität. Man kann es auch so sagen: Sie werden bei diesem Training keine Zeit haben, nebenbei zu telefonieren. Wahrscheinlich könnten Sie noch nicht einmal die Nummer wählen.

Eine der populärsten Formen der Methode, die ich Cardio-Krafttraining nenne, sind die Tabata-Intervalle. Führen Sie eine kurze Internetsuche nach diesem Begriff durch und Sie werden sehen, wie beliebt die Methode ist. Eine Studie, die 1996 in *Medicine and Science in Sports and Exercises* erschien, hat gezeigt, dass diese 4-Minuten-Intervalle mit halb so langen Ruhe- wie Belastungsphasen (20 Sekunden hochintensives Training, danach zehn Sekunden Pause), fünfmal pro Woche während 20 Minuten ausgeführt, effektiver sind als traditionelles Ausdauertraining, das man an fünf Tagen pro Woche jeweils 60 Minuten lang absolviert. Ja, in einem Bruchteil der Zeit erreichte die Intervallgruppe eine größere Verbesserung im aeroben und im anaeroben Bereich!

Wenn man mit Cardiotraining Fett verbrennen will, muss man eine »Störung« des Stoffwechsels erzeugen, die den Körper zwingt, Energie zu verbrauchen, um sich zu erholen. Leider verursacht die Form des Cardiotrainings, die man in Fitnessstudios meistens sieht (beispielsweise Training auf dem Laufband oder Fahrrad mit niedriger Intensität), diese Störung des Stoffwechsels nur in sehr geringem Ausmaß. Mit dem Stoffwechsel-Krafttraining aber werden Sie ganz neue Ebenen der Intensität kennenlernen, die weit über das hinausgehen, was bei den klassischen Formen des Cardiotrainings möglich ist – nämlich den höchsten Energieverbrauch und dadurch beispiellosen Fettabbau.

Joel Marion, CISSN (Certified Sports Nutritionist), NSCA-CPT (National Strength and Conditioning Association-Certified Professional Trainer), Inhaber von Joel Marion Fitness Solutions

Das Ergebnis ist erstaunlich und beweist die Effektivität des Intervalltrainings und die Ineffektivität des traditionellen Cardiotrainings wie des Laufens auf dem Laufband. Das beweist wieder einmal, dass das Intervalltraining, verglichen mit der alten Methode, nach der man lange Zeiträume mit niedriger Intensität trainierte, die deutlich effektivere und wirksamere Art des Cardiotrainings ist. Das Beste am Cardio-Krafttraining ist, dass Sie diesen erstaunlichen Fitnesszuwachs erreichen können, ohne magere Körpermasse abzubauen – und das ist verdammt wichtig für jeden, der stolz auf sein Hanteltraining und seine Muskelmasse ist.

Ich bin sicher, dass diese Reise in die Welt des Cardio-Krafttrainings erhellend, effektiv und oft auch charakterbildend sein wird. Sie wird Ihre Sichtweise auf das Stoffwechseltraining nachhaltig verändern. Wie ich schon sagte, diese Reise wird nicht einfach und erfordert Arbeit. Aber sie wird die Mühe wert sein. Warum also schreibe ich dieses Buch? Es ist ganz einfach, wie ich schon in *Men's Health Power Training* erklärt habe: Ich habe es satt, Menschen im Fitnessstudio falsch trainieren zu sehen – zu sehen, wie sie ihre Ziele nicht erreichen und ihre geringen Fortschritte sie frustrieren. Es ist an der Zeit, Ihnen die effektivste und effizienteste Methode des Cardiotrainings vorzustellen, die es auf diesem Planeten gibt. Halten Sie sich gut fest, denn dieses Programm wird Ihr Leben verändern!

1

WAS IST CARDIO-KRAFTTRAINING?

Sie gehen in ein Fitnessstudio und sehen Reihen von Cardiogeräten – Menschen, die beim Trainieren telefonieren, fernsehen oder sich mit ihrem Nachbarn unterhalten, während sie darauf achten, in ihrem »Fettverbrennungsbereich« zu bleiben. Dann sehen Sie einen Mann in einer Ecke des Studios, Kopfhörer auf, der keucht und stöhnt und schwitzt bis an den Punkt der Erschöpfung. Er macht Burpees (Liegestützsprünge), dann Sprungkniebeugen, dann schwingt er eine Kettlebell (Kugelhantel). Es scheint kein Plan hinter der Trainingsmethode dieses Fanatikers zu sein: Es sieht nur intensiv, ein bisschen seltsam und alles andere als traditionell *aus. Sie können gar nicht wegschauen und denken sich: Was um Himmels willen macht der Typ da?*

Nun ja, der Typ in der Ecke macht eine Form dessen, was ich Cardio-Krafttraining nenne – ein Training, das sich durch intensive Trainingseinheiten und kurze Ruhephasen auszeichnet. Es stellt sich die Frage, warum so viele der »Fettverbrenner« auf den Cardiogeräten immer noch überschüssige Pfunde mit sich herumschleppen, während der Typ in der Ecke wahrscheinlich schlank, stark und athletisch aussieht. Zuerst einmal: Der Mann hatte definitiv einen Plan bei der Auswahl seiner Trainingsmethode. Seine Ziele waren einfach: die größte Wirkung bei möglichst geringem Einsatz durch das Intervalltraining und die Erzeugung des so wichtigen »Nachbrenneffekts« in seinem Stoffwechsel, der noch Stunden nach dem Training Kalorien verbrennt. Und er erreicht all diese Vorteile in einem Bruchteil der Zeit, die die »Fettverbrenner« auf ihren Cardiogeräten verbringen. Zu schön, um wahr zu sein? Nein, nicht ganz. Ich sage den Sportlern, die ich täglich trainiere, immer: Für Erfolg zahlt man einen Preis. Mit anderen Worten: Verwechseln Sie »kurz« nicht mit »leicht«.

Ich habe den Begriff »Fettverbrenner« schon einige Male genutzt und ich gebe zu, ich verwende ihn scherzhaft. Das ganze Konzept vom Training mit geringer

Intensität, um Fett anstelle von Zucker oder Kohlenhydraten zu verbrennen, ist eine der größten Trainingsmythen aller Zeiten. Natürlich verbrennen Sie einen relativ hohen Anteil an Fett, wenn Sie weniger intensiv trainieren, aber nicht unbedingt eine größere absolute Menge an Fett und Kalorien. Denn wenn man der Logik folgt, wäre Schlaf das beste Fettverbrennungstraining überhaupt, oder? Ich werde darauf im nächsten Kapitel genauer eingehen, aber durch Cardio-Krafttraining passiert etwas viel Größeres und Wirkungsvolleres, und das *nach* dem Training.

WARUM SOLL ICH NACH DIESER METHODE TRAINIEREN?

Ich habe das Thema schon angerissen: Variationen dieses Cardio-Krafttrainings oder hochintensiven Intervalltrainings sind extrem effektiv beim Aufbau von Fitness. Noch wichtiger: Durch diese Methode werden Sie Fett verbrennen und Ihren Körper verändern. Mehr und mehr Studien zeigen, wie viel effizienter dieses Training im Vergleich zu traditionellem Ausdauertraining im Aerobic-Stil ist. Diese Methode des Cardio-Krafttrainings ist eigentlich ein Selbstläufer.

Jahrelang wurde das Ziel des Fettverbrennens und der Vorbeugung von Verschleiß direkt mit gleichmäßiger Herz-Kreislauf-Aktivität verknüpft. Es gibt aber wesentlich effektivere und spannendere Wege, um diese Ziele zu erreichen. Einige der besten Methoden sind Intervall- und Kettlebelltraining. Sie sind nicht nur effektive Methoden, mit denen Sie Ihre Ziele erreichen, sondern erlauben es Ihnen auch, die langweiligen Cardiogeräte im Fitnessstudio zu verlassen und beim Training tatsächlich Spaß zu haben. Diese Trainingsmethoden werden Ihre Core-Kraft (Rumpfkraft) und Ihr neuromuskuläres System verbessern sowie Verschleiß vorbeugen und – am wichtigsten – Ihre Leistungsfähigkeit auf ein ganz anderes Niveau heben.

Greg Vandermade, MS, CSCS (Certified Strength and Conditioning Specialist), Cheftrainer für Kraft- und Konditionstraining, California State University, Fullerton

FÜR WEN IST DIESE ART DES TRAININGS GEEIGNET?

Da dieses Training sehr intensiv ist, glauben viele Leute, dass es eher für Sportler und junge Leute gedacht ist und nicht für die allgemeine Bevölkerung. Das trifft aber überhaupt nicht zu. Ich werde Ihnen erklären, wie das Intervalltraining so variiert werden kann, dass auch Menschen, die zum ersten Mal Sport treiben, untrainiert sind oder eine schlechte Kondition haben, trotzdem von dieser großartigen Trainingsmethode profitieren. Natürlich können sich auch Profisportler damit auf die Anforderungen ihrer Sportart vorbereiten, aber sie kann auch dem berufstätigen Vater helfen, mehr Fett zu verbrennen und mehr Energie zu haben, um mit seinen Kindern zu spielen.

WIE FÜHRE ICH DIESE ART VON CARDIOTRAINING DURCH?

Ich werde viele verschiedene Arten von Cardio-Krafttraining erläutern. Alle sind extrem effektiv beim Aufbau von Fitness und Abbau von Fett und schonen die wertvolle Muskelmasse. In Kapitel 3 werde ich alle individuellen Cardio-Krafttrainingsmethoden beschreiben. Sie reichen von Intervalltraining mit Gewichten über freie Übungen bis hin zu Sprints.

WAS KOMMT AUF MICH ZU?

Ich habe das wichtige Prinzip der Überlastung schon angesprochen, also müssen Sie akzeptieren, dass es nicht einfach wird. Wenn Sie *Men's Health Power Training* gelesen haben, wissen Sie, was ich davon halte, an die Grenzen zu gehen, um Fitnessziele zu erreichen – Sie müssen es tun,

Cardio-Krafttraining ist die Grundlage unseres Programms. Unsere erste Phase des Krafttrainings nennen wir funktionelle Kapazität. Wir verbinden Ausfallschritte in alle Richtungen mit Sprungkniebeugen und Power-Step-ups und enden mit einer Bewegungsreihe aus Seilspringen, Springen, Hüpfen und Hopsen. Eine gute Methode, um die Intensität zu messen, ist das Überprüfen der Herzfrequenz des Sportlers. Diese Zahl zeigt Ihnen, ob Sie die Intensität der Bewegungsfolgen reduzieren oder steigern sollten.

Todd Wright, Basketball-Trainer für Kraft- und Konditionstraining, University of Texas

und das oft. Das Großartige ist, dass der menschliche Körper eine erstaunliche und widerstandsfähige Maschine ist, die sich anpassen und auf Überlastung reagieren kann. Wenn Sie das Programm befolgen und sich an die Details halten, wird sich Ihr Körper auf eine Weise verändern, die Sie nie für möglich gehalten hätten. Das ist ein Versprechen!

Das Stoffwechseltraining wird nicht nur Ihren Stoffwechsel in Schwung bringen, Ihren maximalen Sauerstoffverbrauch und Ihr Kraftpotenzial steigern sowie Ihr Körperfett verbrennen, es hat auch einen sehr wichtigen sportspezifischen Nutzen: Wenn ein Sportler durch Stoffwechseltraining ermüdet und direkt danach eine Anti-Rotations- oder statische Core-Übung macht, verbessert er die Fähigkeit, unter Stress seine Kräfte zu mobilisieren. Das ermöglicht es dem Athleten, auch nach einiger Zeit noch auf höchstem Niveau Leistung zu bringen und trotz Erschöpfung Kraft und Anspannung im Rumpf zu halten.

Jim Smith, CSCS, Experte für Männerfitness, Mitbegründer von »The Diesel Crew« (www. dieselcrew.com)

2

DIE WISSENSCHAFT HINTER CARDIO-KRAFTTRAINING

In der Fitnessgemeinschaft werden die Körper von Langstreckenläufern oft mit denen von Sprintern verglichen. Der Langstreckenläufer absolviert meist wenig Krafttraining, während der Sprinter häufig hart mit Gewichten trainiert. Der Langstreckenläufer trainiert vorwiegend eine lang anhaltende Ausdaueraktivität, während der Sprinter kurze Distanzen oder hochintensive Sprintintervalle durchführt. Obwohl der Langstreckenläufer bei Weitem nicht dick ist, hat er doch meist einen höheren Körperfettanteil als der Sprinter. Wir können zwar Genetik und verschiedene Körpertypen nicht ignorieren, wenn wir diese Vergleiche ziehen, aber es liegt auch am unterschiedlichen Training, dass Langstreckenläufer einen höheren Körperfettanteil haben, obwohl sie viel mehr Ausdauertraining absolvieren und mehr Kalorien verbrennen.

DER BEWEIS IST DER SPRICHWÖRTLICHE PUDDING

Mein guter Freund Mike Boyle, CSCS, hat ein großartiges Argument parat, wenn er über die verschiedenen Gründe spricht, warum die »Masse der Fitnessstudiobesucher« so wenig von der hocheffektiven Methode des Cardio-Intervalltrainings profitiert. Er argumentiert, dass wir durch die Medien mit Bildern von Crosstrainern, Laufbändern und anderen Ausdauergeräten und -programmen überschwemmt sind. Die Menschen wollen schnelle Lösungen und einen einfachen Weg zu ihren Zielen. Dabei belegt die Forschung eindeutig, dass diese Methoden in allen Bereichen unterlegen sind, sowohl bei der zeitlichen Effektivität als auch beim Fettabbau und der Verbesserung der Fitness.

Wissenschaft und Forschung sind die besten Freunde des Fachmanns. Sie können

beweisen, dass eine bestimmte Trainingsmethode ineffektiv ist, und sie können
belegen, dass gewisse Trainingsmethoden
im Alltag funktionieren. Die Ergebnisse
zeigen klar, dass Cardiotraining zu Fettabbau führt.

Ein Projekt der East Tennessee State University des Jahres 2001 untersuchte zwei
Gruppen fettleibiger Frauen. Eine Gruppe
absolvierte acht Wochen lang dreimal
wöchentlich gleichmäßiges Ausdauertraining, während die andere Gruppe in den-
selben Zeiträumen hochintensives
Intervalltraining durchführte. Beide
Gruppen trainierten jeweils so lange, bis
sie 300 Kalorien verbrannt hatten. Die
Ergebnisse? Nur bei der Intervallgruppe
verbesserte sich die Körperzusammensetzung; außerdem war bei der Ausdauergruppe keine Erhöhung des Grundum-
satzes festzustellen – bei der Intervallgruppe hingegen war der Grundumsatz
für mehr als 24 Stunden nach dem Training erhöht. Also, ich wiederhole das noch
mal: *Die Gruppen verbrauchten beim Training dieselbe Anzahl an Kalorien und trotzdem verlor nur die Intervallgruppe Fett und
erhöhte den Grundumsatz nach dem Training, während sich bei der Ausdauergruppe
keine Verbesserungen zeigten.* Es scheint,
etwas »Magisches« zwischen den Intervallen und auch in den Stunden *nach* dem
Intervalltraining zu geschehen.

DER HAUPTGRUND, NICHT ZU TRAINIEREN: ZU WENIG ZEIT!

Die meisten Menschen geben als Grund,
warum sie nicht trainieren, Zeitmangel
an. Vielleicht sollten Sie einmal hierüber
nachdenken: Dr. Martin Gibala, Professor
für Kinesiologie an der McMaster University of Canada, machte einige erstaunliche
Entdeckungen, als er Ausdauersportler
mit Menschen verglich, die hochintensives Intervalltraining machten. Eine Gruppe
absolvierte auf Fahrrädern vier bis sechs
30-Sekunden-Sprints mit voller Kraft und
ruhte sich danach vier Minuten lang aus.
Die andere Gruppe fuhr 90 bis 120 Minuten lang in gemäßigtem Tempo Fahrrad.
Der Forscher stellte keinen Unterschied in
der sportlichen Leistung zwischen den

Es ist inzwischen wissenschaftlich
bewiesen, dass Kraft- und Intervalltraining dem Ausdauertraining in Hinblick
auf Konditionssteigerung und Fettabbau
überlegen sind. Gute Trainer wissen das
schon seit Jahren. Noch nicht wissenschaftlich bewiesen ist, dass eine Kombination von Kraft- und Intervalltraining
sogar noch wirksamer ist als jede dieser beiden Trainingsarten allein. Coach
Dos weiß das. Warten wir, bis die Wissenschaft ihn einholt...

Alwyn Cosgrove, renommierter
Konditionsexperte

beiden Gruppen fest. Wenn man bedenkt, dass die Intervallgruppe zweieinhalb Stunden und die Ausdauergruppe zehneinhalb Stunden pro Woche trainiert hatte, würde ich sagen, dass es da einen großen Unterschied gibt – Sie nicht? Das Ergebnis wird noch erstaunlicher, wenn man bedenkt, dass die Intervallgruppe lediglich zwei bis drei Minuten pro Trainingseinheit tatsächlich trainiert und sich in der restlichen Zeit ausgeruht hat (während die Ausdauergruppe 90 bis 120 Minuten lang durchgehend trainierte).

Einmal mehr sieht man den »magischen« Effekt, den ich eben erwähnt habe. Nur weil wir nicht mehr trainieren, heißt das nicht, dass unser Körper aufgehört hat, zu arbeiten; das macht das Intervalltraining für alle attraktiver, die unter Zeitknappheit leiden.

ABER ICH WILL MEINE AUSDAUER NICHT VERNACHLÄSSIGEN!

Natürlich wollen Sie auch etwas für Ihre Ausdauer tun. In der bahnbrechenden 6-Wochen-Studie von 2006, die Tabata et al. durchführten, wurden sowohl Ausdauer als auch Kraftzuwachs bei Ausdauer- und Intervallgruppen verglichen. Das sehr populäre Tabata-Intervall mit 20 Sekunden hochintensivem Training und zehn

Sekunden Pause wurde mit 60-Minuten-Einheiten auf Spinnrädern verglichen – und das Ergebnis schockierte fast jeden in der Fitnessindustrie. **Die Intervallgruppe trainierte weniger als 20 Minuten pro Woche und zeigte eine Verbesserung von 28 Prozent beim Kraftzuwachs und 14 Prozent bei der *Ausdauer*.** Ja, Sie haben nicht falsch gelesen: Die Intervallgruppe verbesserte ihre Ausdauer stärker als die andere Gruppe. Diese Studie zeigt, dass Cardio-Krafttraining auch Ihre Ausdauer verbessern kann und wird!

AUSDAUER UND FETTABBAU

Die wichtigste und wahrscheinlich erstaunlichste Studie, bei der Ausdauer- und Intervalltraining in Bezug auf den Fettabbau verglichen wurden, führten Tremblay et al. 1994 durch. Der Studienaufbau war der anderen, eben erwähnten Studie ähnlich und ging sogar noch etwas weiter. Es wurden zwei Gruppen verglichen: Eine davon musste 20 Wochen lang gemäßigtes Ausdauertraining absolvieren, während die andere Gruppe 15 Wochen lang Intervalltraining durchführte. Am Ende der Studie hatte die Ausdauergruppe 28.661 Kalorien verbrannt und die Intervallgruppe 13.614 Kalorien. Richtig: Die Intervallgruppe verbrannte nur halb so viele Kalorien. Dann aber bereinigten die

Forscher den unterschiedlichen Energieverbrauch des Trainings und stellten fest, dass die Intervallgruppe 900 Prozent mehr Unterhautfett abgebaut hatte als die Ausdauergruppe – neunmal so viel.

ALSO IST DAS EIN SELBSTLÄUFER, ODER?

Ja, das würde man denken, aber es gibt eine so große Lücke zwischen den normalen Fitnessstudiobesuchern und den Fakten über Cardiotraining, dass es immer noch ein Kampf ist, diese Fakten ins allgemeine Bewusstsein zu bringen. Der Schlüssel ist, dass Sie jetzt mit dem nötigen Wissen ausgestattet sind (und nicht länger sagen können: »Das hat mir nie jemand gesagt!«) und dass Sie den ersten Schritt zu Fettabbau und verbesserter Fitness tun. Es ist immer noch Ihre Entscheidung: Wollen Sie zu den Hamstern auf den Laufrädern gehören oder wollen Sie die schlanke und fitte Person in der Ecke sein, die doppelt so viel in der halben Zeit erreicht? Das dachte ich auch! Lesen Sie weiter, es wird nur noch besser!

3

METHODEN DES CARDIO-KRAFTTRAININGS

Das Beste am Cardio-Krafttraining ist, dass es nie langweilig wird! Sie können wochenlang trainieren, ohne dasselbe Workout zweimal durchzuführen. Vom psychologischen Standpunkt her ist das großartig, um Langeweile und Erschöpfung vorzubeugen. Vom physiologischen Standpunkt ist das auch von Nutzen, da der Körper immer neu herausgefordert wird und sich nicht an bestimmte Trainingsabläufe gewöhnt. Jede Trainingseinheit stellt das Gehirn und den Körper vor neue Aufgaben – das ist ein zusätzlicher Vorteil des Cardio-Krafttrainings.

SO BINDEN SIE HANTELN IN IHRE CARDIO-TRAININGSEINHEITEN EIN

Eine sehr effektive Methode des Cardio-Krafttrainings ist die Integration von Hanteln, die Sie entweder für eine bestimmte Anzahl an Wiederholungen oder für einen festgelegten Zeitraum nutzen. Es ist wichtig, sich vor Augen zu führen, dass Sie mit Ihren Trainingseinheiten die positiven Auswirkungen auf den Stoffwechsel anstreben, also müssen Sie sich ein Trainingsprogramm zusammenstellen, das Sie über längere Zeit durchhalten können. Ich werde kurz die verschiedenen Methoden ansprechen, Hanteln in das Training einzubeziehen, wobei jede in einem eigenständigen Kapitel mit Übungen und Trainingsprogrammen erläutert wird.

Die erste Methode nenne ich immer den »Big Daddy« aller Cardio-Krafttrainingsmethoden: *Komplexe*. Dabei werden zwei oder mehr Übungen direkt nacheinander ausgeführt, beispielsweise Kniebeuge, Schwungdrücken (Push Press) und vorgebeugtes Rudern. Ich führe alle Wiederholungen meiner Kniebeugen aus, schließe das Schwungdrücken an und beende den Komplex mit dem vorgebeugten Rudern. Normalerweise mache ich fünf bis zehn Wiederholungen von jeder Übung. Sie sehen also, wie diese Übungen zusammen den Stoffwechsel ganz schön in Schwung bringen können.

Die nächste Methode nennt sich »Density-Training«. Wenn man es richtig macht, ist es die perfekte Mischung aus Kraft- und Ausdauertraining. Bei einem typischen Density-Trainingszirkel absolvieren Sie fünf Übungen mit je maximal zehn bis zwölf Wiederholungen (MW = maximale Wiederholungszahl). Dann machen Sie im Stil des Zirkeltrainings acht Wiederholungen jeder Übung in einem bestimm-

ten Zeitraum und achten dabei sehr genau auf Ihr Tempo.

Eine andere Methode mit festgelegten Zeitspannen sind die sogenannten »An-und-aus-Zirkel«. Diese Zirkel bestehen normalerweise aus 30 Sekunden Training und 30 Sekunden Pause. Die Sätze sind etwas leichter als beim Density-Training, da der Schwerpunkt hier auf einem schnellen Tempo und möglichst vielen Wiederholungen liegt.

Wenn Sie ein Intervall- oder Zirkeltraining absolvieren, denken Sie immer daran, dass es einfacher ist, mehr Übungen in kurzen Perioden zu machen als in einem langen Workout. Intervall- oder Zirkeltrainingseinheiten können in Sätze und Wiederholungen aufgeteilt werden, um die Intensität für den Sportler zu erhöhen. Schieben Sie Stretching, Core-Training, Foam Rolling oder andere, weniger anstrengende Trainingsarten zwischen die hochintensiven Intervalle oder Zirkel ein. Dann wird der Trainingseffekt der kurzen Einheiten zunehmen und die wichtigen, aber oft vernachlässigten Teile des Workouts, die Probleme ausgleichen oder Genesungsprozesse beschleunigen sollen, kommen stärker zur Geltung.

Robb Rogers, MEd (Master of Education), CSCS beim MSCC, Koordinator für taktisches Kraft- und Konditionstraining bei der NSCA (National Strength and Conditioning Association)

Intervalltraining ist ohne Frage eine ausgezeichnete Methode, um Ausdauer und Körperzusammensetzung zu verbessern. Allerdings wählen viele Menschen nicht die richtige Intensität für ihr Training. Damit das Intervalltraining zu den gewünschten Ergebnissen führt, müssen Sie sich schnell und mit hoher Intensität bewegen. Werden Sie nicht langsamer und suchen Sie sich keine Übungen aus, bei denen Sie während der Bewegung eine Pause machen können. Geben Sie alles und wählen Sie Übungen wie Sprints, Burpees, Seilschwingen, Sandsäcke tragen und Oberkörperübungen mit dem Fitnessband – dann werden auch Sie bald von der Kraft des Intervalltrainings überzeugt sein.

Josh Henkins, CS

Die letzte Form des Cardio-Krafttrainings mit Gewichten sind traditionelle Sätze mit einer bestimmten Anzahl an Wiederholungen, die nacheinander und mit dem Ziel ausgeführt werden, alle Sätze in möglichst kurzer Zeit zu schaffen. Ein gutes Beispiel sind 24er, ein Zirkel mit vier Übungen, beispielsweise Kniebeugen, Sprungkniebeugen, Ausfallschritten und Ausfallschrittsprüngen. Das Ziel ist, 24 Wiederholungen von jeder der vier Übungen zu absolvieren und die Zeit zu stoppen. Je fitter Sie werden, desto kürzer wird die Zeitspanne. Ich werde noch andere Variationen dieser Methode vorstellen, denn mit 24ern zu starten, ist für Anfänger keine gute Idee!

»OLD SCHOOL«-TRAINING

Wenn ich an den nächsten Teil des Cardio-Krafttrainings denke, fällt mir zu den Übungen, die Sie machen werden, der Begriff »Old School« ein. Wenn wir an die Studie zu den Tabata-Intervallen denken, wissen wir, dass es sehr schwierig ist, die Ruhephasen kürzer zu gestalten als die Übungen. Wegen der Intensität dieser Übungen empfehle ich meistens, sie nur mit dem Körpergewicht als Widerstand durchzuführen. Wenn sie doch mit Gewichten absolviert werden sollen, dann mit leichten wie einem Medizinball oder einer Kettlebell, damit Sie die Wiederho-

lungen schnell ausführen können und trotzdem alle Sätze schaffen.

Da wir wissen, dass Training mit dem eigenen Körpergewicht einen sehr großen Effekt auf den Stoffwechsel hat, greifen wir auf einige traditionelle, freie Übungen zurück. Das sind Übungen wie Burpees, Sprungkniebeugen, explosive Liegestütze, Hampelmänner oder der Bergsteiger. Ja, es ist Zeit, einige dieser altmodischen Übungen zu entstauben. Warum? Weil sie zu den effektivsten Übungen aller Zeiten gehören!

Ich habe schon die 30-30-Intervalle erwähnt, und natürlich können Sie diese freien Übungen in Zirkeln mit festgelegten Zeitspannen durchführen. Aber da die Pausen hier länger sind als bei den Tabata-Intervallen, sind sie besser für Übungen mit Gewichten geeignet. Wenn

> Wenn Sie die Anzahl der Möglichkeiten steigern, indem Sie Intervalltraining, Krafttraining oder Schlittentraining kombinieren, ist die Wahrscheinlichkeit, dass die erwünschten Trainingsziele (Tempo, Kraft, Beweglichkeit, Leistung etc.) erreicht werden, höher. Wenn es Ihnen gelingt, diese Elemente in einen entsprechenden Trainingsplan zu integrieren, werden Sie Ihre Leistungsfähigkeit und Fitness auf ein neues Niveau bringen.
>
> *Daniel Martinez, CSCS, Kraft- und Konditionstrainer*

Sie mit Intervallen mit 20 Sekunden Training und zehn Sekunden Pause beginnen, bietet Ihr Körpergewicht meist genug Widerstand – vorausgesetzt, die Intensität ist so hoch, wie sie sein sollte.

HERZFREQUENZ-BASIERTES TRAINING

Während ich ein wenig mit Intervalltraining und Herzfrequenzmessung experimentiert und dabei einen Herzfrequenz-Monitor benutzt habe, stellte ich fest, dass es für die meisten Menschen einfacher ist, bestimmte Ruhephasen einzuhalten. Intervalltraining mit Herzfrequenzmessung beruht auf der Fähigkeit des Körpers, sich zu regenerieren. Ein Beispiel dafür wären zehn Sätze mit je 20 Burpees (Liegestützsprünge), wobei man die Pausen zwischen den Sätzen an die Regeneration der Herzfrequenz anpasst. Ich könnte Ihnen eine bestimmte Zahl nennen, die sich nach Ihrem Fitnessniveau richtet, sagen wir 110 Schläge pro Minute – sobald der Monitor diesen Wert anzeigt, würden Sie mit dem nächsten Satz beginnen. Die Zeit, die Ihr Körper braucht, um diesen Wert zu erreichen, würde sich allerdings von Satz zu Satz oder Tag zu Tag ändern. Für sehr gut trainierte Sportler ist diese Methode hocheffektiv. Bei einem Großteil der Bevölkerung jedoch funktionieren festgelegte Ruhepausen besser, wie ich herausgefunden habe.

Einer der Nachteile des Trainings mit Herzfrequenz-Monitor ist, dass es bei Anfängern und Untrainierten bis zu fünf Minuten dauern kann, bis die Herzfrequenz sinkt. Für alle, die sich für diese Art des Trainings interessieren: Ich werde später in diesem Buch noch einige herzfrequenzbasierte Trainingsmethoden beschreiben.

EINFACHER WIRD ES NICHT MEHR

Die letzte Form des Cardio-Krafttrainings greift auf die altmodische Methode des Sprinttrainings zurück. Ich weiß, heute soll das Training sanfter und schonender sein. Na und? Ein altmodisches Sprinttraining ist schwer zu schlagen, wenn es darum geht, dem Stoffwechsel den so wichtigen Schub zu geben. Ich werde alle möglichen Varianten von Sprintintervallen erläutern, beispielsweise Sprints mit Richtungswechsel, und sogar meine chaotischen Sport-Speed-Übungen, die Teil des besten hochintensiven Intervalltrainings (HIIT) sind, das Sie jemals ausprobiert haben.

Die Möglichkeiten sind fast unendlich und die Effektivität unübertroffen. Sind Sie bereit für die Reise zu dem besten Körper, den Sie jemals hatten? Wie ich in der Einleitung sagte – es wird nicht einfach. Aber andererseits sind die wertvollen Dinge nie einfach, oder?

4

BEREITEN SIE IHREN KÖRPER AUF DAS CARDIO-KRAFTTRAINING VOR

Einige der wirksamsten und erfolgreichsten Methoden, Ihren Körper auf das Training vorzubereiten, sind kurze, einfache Bewegungen. Sie müssen nicht 15 Minuten auf dem Laufband verbringen, um sich auf Ihre vierminütigen Tabata-Intervalle vorzubereiten.

AUFWÄRMEN (WARM-UP)

Der Zweck des Aufwärmens liegt darin, dass Sie genug Hitze im Körper entwickeln, damit die Muskeln gedehnt werden können und sich der Bewegungsspielraum vergrößert. Meiner Meinung nach sind mehr als fünf Minuten Aufwärmen zu viel, denn das Krafttraining, das danach folgt, erhöht weiterhin die Herzfrequenz und die Körpertemperatur. Wie Sie sich aufwärmen, bleibt Ihnen überlassen. Ob Sie ein wenig auf dem Laufband joggen, in mäßigem Tempo seilspringen oder Hampelmänner absolvieren – all das wäre ausreichend. Ich finde, eine drei- bis fünfminütige Aufwärmeinheit dieser Art erfüllt ihren Zweck.

LIFTING-KOMPLEX

Ich habe schon drei unterschiedliche Lifting-Komplexe beschrieben, mit denen Sie sich auf Ihr Cardio-Krafttraining vorbereiten können: mit Langhanteln, mit Kurzhanteln oder mit dem Körpergewicht als Widerstand. Zwei dieser Komplexe habe ich schon in *Men's Health Power Training* beschrieben; der dritte ist eine Übungsreihe mit dem eigenen Körpergewicht als Widerstand, auf die Sie an den Tagen zurückgreifen können, an denen Sie nicht im Fitnessstudio sind. Bei allen drei Komplexen wird mit je einem Satz und fünf Wiederholungen pro Bewegung gearbeitet, die Übungen folgen direkt aufeinander ohne Ruhepausen dazwischen.

AUFWÄRMKOMPLEXE

LANGHANTEL	KURZHANTEL	KÖRPERGEWICHT
Sprung mit Schulterheben aus dem Hang mit Langhantel	Kurzhantelheben aus dem Hang	Ausfallschritt im Wechsel
Standumsetzen aus dem Hang (Hang Power Clean) mit Langhantel	Reißen aus dem Hang (Hang Snatch) mit Kurzhanteln	Sprungkniebeuge
Schwungdrücken (Push Press) mit Langhantel	Kniebeuge und Schwungdrücken mit Kurzhanteln	Burpee (Liegestützsprung)
Frontkniebeuge mit Langhantelstange	Vorgebeugtes Rudern im Wechsel mit Kurzhanteln	Liegestütz
Vorgebeugtes Rudern mit Langhantelstange	Liegestütz mit Kurzhanteln	Bergsteiger
Rumänisches Kreuzheben mit Langhantelstange	Core-Rudern mit Kurzhanteln	Seitliche Kniebeuge

Beim Langhantelkomplex benutzen Sie eine Stange ohne Gewichte und beim Kurzhantelkomplex sind die Kurzhanteln nicht schwerer als zehn Kilo. Beim Körpergewichtskomplex benutzen Sie keine zusätzlichen Gewichte (tragen Sie keine Gewichtsweste, halten Sie keinen Medizinball etc.), da Ihr Körpergewicht als Widerstand zum Aufwärmen völlig ausreicht.

»DIE KNIE ÖLEN«

Eine einfache Methode, um den Bewegungsspielraum der Knie zu vergrößern, ist das sogenannte »Knieölen«. Bei dieser Technik gehen Sie einfach in eine möglichst tiefe Hocke und halten sich an einem stabilen Gegenstand vor Ihnen fest. Die Fersen sind auf dem Boden, die Hüften weit unten. Jetzt bewegen Sie sich kreisförmig von einer Seite auf die andere. Die tiefe Hocke wird Ihnen sehr viel leichter fallen, wenn Sie diese Übung regelmäßig machen.

CARDIO-KRAFTTRAINING NACH EINEM LIFTING-KOMPLEX

Bei dieser Variante ist kein zusätzliches Aufwärmen nötig. Ihr Körper sollte inzwischen in der Lage sein, die Übungen auszuführen, besonders wenn Sie gerade ein Power-Training für den ganzen Körper absolviert haben.

AUFWÄRMEN VOR SPRINT- UND GESCHICKLICHKEITS-TRAINING

Wenn Sie mit dem Sprint- oder Geschicklichkeitsintervalltraining beginnen wollen, achten Sie darauf, dass Ihr Körper gut vorbereitet ist. Damit meine ich, dass der Körper aufgewärmt ist und Ihre Muskeln nicht nur gelockert und warm, sondern bereit sind für die explosiven Übungen, die gleich folgen werden. In der Tabelle unten habe ich ein paar dynamische Aufwärmübungen aufgeführt, die einerseits zum Aufwärmen dienen, aber auch Ihr hochintensives Sprinttraining flexibler gestalten können. Sie führen alle Bewegungen jeweils über zehn bis 20 Meter und direkt nacheinander aus (jeweils zwei Wiederholungen).

ABKÜHLEN (COOL-DOWN)

Wahrscheinlich wollen Sie sich nach einem Cardio-Krafttrainingsintervall oder -komplex am liebsten einfach auf den Boden fallen lassen; ich ermutige Sie, genau das nicht zu tun. Nach dem Ende Ihrer Trainingseinheit oder Ihres letzten Satzes sollten Sie sich weiterhin bewegen oder zumindest stehen bleiben, damit sich das Blut im Körper nicht staut. Ihre Herzfrequenz wird sehr hoch sein und Sie sollten versuchen, sie während der nächsten Minuten abzusenken – langsames Gehen ist an diesem Punkt die beste Bewegung für Ihren Körper.

Am Ende Ihres Trainings können Sie auch durch leichtes, langsames Joggen Ihre Herzfrequenz sehr gut senken und den Körper wieder beruhigen. Der Zeitpunkt für diese Art von Bewegung ist dann sogar besonders gut für den Fettabbau geeignet, denn Ihr Körper erholt sich gerade von einem Workout, bei dem der Stoffwechsel extrem in Schwung gebracht wurde. Leichtes Joggen oder sogar Gehen für fünf bis zehn Minuten reichen völlig aus.

DYNAMISCHES AUFWÄRMEN

ÜBUNG	WIEDERHOLUNGEN X DISTANZ
Hopserlauf	2 x 15 Meter
Beinschwingen	2 x 10 Meter
Carioca-Schritt	2 x 15 Meter
Ausfallschritt mit Rotation	2 x 10 Meter
Seitliche 180-Grad-Kniebeuge	2 x 10 Meter
Spiderman-Gang	2 x 10 Meter
Dreiviertelbeschleunigung	2 x 20 Meter

Absolvieren Sie fünf Wiederholungen von jeder der folgenden Übungen, bevor Sie zur nächsten Übung übergehen. Es gibt keine Ruhepausen zwischen den Bewegungen und Sie halten die Langhantel die ganze Zeit über fest.

Sprung mit Schulterheben aus dem Hang mit Langhantel

Halten Sie die Langhantel in schulterbreitem Griff, die Handflächen zeigen nach unten. Senken Sie die Langhantel bis kurz über die Knie ab, wobei Sie die Hüften nach hinten und die Schultern nach vorn schieben, der Rücken bleibt gerade (das ist die »Power-Position«). Springen Sie kraftvoll nach oben und ziehen Sie dabei die Schultern so hoch wie möglich neben die Ohren. Landen Sie mit gebeugten Knien und auf dem ganzen Fuß.

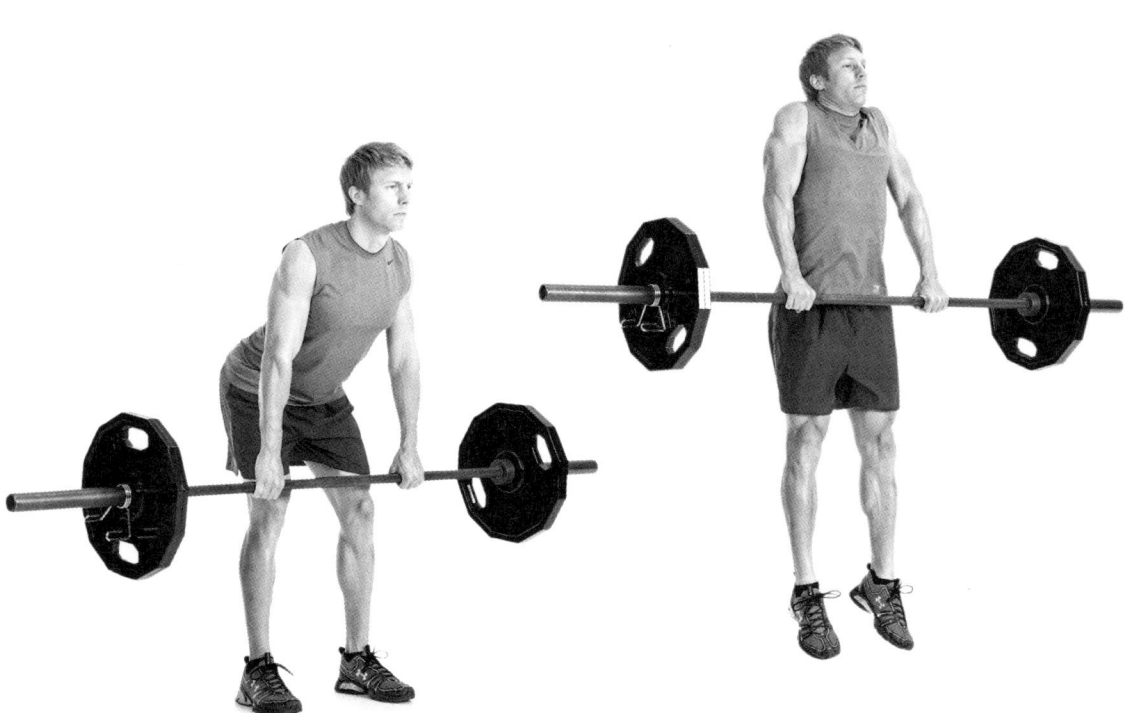

Standumsetzen aus dem Hang (Hang Power Clean) mit Langhantel

Sie beginnen in derselben Ausgangsposition wie gerade beschrieben und ziehen die Langhantel so weit wie möglich nach oben, bis unter das Kinn. Am höchsten Punkt des Ziehens senken Sie die Ellbogen unter die Langhantel ab und setzen die Langhantel auf der Vorderseite der Schultern ab. Die Knie sind dabei leicht gebeugt.

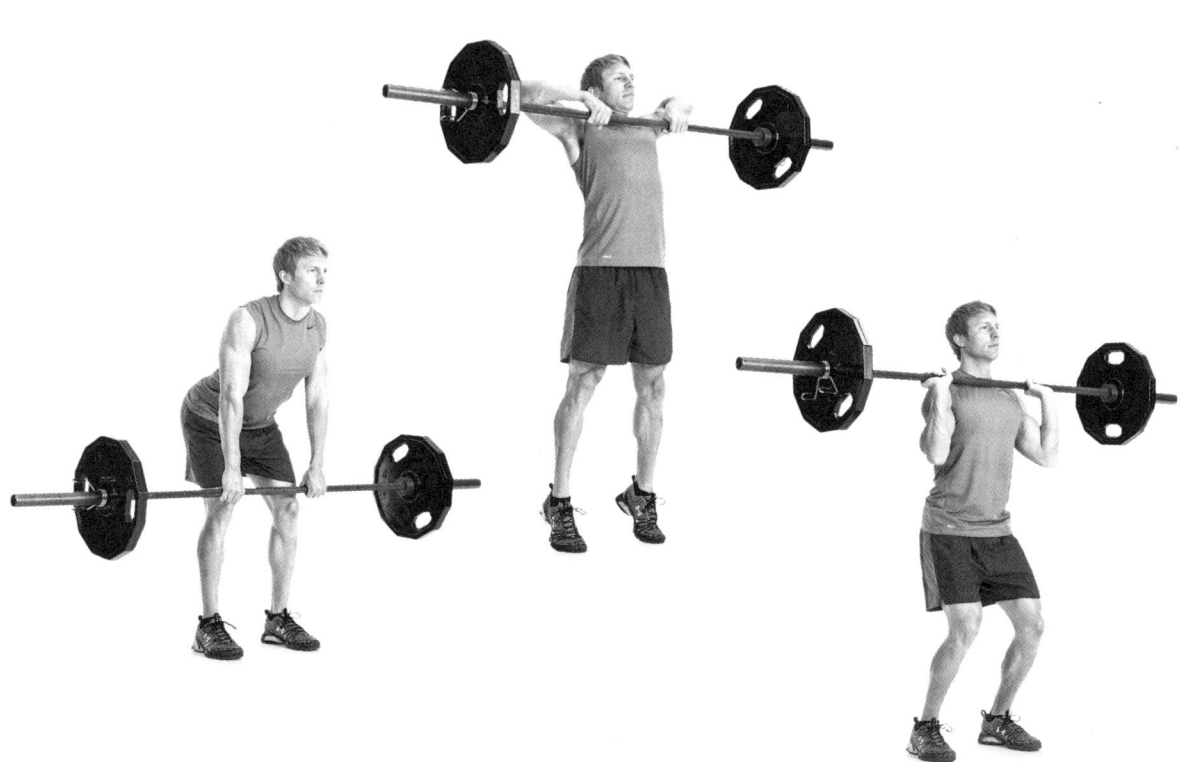

Schwungdrücken (Push Press) mit Langhantel

Halten Sie die Langhantel vor den Schultern, dann beugen Sie leicht die Knie und stemmen die Langhantel hoch über den Kopf. Wenn Sie die Stange am Gesicht vorbei heben, ziehen Sie das Kinn leicht zur Brust. Stellen Sie sich vor, Sie würden die Hantel mit der Kraft Ihrer Beine hochstemmen.

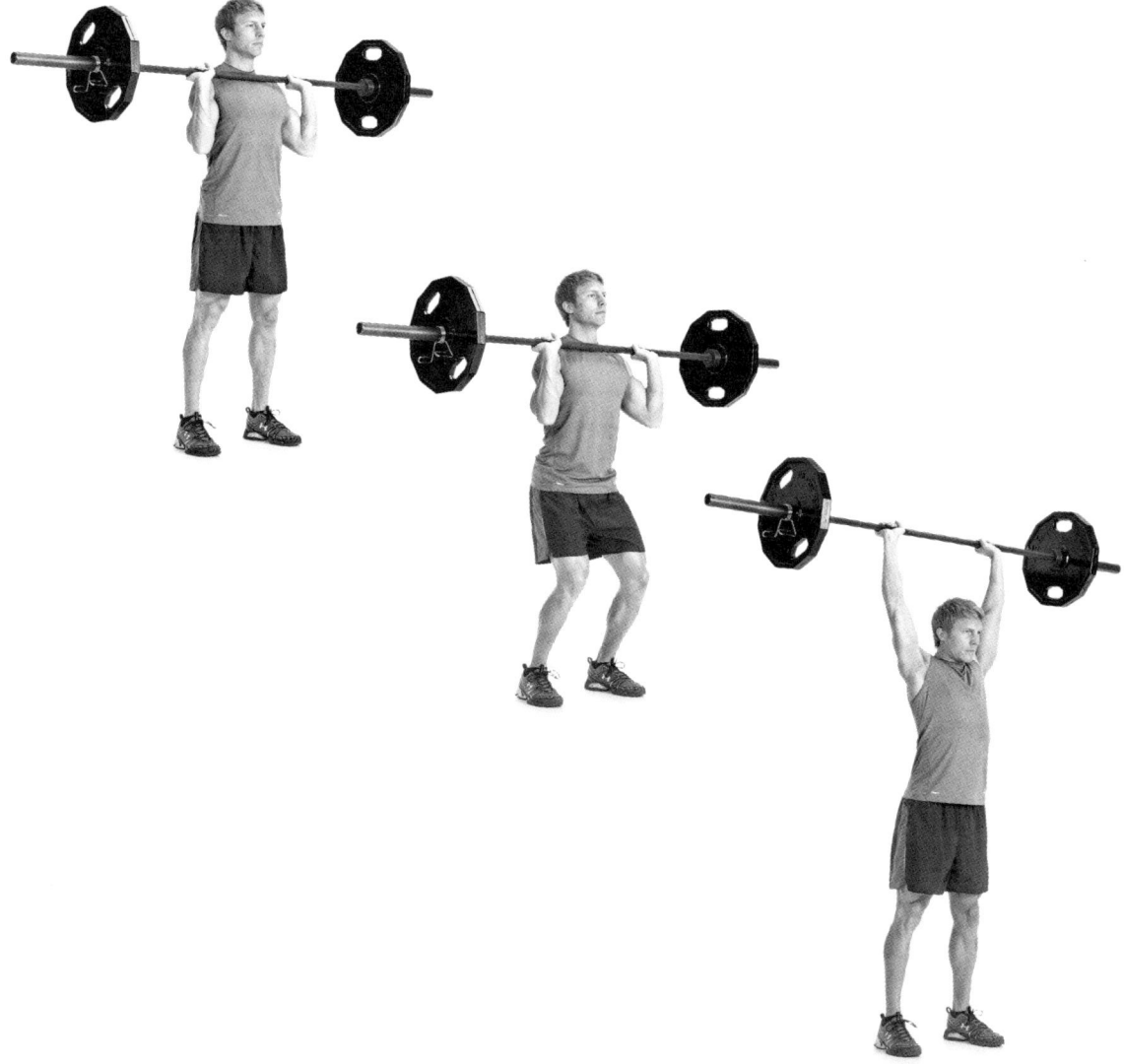

Frontkniebeuge mit Langhantelstange

Legen Sie die Stange vorn auf Ihren Schultern ab und öffnen Sie die Hände, damit die Stange fest auf Ihren Schultern ruht. Die Ellbogen bleiben oben und der Rücken gerade, dann kommen Sie so tief wie möglich in die Kniebeuge. Schieben Sie die Hüften nach hinten und lassen Sie die Fersen während der ganzen Bewegung am Boden. Kommen Sie langsam in die Ausgangsposition zurück.

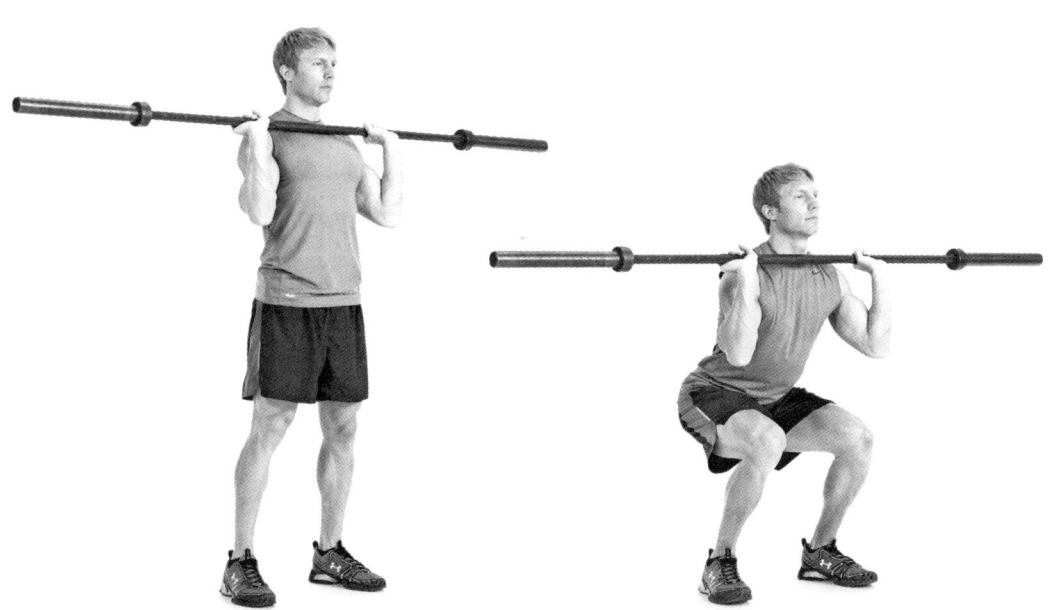

Vorgebeugtes Rudern mit Langhantelstange

Stellen Sie sich mit schulterbreit geöffneten Beinen hin und nehmen Sie eine vornübergebeugte Position ein. Die Knie sind dabei leicht gebeugt, die Hüften nach hinten geschoben. Halten Sie die Hantelstange mit gestreckten Armen vor den Knien. Spannen Sie die Rumpfmuskeln an (vor allem Bauch- und Rückenmuskeln), während Sie die Stange so weit nach oben ziehen, bis sie den Bereich der unteren Rippen berührt.

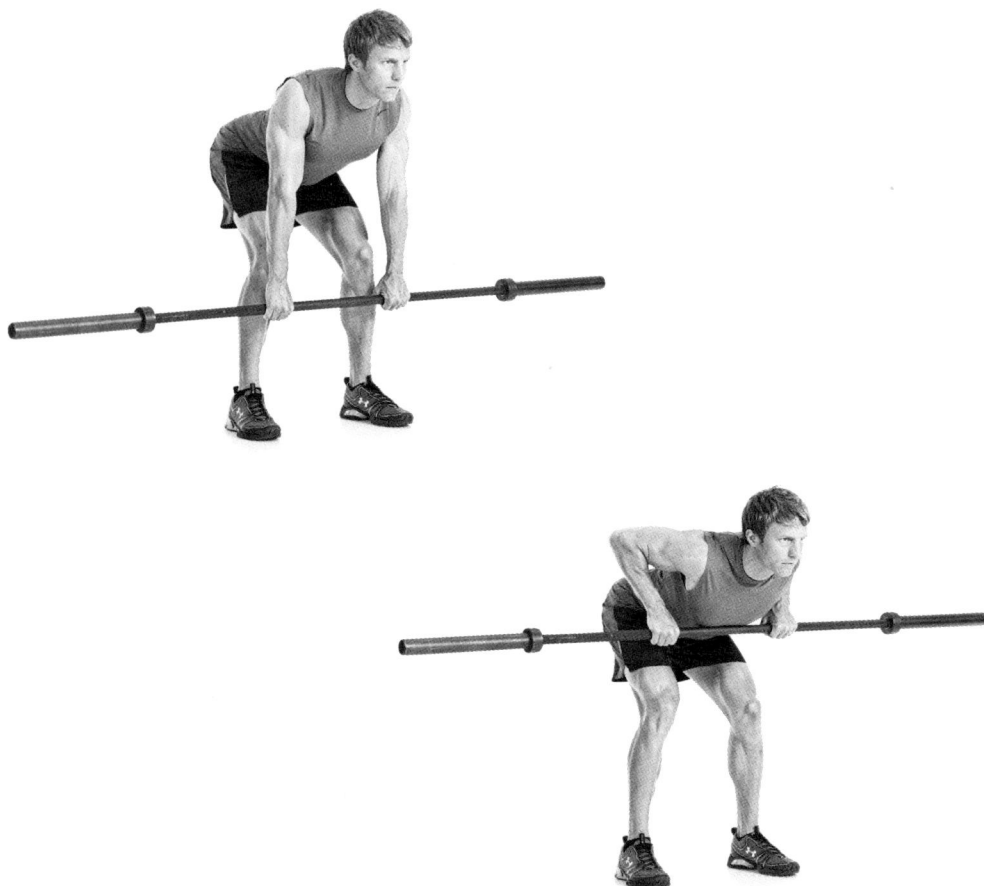

Rumänisches Kreuzheben mit Lang-hantelstange

Stellen Sie sich aufrecht hin und halten Sie die Langhantelstange fest. Dann senken Sie sie langsam so tief wie möglich ab, indem Sie den Oberkörper mit geradem Rücken nach vorn neigen und die Knie leicht beugen. Schieben Sie dabei die Hüften nach hinten, als ob Sie sich auf einen Stuhl setzen wollten. Halten Sie während der gesamten Bewegung den Rücken gerade, die Arme gestreckt und den Blick nach vorn gerichtet.

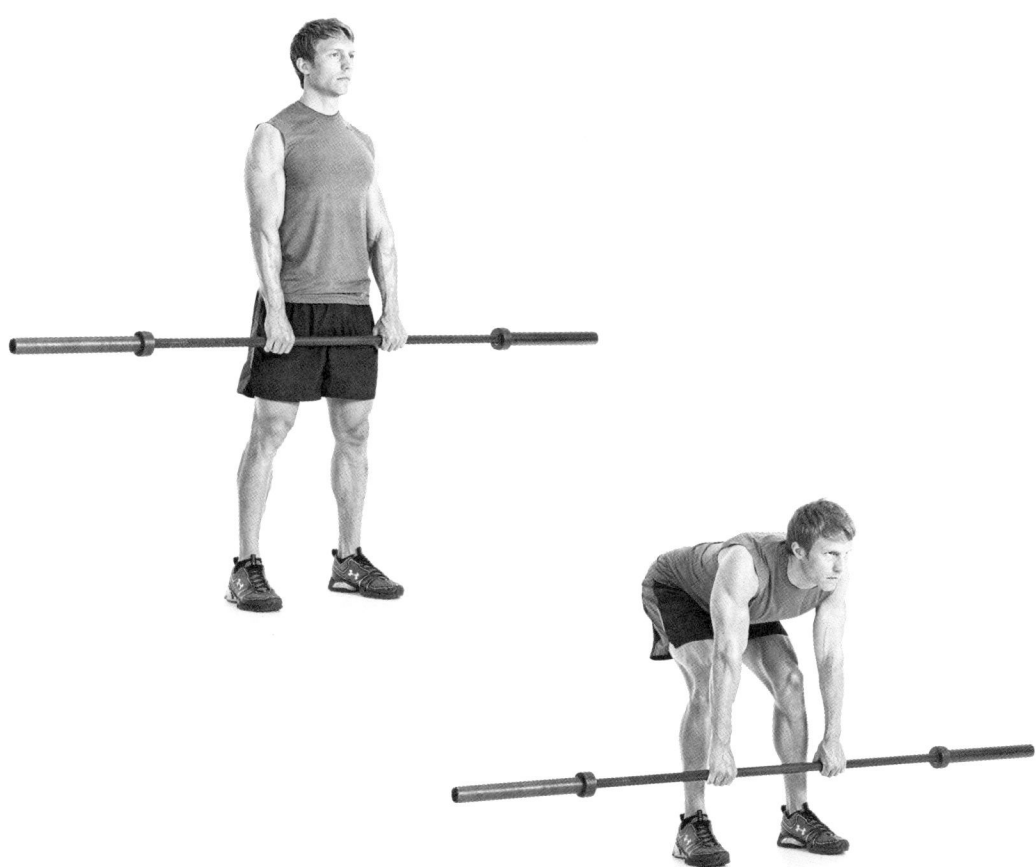

Absolvieren Sie immer fünf Wiederholungen einer Übung, bevor Sie zur nächsten übergehen. Machen Sie keine Pausen zwischen den Übungen und legen Sie die Kurzhanteln zwischendurch nicht ab.

Kurzhantelheben aus dem Hang

Halten Sie die Kurzhanteln vor dem Körper, die Handflächen zeigen zu den Beinen. Nehmen Sie die Power-Position ein: Der Rücken ist gerade, die Hüften sind nach hinten geschoben, die Knie leicht gebeugt und die Schultern leicht nach vorn gezogen. Ziehen Sie nun die Kurzhanteln kraftvoll so weit nach oben, bis die Ellbogen nach oben zeigen und die Hanteln auf Schulterhöhe sind. Lösen Sie dabei die Fersen vom Boden und strecken Sie die Beine.

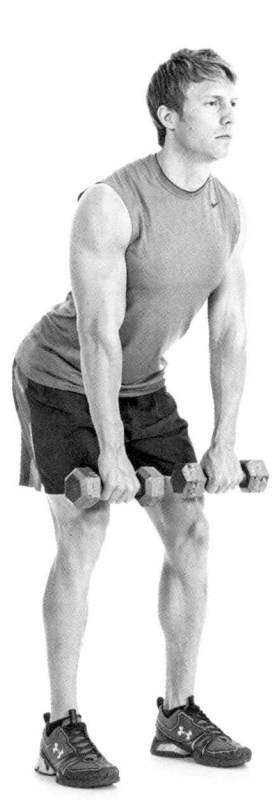
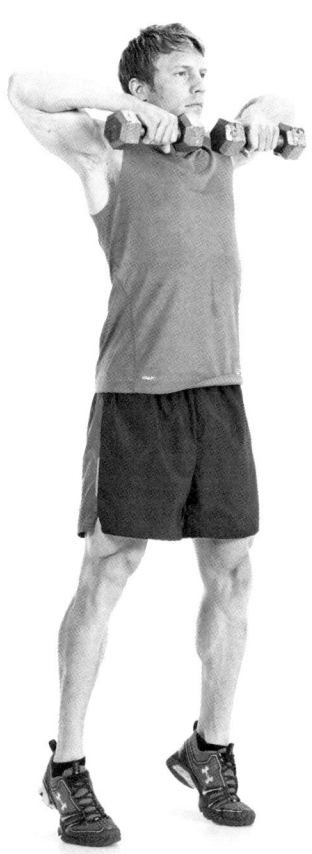

Reißen aus dem Hang (Hang Snatch) mit Kurzhanteln

Wie beim Kurzhantelheben aus dem Hang beschrieben, ziehen Sie die Hanteln so weit wie möglich nach oben. Am höchsten Punkt senken Sie jedoch die Hüften leicht ab, sodass die Knie gebeugt sind, und stemmen die Kurzhanteln mit gestreckten Armen über den Kopf.

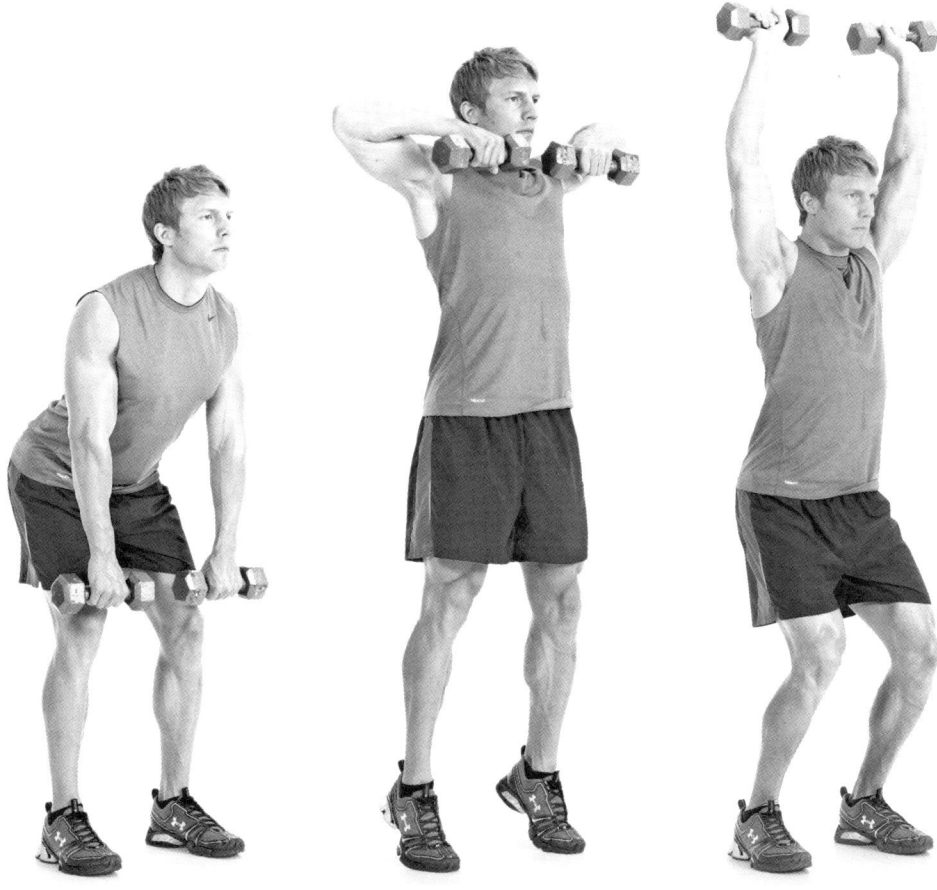

Kniebeuge und Schwungdrücken mit Kurzhanteln

Stellen Sie sich aufrecht hin. Halten Sie die Kurzhanteln mit gebeugten Armen vor den Schultern, die Hände sind in neutraler Position (Handflächen zeigen zum Körper). Gehen Sie nun in eine tiefe Kniebeuge und stemmen Sie sich anschließend kraftvoll nach oben. Nutzen Sie den Schwung, um dabei die Kurzhanteln über den Kopf zu drücken.

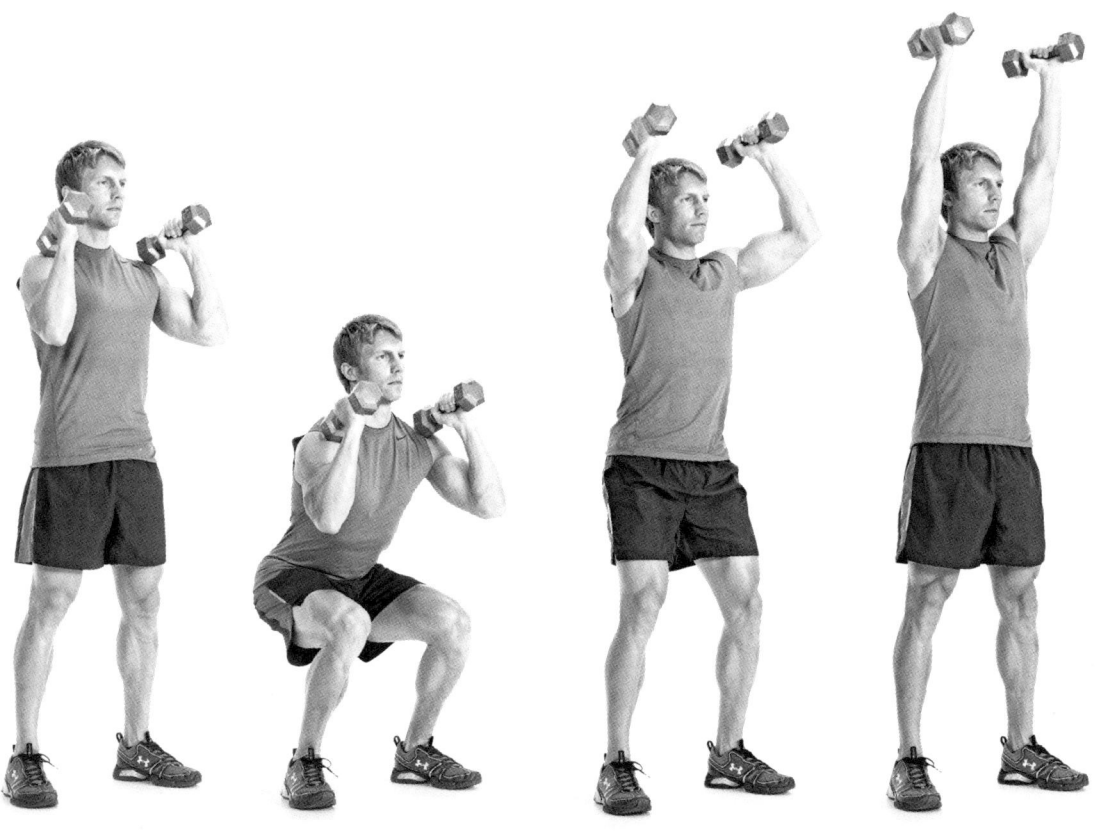

Vorgebeugtes Rudern im Wechsel mit Kurzhanteln

Kommen Sie in eine vorgebeugte Position, der Rücken ist dabei gerade, die Knie sind leicht gebeugt und die Hüften weit hinten. Halten Sie die Kurzhanteln mit gestreckten Armen nach unten. Jetzt ziehen Sie die Hantel so weit nach oben, bis sie auf Höhe der unteren Rippen ist. Der Ellbogen zeigt dabei nach hinten, die Handfläche wird zum Körper gedreht. Während Sie die Hantel wieder absenken, ziehen Sie die andere nach oben. Eine Wiederholung der Übung umfasst die Ruderbewegung mit beiden Armen.

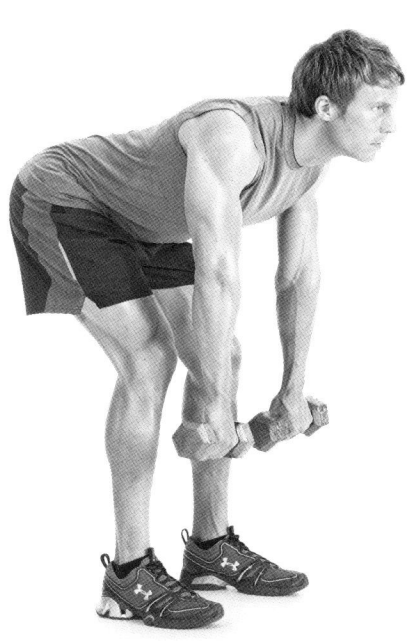 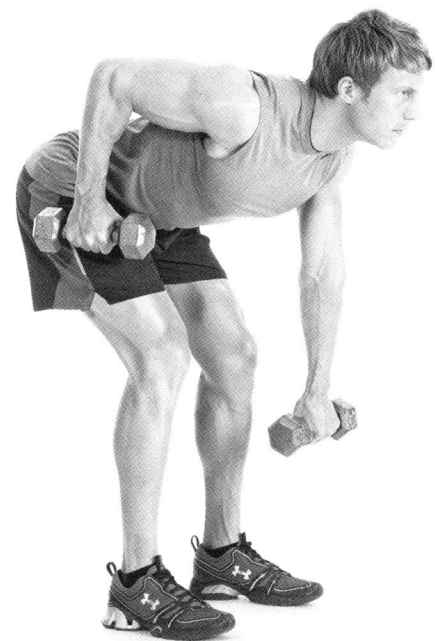

Liegestütz mit Kurzhanteln

Halten Sie die Kurzhanteln in neutraler Position auf dem Boden (Handflächen innen). Die Hanteln werden senkrecht unter den Schultern platziert. Die Beine sind gestreckt und geschlossen, die Rumpfmuskeln fest angespannt, sodass Ihr Körper annähernd eine gerade Linie bildet. Halten Sie den Kopf in Verlängerung der Halswirbelsäule. Dann machen Sie einen Liegestütz und nutzen die Hanteln, um sich tiefer abzusenken als bei einem normalen Liegestütz. Lassen Sie dabei die Arme eng am Oberkörper, sodass die Ellbogen nach hinten weisen.

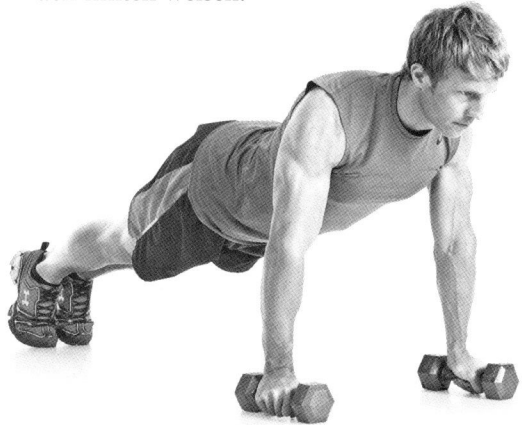

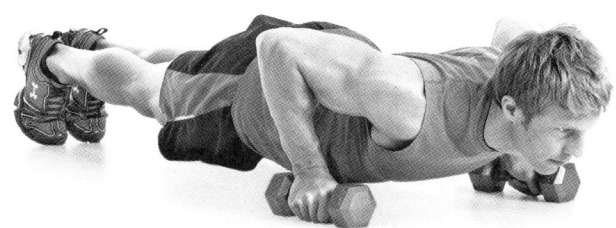

Core-Rudern mit Kurzhanteln

Nehmen Sie die Liegestützposition wie eben beschrieben mit gestreckten Armen auf den Kurzhanteln ein. Ihre Hände sind jedoch nun etwas enger als schulterbreit platziert, die Füße stehen etwas mehr als schulterbreit auseinander. Ziehen Sie nun eine Hantel so weit wie möglich nach oben. Ihr Körper bleibt in einer stabilen Liegestützposition mit fest angespannten Rumpfmuskeln. Sobald Sie die erste Hantel wieder auf dem Boden abgesetzt haben, ziehen Sie die andere nach oben. Eine Wiederholung der Übung umfasst die Ruderbewegung mit beiden Armen.

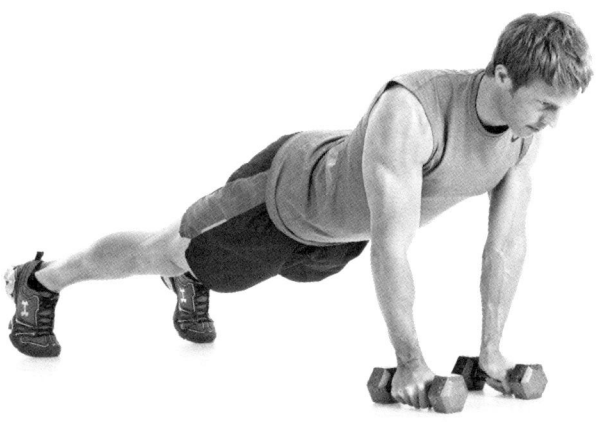

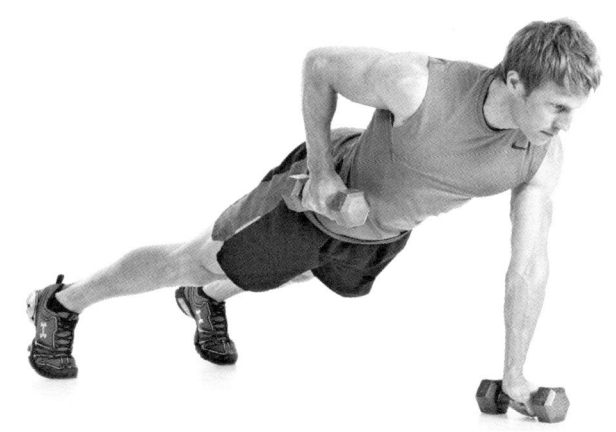

Absolvieren Sie immer fünf Wiederholungen einer Übung, bevor Sie zur nächsten übergehen. Machen Sie keine Pausen zwischen den Übungen.

Ausfallschritt im Wechsel

Stellen Sie sich aufrecht hin, die Füße stehen hüftbreit auseinander. Machen Sie nun einen großen Schritt nach vorn und senken Sie das hintere Knie ab, bis es fast den Boden berührt. Das vordere Knie bleibt über der Ferse. Drücken Sie sich aus der vorderen Ferse ab, um wieder nach oben in die Ausgangsposition zurückzukommen. Jetzt machen Sie einen Ausfallschritt mit dem anderen Bein. Eine Wiederholung der Übung umfasst einen Ausfallschritt mit beiden Beinen.

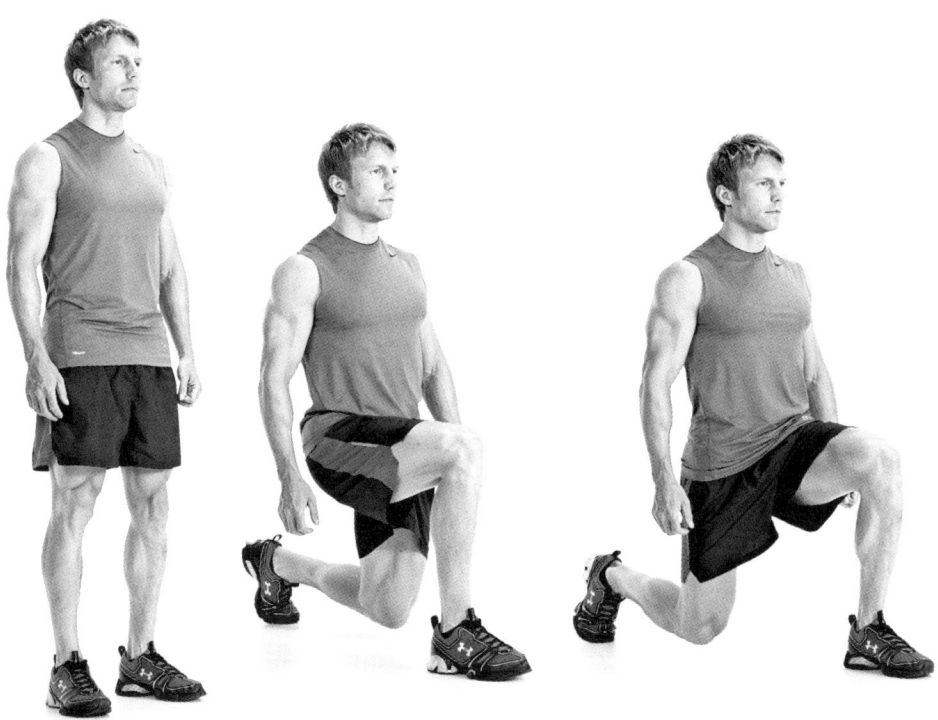

Sprungkniebeuge

Stellen Sie sich mit etwas mehr als schulterbreit geöffneten Beinen aufrecht hin und legen Sie die Hände an den Hinterkopf, sodass die Ellbogen weit zu den Seiten zeigen. Jetzt gehen Sie in eine tiefe Kniebeuge und springen kraftvoll so hoch wie möglich. Achten Sie darauf, beim Landen die Beine zu beugen, um sich sofort wieder in die Kniebeuge abzusenken und ohne Pause den nächsten Sprung auszuführen.

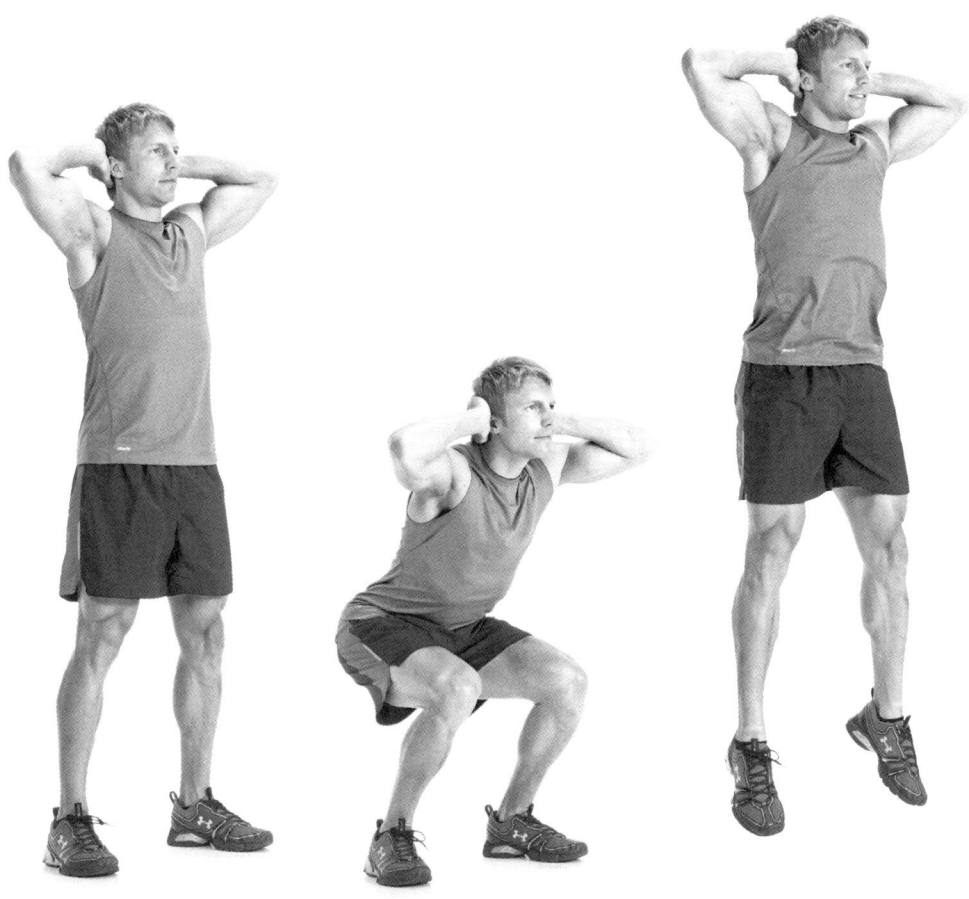

Burpee (Liegestützsprung)

Stellen Sie sich mit schulterbreit auseinanderstehenden Füßen aufrecht hin,
dann gehen Sie in eine tiefe Hocke und setzen die Hände auf dem Boden ab.
Springen Sie nun mit beiden Beinen nach hinten in die Liegestützposition.
Anschließend springen Sie sofort wieder nach vorn in die Hocke und von
dieser Position aus hoch in die Luft, bis Sie wieder auf den Füßen landen.

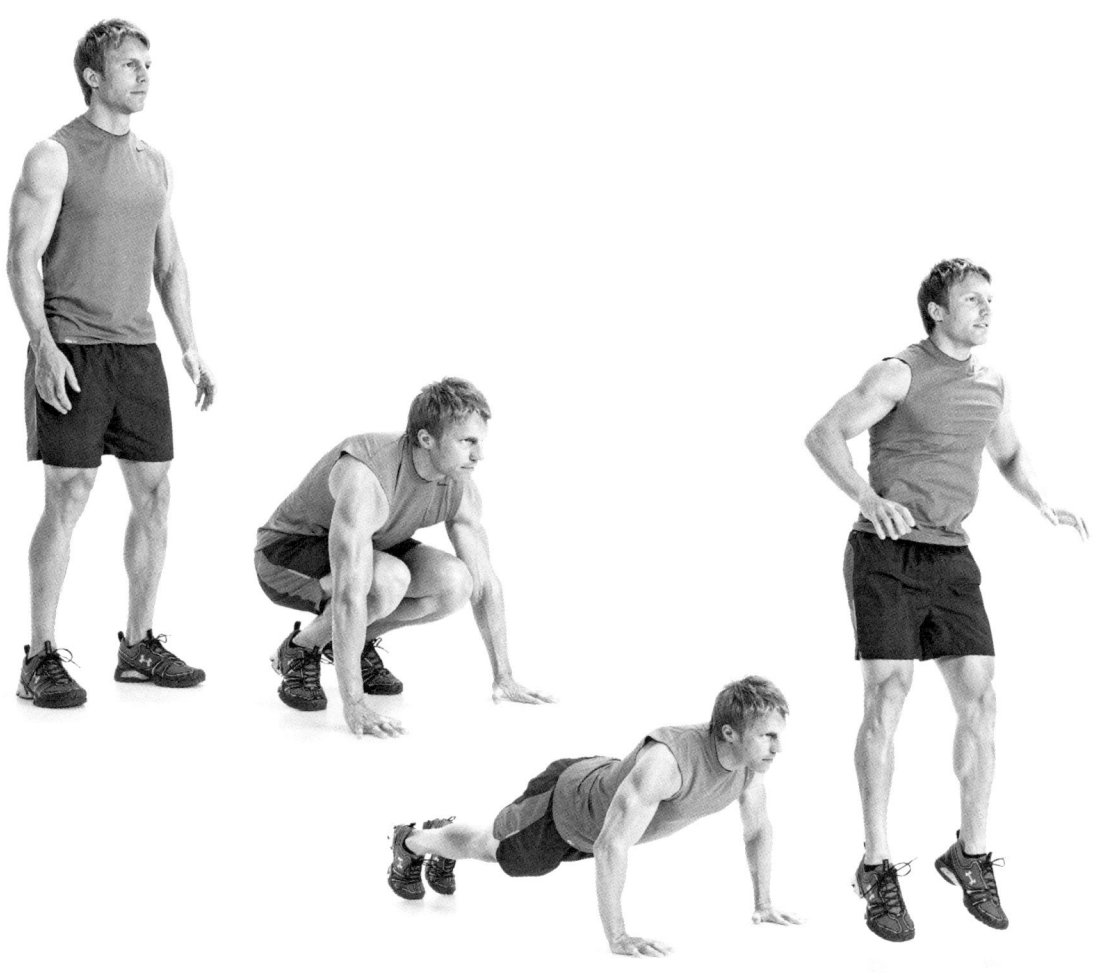

Liegestütz

Klassischer Liegestütz, bei dem der Körper abgesenkt wird, bis Ellbogen und Schultern auf einer Höhe sind.

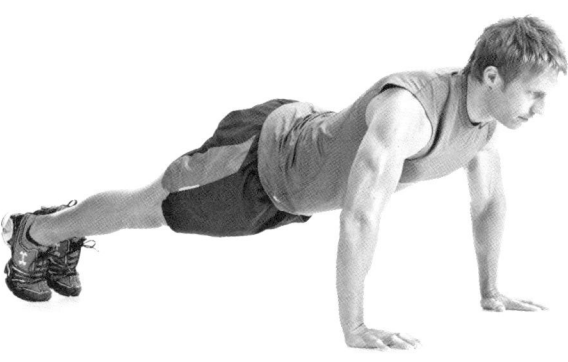

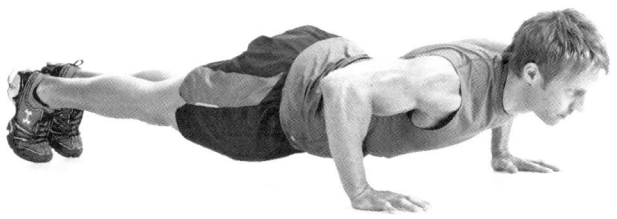

Bergsteiger

Nehmen Sie die Liegestützposition ein. Ziehen Sie nun ein Knie zur Brust, sodass Sie auf beiden Händen und einem Fuß balancieren. Wechseln Sie dann schnell die Beine, indem Sie das angezogene Bein wieder strecken und das andere Bein zur Brust ziehen. Es sollte während der gesamten Übung immer ein Fuß in der Luft sein. Eine Wiederholung der Übung umfasst die Bewegung mit beiden Beinen.

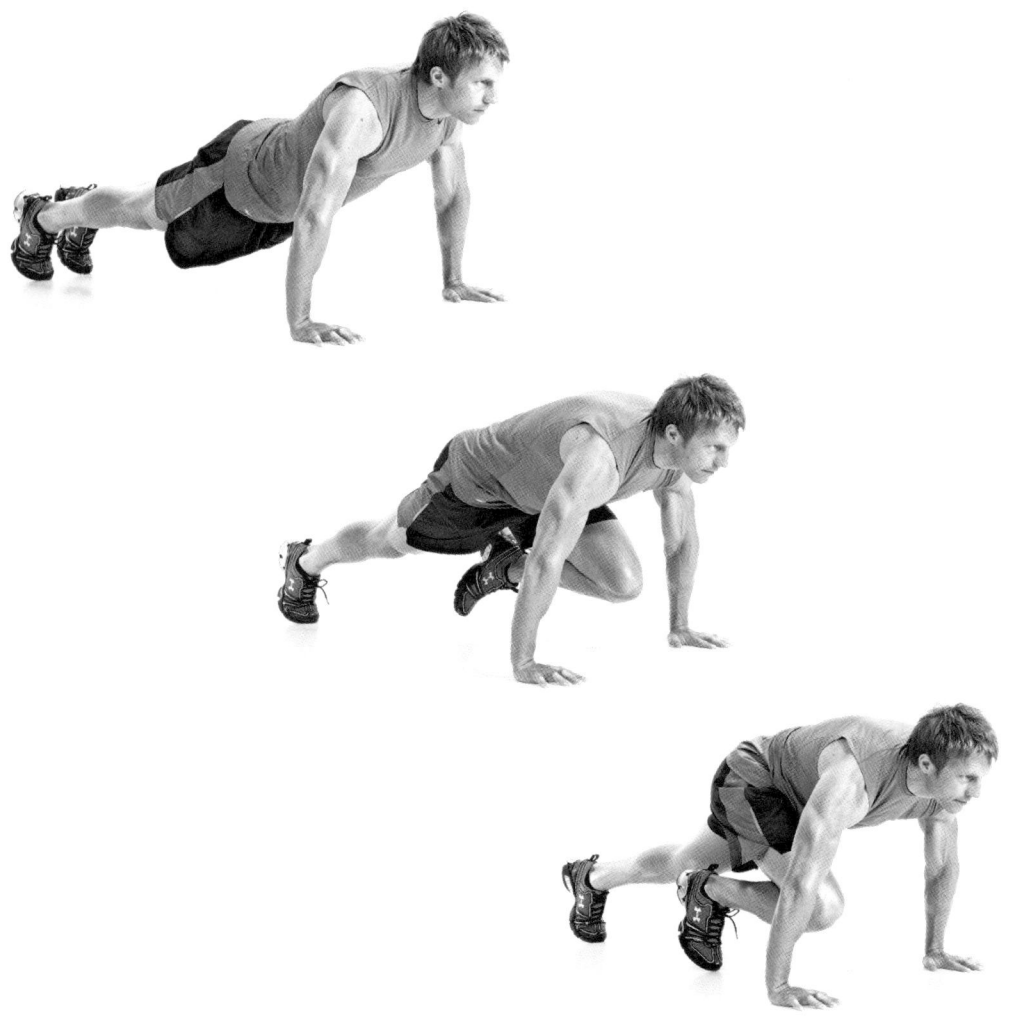

Seitliche Kniebeuge

Stellen Sie sich mit gegrätschten Beinen aufrecht hin, die Fußspitzen sind leicht nach außen gedreht. Halten Sie die Hände vor dem Körper. Bewegen Sie sich nun so weit wie möglich zu einer Seite, indem Sie ein Knie tief beugen. Schieben Sie dabei die Hüften nach hinten, sodass sich der Oberkörper leicht nach vorn neigt. Lassen Sie beide Fußsohlen fest auf dem Boden. Kehren Sie in die Ausgangsposition zurück und wiederholen Sie die Bewegung zur anderen Seite. Eine Wiederholung der Übung umfasst die Bewegung zu beiden Seiten.

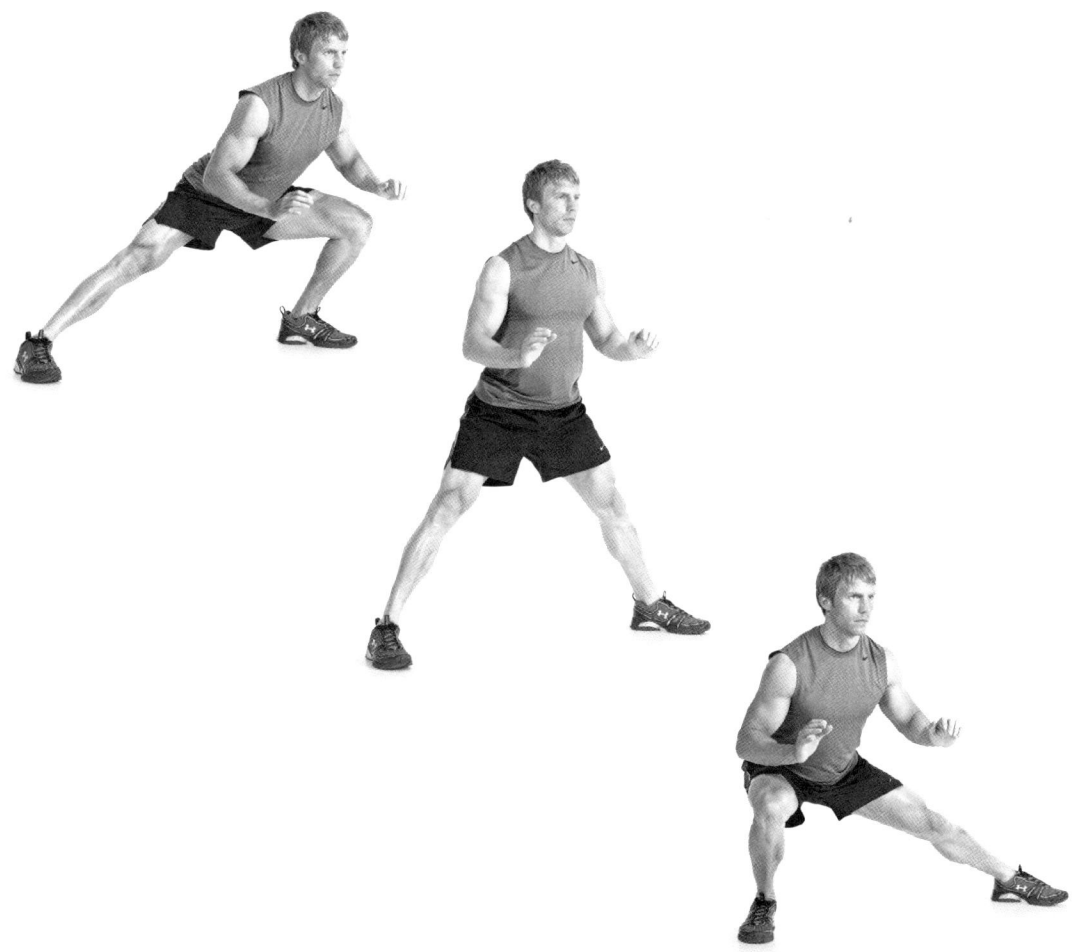

Absolvieren Sie jede Übung über eine doppelt so lange Strecke, wie sie vorge-geben ist, bevor Sie Ihr Outdoor-Cardiotraining beginnen. Es ist wichtig, den Körper komplett aufzuwärmen und die Muskeln auf die sehr anspruchsvollen Übungen vorzubereiten.

Hopserlauf (15 Meter)

Bei diesem traditionellen Hopserlauf heben Sie auf demselben Fuß ab, auf dem Sie landen, immer abwechselnd auf beiden Seiten. Sie sollten hier nicht versuchen, sich schnell vorwärtszubewegen, sondern das eine Knie so schnell und so hoch wie möglich zu ziehen, während Sie auf dem anderen Bein abspringen. Die Arme werden gegengleich mitbewegt.

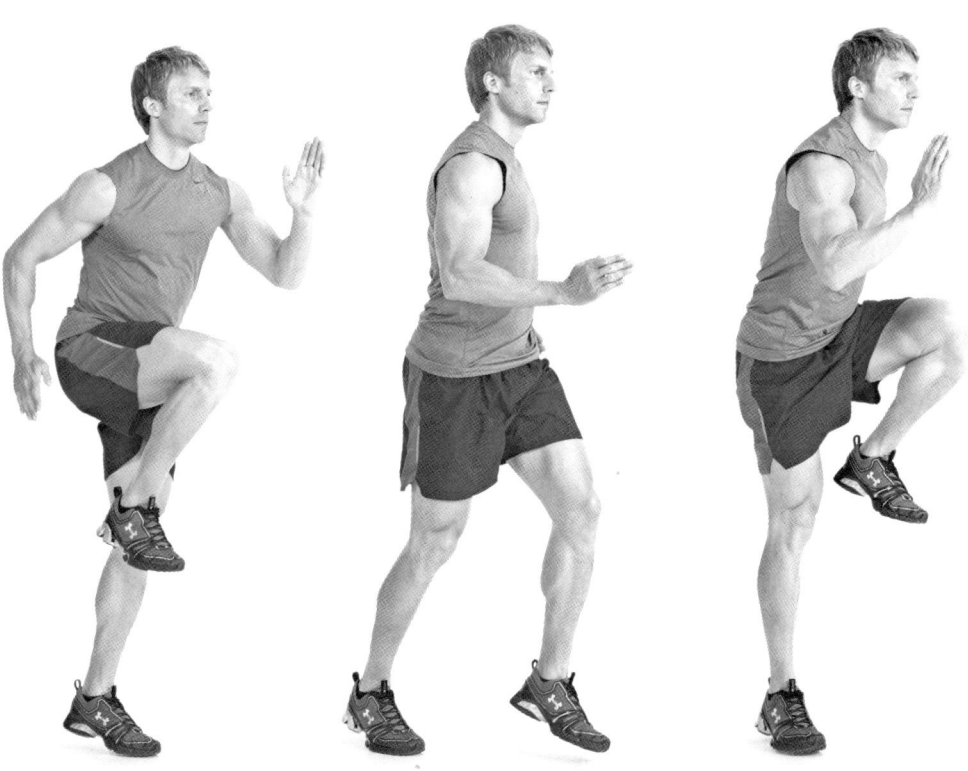

Beinschwingen (10 Meter)

Machen Sie einen Schritt vorwärts und schwingen Sie dabei das andere Bein so hoch wie möglich nach vorn oben. Versuchen Sie dabei, mit den Zehen die gegenüberliegende Hand des ausgestreckten Arms zu berühren. Wenn Sie das Bein wieder absenken, lassen Sie es so weit wie möglich nach hinten schwingen, damit auch die Hüftbeuger gedehnt werden. Halten Sie den Oberkörper während der gesamten Übung aufrecht.

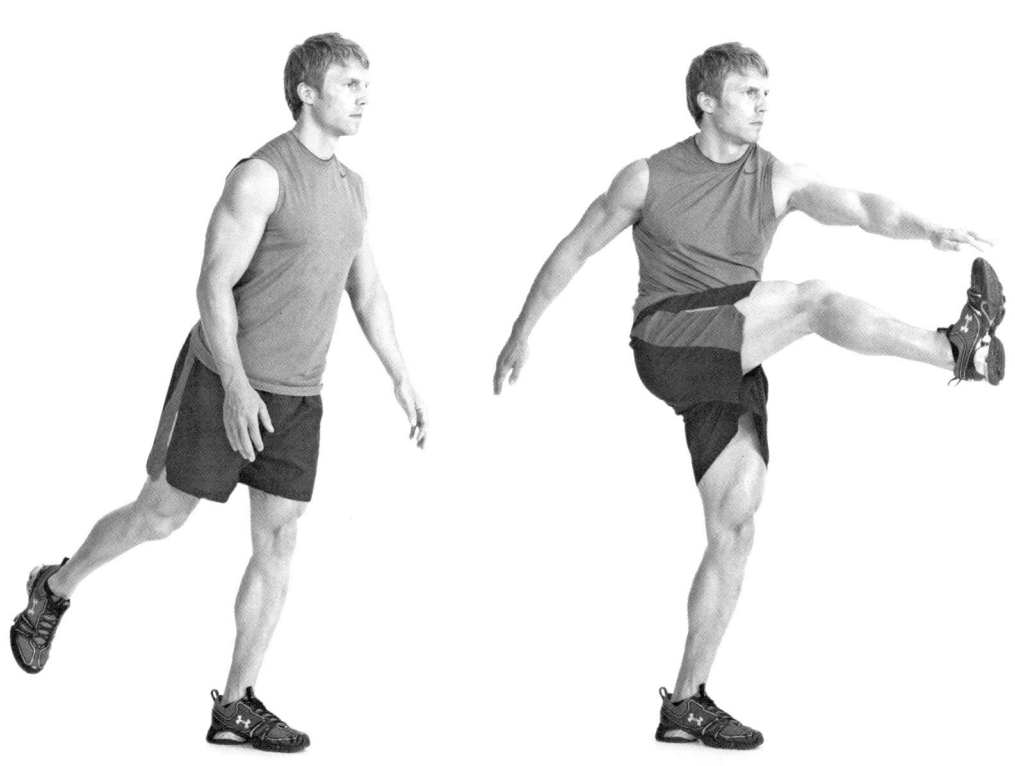

Carioca-Schritt (15 Meter)

Das ist ein Standard-Carioca (die Füße werden abwechselnd vorn und hinten gekreuzt, während Sie sich seitwärts bewegen) mit einer Variation: Wenn Sie die Beine vor- und hintereinander kreuzen, ziehen Sie das eine Knie so weit wie möglich nach oben, während Sie sich weiter seitwärts bewegen. Es sollte aussehen, als würden Sie versuchen, über Ihr anderes Knie zu steigen. Machen Sie die Übung in beide Richtungen.

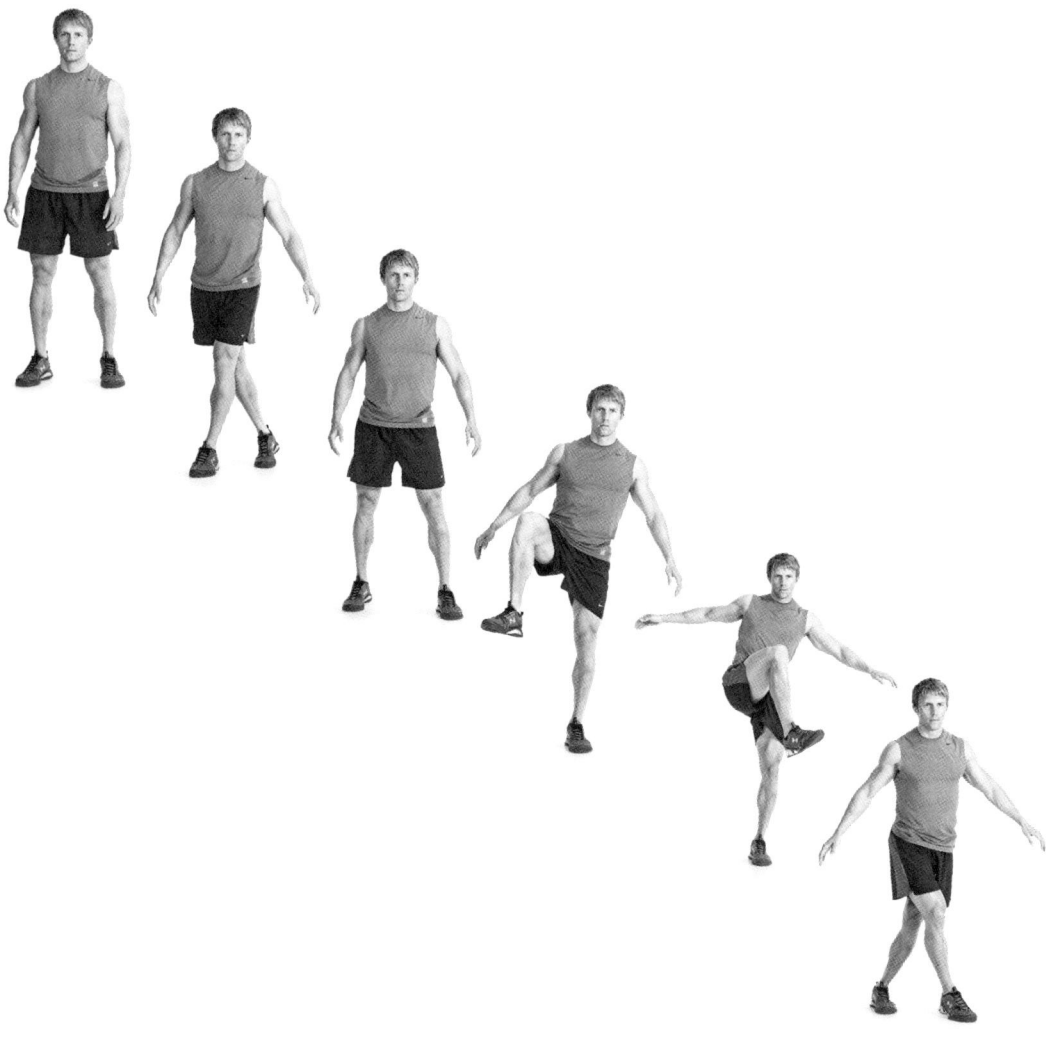

Ausfallschritt mit Rotation (10 Meter)

Stellen Sie sich aufrecht hin. Strecken Sie nun die Arme über den Kopf und machen Sie mit dem rechten Bein einen Ausfallschritt nach vorn. Dabei drehen Sie den Oberkörper zur rechten Seite und greifen mit den Händen über die rechte Schulter nach hinten oben. In dieser Position sollten Sie eine intensive Dehnung in der linken Körperseite spüren. Anschließend drehen Sie sich zur Mitte zurück und kommen wieder in die Ausgangsposition zurück. Jetzt führen Sie einen Ausfallschritt mit dem linken Bein aus und rotieren zur anderen Seite.

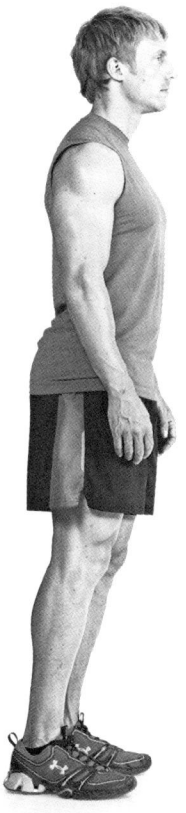
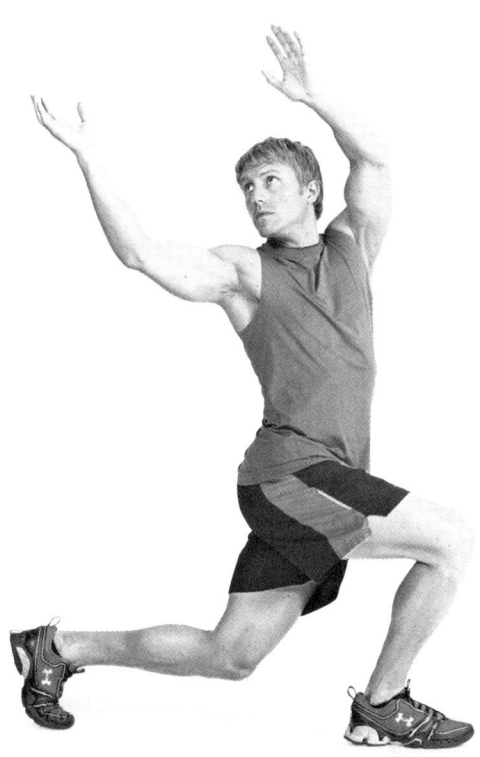

Seitliche 180-Grad-Kniebeuge (10 Meter)

Stellen Sie sich aufrecht hin, die Füße stehen schulterbreit auseinander. Machen Sie nun einen möglichst großen Schritt zur Seite und gehen Sie in eine tiefe seitliche Kniebeuge. Stemmen Sie sich nun auf der Seite des gebeugten Beins hoch, indem Sie das gestreckte Bein angewinkelt seitlich anziehen und beide Füße wieder zusammenbringen. Jetzt drehen Sie sich um 180 Grad und führen den Schritt mit dem anderen Bein aus.

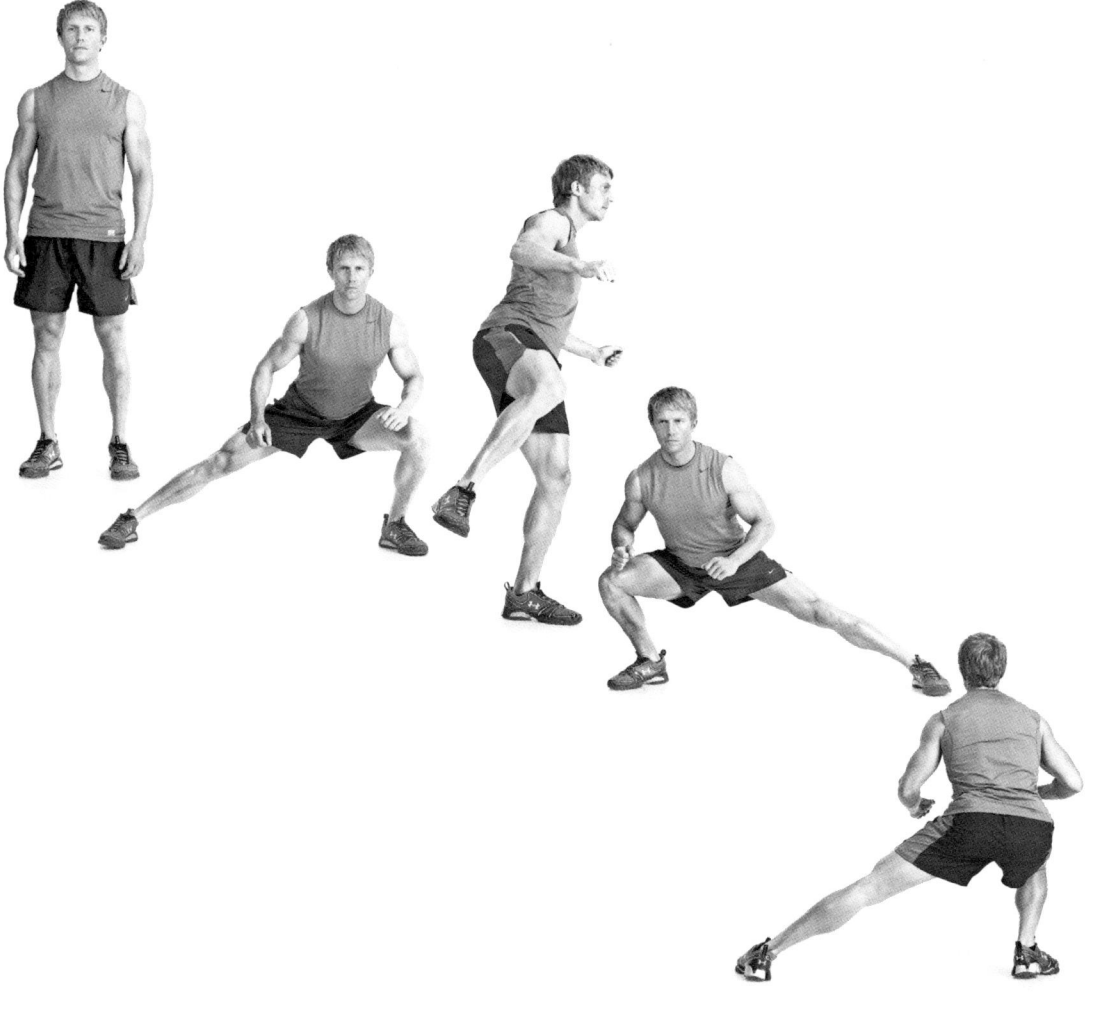

Spiderman-Gang (10 Meter)

Kommen Sie auf alle viere, die Knie sind vom Boden angehoben. Steigen Sie aus dieser Position nun mit dem rechten Fuß so weit wie möglich nach vorn, sodass der Fuß möglichst nah an der rechten Hand platziert wird. Gleichzeitig setzen Sie die linke Hand möglichst weit vorn ab. Jetzt folgen linker Fuß und rechte Hand. Die Hüften bleiben tief und das Gewicht verteilt sich hauptsächlich auf den Händen, damit die größtmögliche Wirkung erzielt wird.

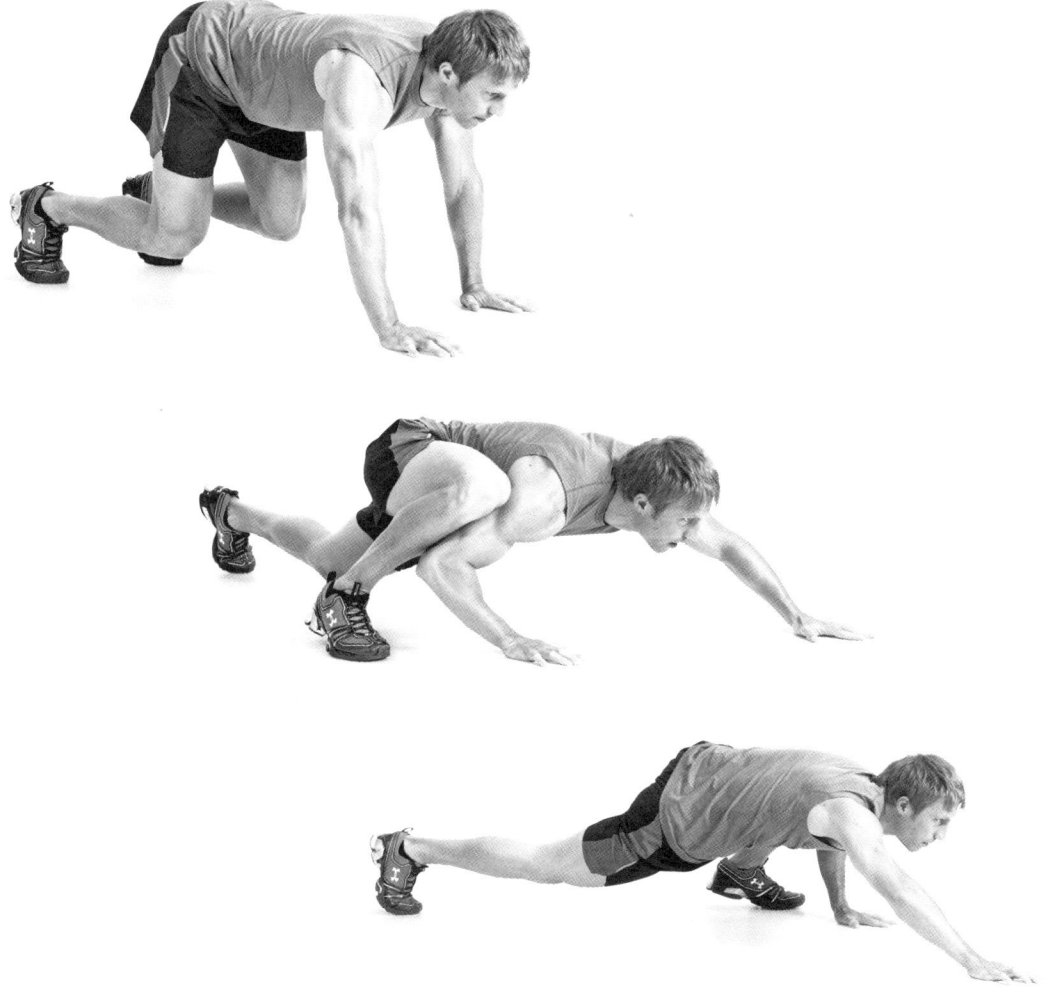

Dreiviertelbeschleunigung (20 Meter)

Das ist eine sich steigernde Laufübung, bei der Sie mit jedem Schritt etwas schneller werden. Beginnen Sie mit einem gemächlichen Jogging, dann werden Sie schneller, bis Sie mit hohem Tempo den Lauf beenden. Versuchen Sie, von Anfang an große Schritte zu machen.

5

ÜBUNGSKOMPLEXE

Hier stehe ich, vor mir eine Hantelstange mit erbärmlichen 40 Kilo an Gewichten darauf. Ich laufe auf und ab, zahllose Gedanken gehen mir durch den Kopf, meine Herzfrequenz ist schon erhöht, bevor ich überhaupt anfange. Vielleicht sollte ich stattdessen lieber aufs Laufband gehen und ein paar schnelle Intervallstrecken zurücklegen, ein paar Tabata-Intervalle ausführen oder mein normales Gewichtstraining absolvieren, bevor ich hiermit beginne? Fazit: Ich würde im Moment alles lieber tun als das hier.

DIE KÖNIGSDISZIPLIN DES CARDIO-KRAFTTRAININGS

Sie fragen sich jetzt vielleicht, was in der Geschichte da oben passierte. Nun ja, ich bereitete mich darauf vor, mit meinem Komplextraining zu beginnen. Drei Sätze mit jeweils zehn Wiederholungen einer Serie von acht Übungen, alle direkt hintereinander, 80 Übungen pro Satz mit 90 Sekunden Pause zwischen den Sätzen. Das oben beschriebene Szenario ereignet sich buchstäblich jedes Mal, wenn ich mich auf ein Komplextraining vorbereite. Nicht einmal die Tatsache, dass ich *insgesamt* lediglich sechs Minuten trainieren werde, beruhigt mich. Das Unbehagen ist stark, die Angst fast unerträglich, und die Ergebnisse sind unschlagbar. Eines meiner Lieblingsbücher ist *The New Toughness Training for Sport* von Jim Loehr, Doctor of Education. In diesem Buch beschreibt Loehr seine These, dass es ohne persönliche Konfrontation keine Fortschritte gibt. Vereinfacht ausgedrückt: Wenn Sie nicht an sich zweifeln und nicht an andere Dinge denken, anstatt an die vor Ihnen liegende Aufgabe, arbeiten Sie wahrscheinlich nicht hart genug an Ihren Komplexen. Ich habe es schon am Anfang gesagt: Nichts, was wichtig ist, fällt uns leicht. Trainingskomplexe sind sicherlich nicht einfach, aber genau deshalb halte ich so viel davon und bezeichne sie gern als die Königsdisziplin unter den Methoden des Cardio-Krafttrainings.

DAS KONZEPT HINTER DEN TRAININGSKOMPLEXEN

Die Wurzeln dieser Trainingsmethode sind nicht leicht zu klären, aber als unangefochtener Erfinder gilt Istvan Javorek, ein ehemaliger rumänischer Gewichtheber-Trainer, der diese Methode mit in die USA gebracht hat. Sind Trainingskomplexe wirklich so hart? Wenn man Coach Javorek glaubt, sind sie es!

Der Aufbau eines Komplexes ist relativ einfach. Wählen Sie zwei oder mehr Übungen, die mit demselben Gerät absolviert werden (etwa Langhantel, Kurzhantel, Kettlebell oder Fitnessband). Dann wählen Sie die Anzahl der Wiederholungen und Sätze sowie das Gewicht, mit dem Sie arbeiten möchten. Die Übungen werden nacheinander durchgeführt. Wenn Sie also beispielsweise eine Kniebeuge und einen Push Press mit Langhantel in drei Sätzen mit je zehn Wiederholungen absolvieren wollen, führen Sie erst alle zehn Wiederholungen der Kniebeuge und direkt danach zehn Wiederholungen des Push Press aus. Das ergibt einen Satz. Ich fasse immer gern mindestens drei Übungen in einem Komplex zusammen. Die Anzahl der Wieder-

holungen pro Satz hängt von den Gewichten ab, mit denen Sie arbeiten. Ein paar einfache Regeln sollten bei den Trainingskomplexen beachtet werden:

- Die Übungen sollten direkt aufeinanderfolgen.
- Legen Sie das Trainingsgerät nicht ab, bevor der Satz beendet ist.
- Orientieren Sie sich bei der Wahl Ihrer Gewichte an der Übung, die Ihnen am schwersten fällt. Wenn Sie beispielsweise Reißen aus dem Hang mit Langhantel, Überkopfkniebeuge, Rumänisches Kreuzheben und vorgebeugtes Rudern wählen, suchen Sie Ihr Gewicht wahrscheinlich danach aus, wie viel Sie bei der Überkopfkniebeuge stemmen können.

Als »Vater« der Lang- und Kurzhantelkomplexe bin ich ein großer Anhänger dieser Übungen. Als ich in den Siebzigerjahren die ursprünglichen Javorek-Komplexe I und II entwickelte, suchte ich nach einer Trainingsmethode, die die Koordination verbesserte, bei der man mit schweren Gewichten arbeiten konnte und die die Intensität und die Wirkung des Trainings auf Herz und Kreislauf verbesserte – eine Methode, die das Training dynamischer und effizienter machen sollte. Während der letzten Jahrzehnte haben viele Sportler aus aller Welt meine Trainingskomplexe in ihre Trainingspläne integriert.

Istvan »Steve« Javorek, unbestrittener Erfinder des Konzepts der Trainingskomplexe
www.istvanjavorek.com

Die Intensität der Komplexe hängt von der Anzahl der Übungen ab. Ich persönlich bleibe gern in dem Bereich von acht bis zehn Wiederholungen pro Satz. Ziel ist es, den Stoffwechsel wirklich zu belasten und herauszufordern, um ihn so stark wie möglich anzukurbeln. Einfacher gesagt, Sie wählen die Anzahl an Wiederholungen, die die stärkste Resonanz und den größten Effekt auf die Muskeln versprechen.

Denken Sie daran, dass Ihr Tempo Sie so fordern sollte, dass Sie am Ende des Satzes keine weitere Wiederholung mehr schaffen. Bei der Wahl der Gewichte müssen Sie einfach experimentieren, bis Sie ein Gefühl für die Bewegung und die Dauer der Sätze entwickeln. Machen Sie sich am Anfang nicht zu viele Sorgen um die Gewichte, die Sie benutzen. Ich sage oft zu den Leuten: »Gebt mir eine Langhantel mit 30 Kilo und fünf Minuten Zeit, und ich garantiere Ihnen, dass ich Sie fertigmache.«

Wenn ich Komplexe empfehle, steigere ich diese von Mal zu Mal. Wir beginnen mit weniger Wiederholungen pro Satz, weniger Sätzen und längeren Erholungspausen. Wenn unser Körper beginnt, sich zu formen und an das Training zu gewöhnen, steigern wir die Anzahl der Sätze sowie der Wiederholungen und machen kürzere Pausen. Diese Entwicklung erkläre ich später in diesem Kapitel noch im Detail. Denken Sie daran, dies ist ein sich steigerndes Trainingsprogramm. Sie können nicht direkt mit den fortgeschrittenen Sätzen und Komplexen beginnen. Haben Sie Geduld – Fitness ist eine Reise, kein Reiseziel!

TRAININGSKOMPLEXE FÜR EINSTEIGER I

Diese einfachen Kombinationen erlauben es Ihnen, sich mit der richtigen Auswahl der Gewichte, dem richtigen Tempo und der Dauer der Pausen vertraut zu machen. Sie sind wunderbar dafür geeignet, wenn Sie noch keine Erfahrung mit Komplexen und einem auf Intervallen basierenden Stoffwechseltraining haben. Nachfolgend beschreibe ich drei Varianten für jedes Fitnessniveau: einen Langhantel-, einen Kurzhantel- und einen Kettlebellkomplex. Denken Sie daran: Abwechslung ist ein wichtiger Schlüssel für Ihren Erfolg und Ihr psychologisches Wohlbefinden. Variieren Sie, dann werden Sie härter trainieren und geistig frisch bleiben.

FÜR EINSTEIGER I

LANG-HANTEL-KOMPLEX	KURZ-HANTEL-KOMPLEX	KETTLE-BELL-KOMPLEX
Kniebeuge mit Langhantel im Nacken	Frontkniebeuge mit Kurzhanteln	Kettlebell-schwingen
Schwungdrücken (Push Press) mit Langhantel im Nacken	Schwungdrücken (Push Press) mit Kurzhanteln	Sumo-Kniebeuge mit Kettlebell

Wenn Sie diese oder andere Komplexe absolvieren, behalten Sie die Regeln im Kopf, von denen ich schon gesprochen habe:

- Der Satz wird nicht beendet, bevor alle Wiederholungen ausgeführt sind.
- Die Trainingsgeräte werden nicht abgelegt, bevor der Satz beendet ist.
- Tempo und Gewicht sind von größter Wichtigkeit – je härter Sie sich fordern, desto mehr wird der Stoffwechsel in Schwung gebracht und desto größer ist der Effekt auf Ihre Fitness.

TRAININGSKOMPLEXE FÜR EINSTEIGER II

Bei der Steigerung wird selbstverständlich auch die Anzahl der Übungen erhöht. Es versteht sich von selbst, dass somit auch die Ausführung der Sätze länger dauert, wenn die Menge der Übungen zunimmt.

FÜR EINSTEIGER II

LANG-HANTEL-KOMPLEX	KURZ-HANTEL-KOMPLEX	KETTLE-BELL-KOMPLEX
Ausfallschritt im Wechsel mit Langhantel	Sumo-Kreuzheben mit Kurzhanteln	Kettlebell-schwingen
Good Morning mit Langhantel	Schwungdrücken (Push Press) mit Kurzhanteln	Sumo-Kniebeuge mit umgedrehter Kettlebell
Schwungdrücken (Push Press) mit Langhantel	Vorgebeugtes Rudern im Wechsel mit Kurzhanteln	Einarmiges Reißen (Snatch) mit Kettlebell

TRAININGSKOMPLEXE FÜR TRAINIERTE

Sie werden bemerkt haben, dass mit der Steigerung das Pensum pro Satz merklich zunimmt. Nehmen Sie beispielsweise einen Satz mit zehn Wiederholungen im folgenden Langhantelkomplex: Selbst mit nur 30 Kilo ergibt sich eine Gesamtlast von über 900 Kilo pro Satz. Wenn Sie eine 12-Kilo-Kettlebell verwenden, kommen Sie mit dem Komplex auf eine Gesamtlast von über 800 Kilo!

FÜR TRAINIERTE

LANG-HANTEL-KOMPLEX	KURZ-HANTEL-KOMPLEX	KETTLE-BELL-KOMPLEX
Langhantelheben aus dem Hang	Ausfallschritt mit Kurzhantelrücken	Einarmiges Kettlebellschwingen im Wechsel
Gekreuzter Ausfallschritt mit Langhantel	Rumänisches Kreuzheben mit Kurzhanteln	Einarmiges Umsetzen und Drücken (Clean and Press) mit Kettlebell
Good Morning mit Langhantel	Vorgebeugtes Rudern mit Kurzhanteln	Windmühle (beide Arme)
Langhantelrollen	Sprungkniebeuge mit Kurzhanteln	Überkopfkniebeuge mit Kettlebell

TRAININGSKOMPLEXE FÜR FORTGESCHRITTENE

Hier treten Sie wirklich in eine höhere Liga ein. Die Anzahl der Wiederholungen ist so hoch, dass auch ein geringes Ge-

> Ich finde das Training mit Kettlebells ideal, um die anaeroben und aeroben Energiesysteme zugleich zu trainieren. Die grundlegenden Hebebewegungen, wie das Umsetzen, Stoßen oder Reißen, sind Ganzkörperübungen auf verschiedenen Ebenen, die man im Stehen ausführt. Auf diese Weise wird nicht nur das neuromuskuläre und das Herz-Kreislauf-System trainiert, sondern auch wertvolle sportliche Fähigkeiten.
>
> *Steve Cotter, Vorsitzender der International Kettlebells & Fitness Federation www.ikff.com*

wicht dazu führt, dass die Gesamtlast pro Satz erheblich ist. Hoffentlich haben Sie sich zu diesen »Killer«-Komplexen hochgearbeitet und können sie auch absolvieren, wenn Sie den wöchentlichen Trainingsplan auf Seite 58 benutzen.

FÜR FORTGESCHRITTENE

LANGHANTELKOMPLEX	KURZHANTELKOMPLEX	KETTLE-BELL-KOMPLEX
Sprung mit Schulterheben aus dem Hang mit Langhantel	Reißen aus dem Hang (Hang Snatch) mit Kurzhanteln	Kettlebellheben aus dem Hang
Standumsetzen aus dem Hang mit Kniebeuge und Langhantel	Kniebeuge und Schwungdrücken mit Kurzhanteln	Umsetzen und Schwungdrücken mit Kettlebells
Schwundrücken (Push Press) mit Langhantel	Liegestütz und Core-Rudern mit Kurzhanteln	Reißen (Snatch) mit Kettlebells
Reißen aus dem Hang (Hang Snatch) mit Langhantel	Burpee mit Kurzhanteln	Frontkniebeuge mit Kettlebells
Überkopfkniebeuge mit Langhantel		
Rumänisches Kreuzheben mit Langhantel		
Plyometrischer Liegestütz		

Diesen Langhantelkomplex habe ich gemeint, als ich zu Beginn dieses Kapitels meine Gefühle geschildert habe. Dabei werden 40 Kilo an Gewichten benutzt und ein Satz mit zehn Wiederholungen absolviert – das sind über 3100 Kilo Gesamtlast pro Satz! Sage und schreibe über drei Tonnen Arbeit in zwei Minuten! Wenn dieses Training den Stoffwechsel nicht in Schwung bringt, dann weiß ich nicht, was sonst.

VOLUMENKOMPLEX UND ENTWICKLUNG DER RUHEPHASEN

Denken Sie daran: Bei jeder Art von Fitnesstraining streben wir eine zunehmende Überbelastung an. Um das zu erreichen, müssen wir einen oder mehrere der folgenden Faktoren verändern: das Volumen steigern (Anzahl der Sätze und Wiederho-

lungen), das Gewicht erhöhen und die Pausen verkürzen. Da sich die meisten Trainingsprogramme über zwölf Wochen erstrecken, habe ich ein Konzept entwickelt, das die Intensität der Komplexe alle zwei Wochen erhöht. Diese Sätze und Ruhepausen sind nicht für die Trainingskomplexe der Untrainierten geeignet. Dieses Konzept ist für die Komplexe der Anfänger, Trainierten und Fortgeschrittenen gedacht, die Sie in den Tabellen ab Seite 242 im Anhang finden.

WOCHEN	SÄTZE × WIEDER- HOLUNGEN	PAUSE
1–2	3 x 6	2 Min.
3–4	3 x 7	2 Min.
5–6	3 x 8	90 Sek.
7–8	3 x 9	90 Sek.
9–10	3 x 10	75 Sek.
11–12	3 x 10	60 Sek.

MONTAG	DIENSTAG	MITT- WOCH	DON- NERSTAG	FREITAG	SAMSTAG	SONNTAG
Dreitägiges Lifting-Programm mit festgelegten Cardio-Krafttrainingstagen						
Lifting	Cardio- Krafttraining	Lifting	Cardio- Krafttraining	Lifting	frei	frei
Dreitägiges Lifting-Programm ohne festgelegte Cardio-Krafttrainingstage						
Lifting- Komplexe	frei	Lifting- Komplexe	frei	Lifting- Komplexe	frei	frei
Viertägiges Lifting-Programm mit festgelegten Cardio-Krafttrainingstagen						
Lifting	Lifting	Cardio- Krafttraining	Lifting	Lifting	Cardio- Krafttraining	frei
Viertägiges Lifting-Programm ohne festgelegte Cardio-Krafttrainings-Tage						
Lifting- Komplexe	Lifting- Komplexe	frei	Lifting- Komplexe	Lifting- Komplexe	frei	frei

ERHOLUNG – DER ENTSCHEIDENDE FAKTOR

Die Fähigkeit Ihres Körpers, sich zu erholen, spiegelt Ihren Fitnessgrad wider. Und der wird sich, wie alles andere, mit der Zeit erhöhen. Die Dauer, in der Sie die Trainingskomplexe absolvieren, hat eine starke Wirkung darauf, wie Ihr Körper auf die festgesetzten Ruhephasen reagiert. Als grobe Faustregel würde ich empfehlen, anfangs die Ruhephasen genauso lang oder länger als die Trainingszeit zu halten. Das sollten alle berücksichtigen, die mit dem Training beginnen. Bezüglich der soeben dargestellten Tabelle bedeutet das, dass Sie Ihre Ruhephasen so lange nicht kürzer gestalten, bis Ihr Körper sich an das Training gewöhnt und sich ausreichend zwischen den Sätzen erholt hat. Mit anderen Worten, Sie können gern bei den zweiminütigen Pausen bleiben, auch wenn die Anzahl der Wiederholungen steigt. Jeder hat andere Bedürfnisse, und die müssen in den Trainingsplan mit einbezogen werden.

Sie können Ihren Körper mit *negativen Ruhephasen* richtig herausfordern. Das bedeutet, dass die Ruhephasen insgesamt kürzer sind als die Zeit, in der Sie einen Satz absolvieren. Diese kurzen Ruhepausen sind für fortgeschrittene und gut trainierte Sportler gedacht, da das Training so schwierig wird, dass es nach jedem Satz zu Ermüdung und Erschöpfung führen kann. Die Fähigkeit, sich in so kurzen Zeiträumen zu erholen, hängt von Ihrem Fitnessgrad ab. Also seien Sie klug, wenn Sie Ihre Gewichte und Komplexe in den folgenden Wochen dieses Trainingsprogramms wählen.

WIE WERDEN KOMPLEXE IN DAS TRAININGS-PROGRAMM INTEGRIERT?

Ich persönlich beginne mein Lifting-Training gern mit drei Sätzen eines Komplexes, aber viele andere Menschen mögen das nicht, weil sie bereits erschöpft sind, bevor sie mit den Gewichten weitertrainieren. Diesen Menschen empfehle ich, ihr Lifting-Training mit einem Komplex aus drei bis vier Sätzen abzuschließen. Eine andere Möglichkeit ist es, einen oder zwei Tage nur für Cardio-Krafttraining zu reservieren. An diesen Tagen können Sie einen oder sogar zwei verschiedene Komplexe trainieren, vielleicht zusätzlich zu anderen Formen des Intervalltrainings.

Die exakte Anzahl der Tage, die Sie dem Cardio-Krafttraining widmen möchten, bleibt komplett Ihnen überlassen. Ich glaube fest an die Bedeutung des regelmäßigen Trainings, um die Fitness zu steigern und Fett abzubauen. Selbst ein zusätzliches

ANDERE GERÄTE UND ÜBUNGEN, DIE SICH FÜR KOMPLEXE EIGNEN

KABEL	KÖRPERGEWICHT NR. 1	KÖRPERGEWICHT NR. 2	SUSPENSION TRAINER
Rudern mit Kniebeuge	Kniebeuge	Burpee mit Klimmzug	Horizontales Rudern mit Suspension Trainer
Holzhacken (beide Seiten) mit Kabelzug	Ausfallschrittsprung	Sprungkniebeuge	Sprungkniebeuge mit Suspension Trainer
Ausfallschritt mit Überkopfpresse	Plyometrischer Liegestütz	Plyometrischer Liegestütz	Liegestütz mit Suspension Trainer
	Burpee	Hängendes Beinheben	Schlittschuhlaufen
	Bergsteiger		

15-minütiges Intervalltraining an einem Tag pro Woche ist besser als nichts, und der Stoffwechsel, der dadurch in Schwung gebracht wird, stimuliert den wichtigen EPOC-Faktor (Excess Postexercise Oxygen Consumption = erhöhter Sauerstoffverbrauch nach dem Training). Krafttrainingsexperte Alwyn Cosgrove führt dies auf den sogenannten Nachbrenneffekt zurück. Ich denke, dass das eine ziemlich gute Beschreibung dessen ist, was mit dem Körper während dieser Ruhephasen direkt nach dem Training passiert.

NOCH MEHR MÖGLICHKEITEN

Sie können Komplexe nicht nur mit Langhantel, Kurzhantel oder Kettlebells trainieren, sondern auch mit dem eigenen Körpergewicht, Medizinbällen, am Kabelzug und sogar mit meinem neuen Lieblingsgerät, dem Schlingentrainer (Suspension Trainer). Krafttrainer Frank Addelia ist ein Experte für Kettlebells, Seile und das TRX® Suspension Training. Einmal pro Woche treffen wir uns zu spielerischen Trainingssessions, die mein Assistenztrainer Dan Corbet und ich gern »Frankenstein-Workouts« nennen. Dabei sind viele neue Übungen für mein Cardio-Krafttraining entstanden. Denken Sie daran, dass wir durch Gewichte oft beschränkt werden, weil sie meist vom Körpergewicht diktiert werden. Ein Medizinball, eine beschwerte Weste oder sogar Kurzhanteln können die Intensität einer Übung erhöhen. Sie werden später viele dieser Bewegungen wiederfinden, wenn ich über Zeittraining spreche. Sie können darüber entscheiden, welche Geräte Sie in Ihre Komplexe einbauen, sie sind hervorragend für diese Methode geeignet.

EIN PAAR ÜBERLEGUNGEN ZUR KÖNIGS-DISZIPLIN DES CARDIO-KRAFT-TRAININGS

Ich werde oft gefragt, was man während der Ruhephasen zwischen den Sätzen tun soll. Meine Standardantwort lautet, nicht reden und einfach auf allen vieren auf den Boden kommen. Der Grund dafür, das zu tun, liegt auf der Hand: Komplexe sind gerade deshalb so effektiv, weil sie so hart sind. Wenn Sie nicht bei jedem Satz an den Rand der totalen Erschöpfung gehen, werden Sie nicht in den Genuss aller Vorteile dieser hocheffektiven und herausfordernden Übungen kommen.

1. Kniebeuge mit Langhantel im Nacken

Stellen Sie sich mit mehr als hüftbreit auseinanderstehenden Füßen aufrecht hin und platzieren Sie die Langhantel auf der Rückseite Ihrer Schultern. Gehen Sie nun in eine möglichst tiefe Kniebeuge. Der Rücken bleibt gerade, der Oberkörper aufrecht und die Füße fest auf dem Boden. Das Hauptgewicht ruht auf den Fersen.

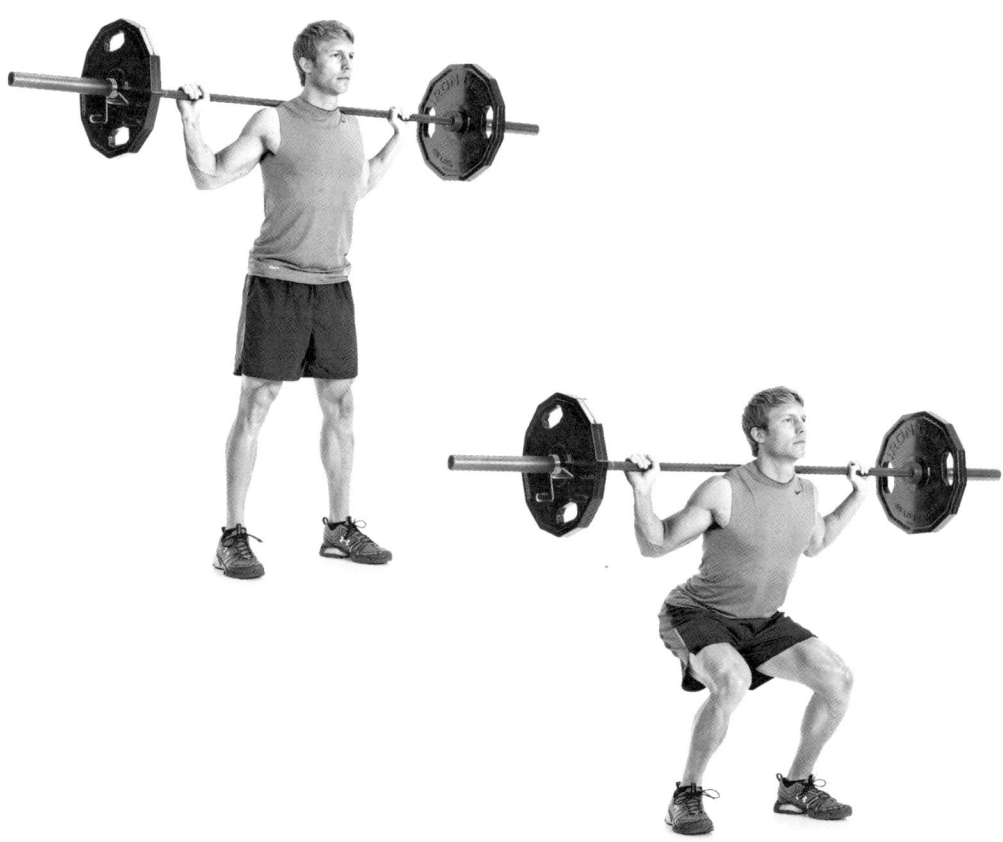

2. Schwungdrücken (Push Press) mit Langhantel im Nacken

Nehmen Sie dieselbe Ausgangsposition wie eben beschrieben ein, mit der Langhantel auf den Schultern ruhend. Kommen Sie nun in eine Viertelkniebeuge und drücken Sie sich anschließend kraftvoll wieder nach oben. Nutzen Sie den Schwung der Beine und stemmen Sie beim Aufrichten die Hantel hoch über den Kopf. Beine und Arme strecken sich in exakt demselben Augenblick. Beugen Sie unbedingt die Knie, wenn Sie die Langhantel wieder auf den Schultern absetzen.

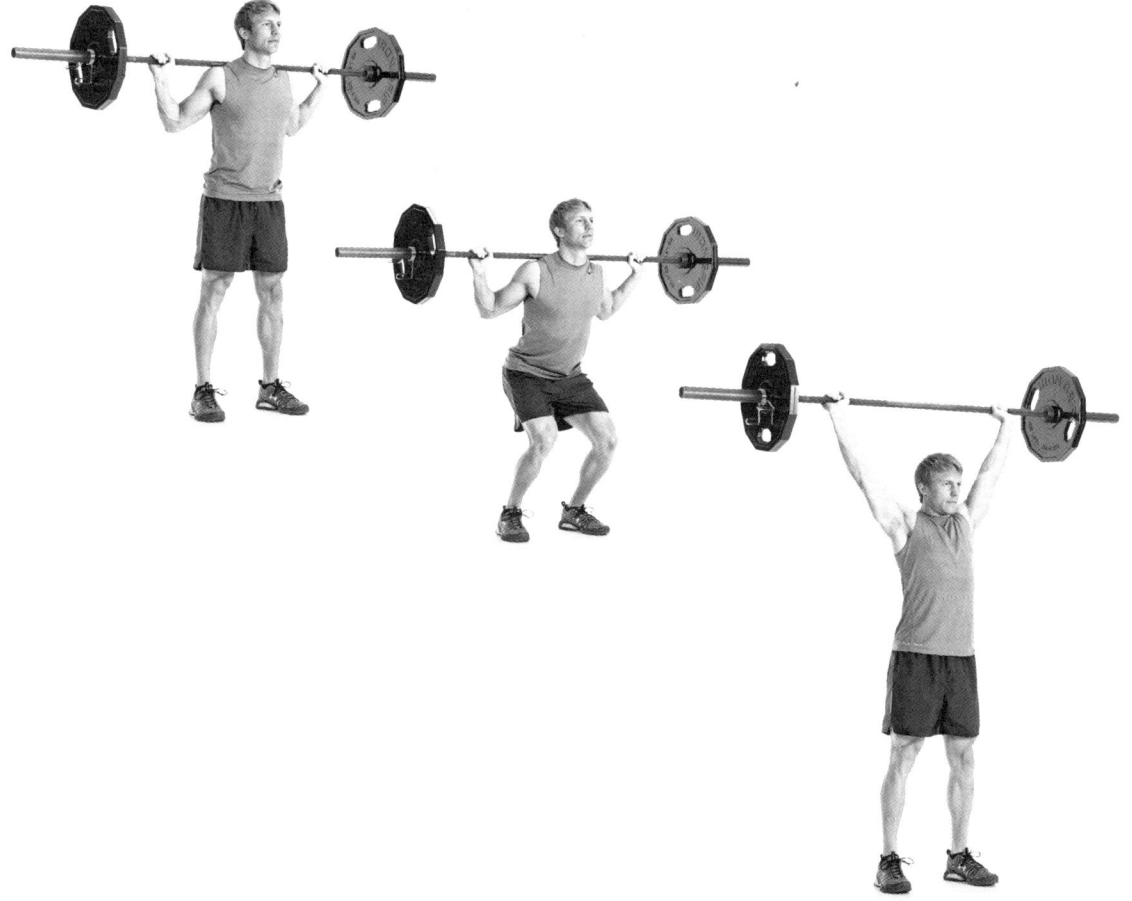

1. Frontkniebeuge mit Kurzhanteln

Stellen Sie sich aufrecht hin, die Füße stehen schulterbreit auseinander. Nehmen Sie zwei Kurzhanteln mit flachen Enden so in die Hand, dass die flachen Enden vorn an Ihren Schultern ruhen. Die Handflächen sind nach innen gerichtet, die Ellbogen zeigen nach vorn unten und nicht nach außen zu den Seiten. Gehen Sie nun in eine möglichst tiefe Kniebeuge. Der Rücken bleibt gerade. Lassen Sie die Fersen fest auf dem Boden.

Anmerkung: Wenn Ihre Kurzhanteln keine flachen Enden haben, können Sie auch die Kante der Kurzhanteln vorn auf den Schultern ablegen, sodass Ihre Ellbogen nicht ganz so hoch sind.

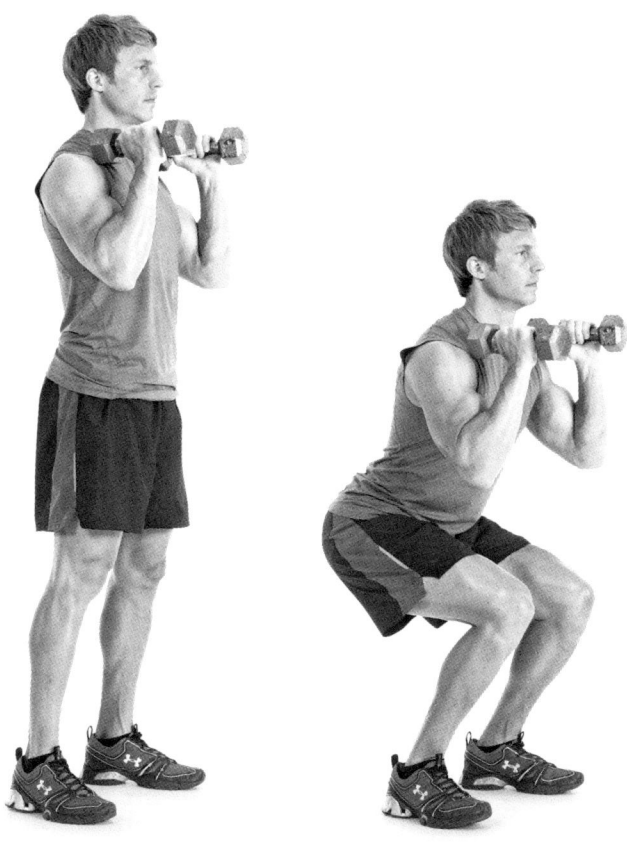

2. Schwungdrücken (Push Press) mit Kurzhanteln

Nehmen Sie dieselbe Position wie eben beschrieben ein. Dann gehen Sie wieder etwa eine Viertelkniebeuge tief. Wenn Sie sich nun kraftvoll nach oben drücken, stemmen Sie beim Aufrichten die Hanteln hoch über den Kopf. Beine und Arme strecken sich in exakt demselben Augenblick. Drehen Sie die Hanteln in der Aufwärtsbewegung so, dass die Handflächen nach vorn zeigen. Beugen Sie unbedingt die Knie, wenn Sie die Hanteln wieder zurück in die Ausgangsposition bringen.

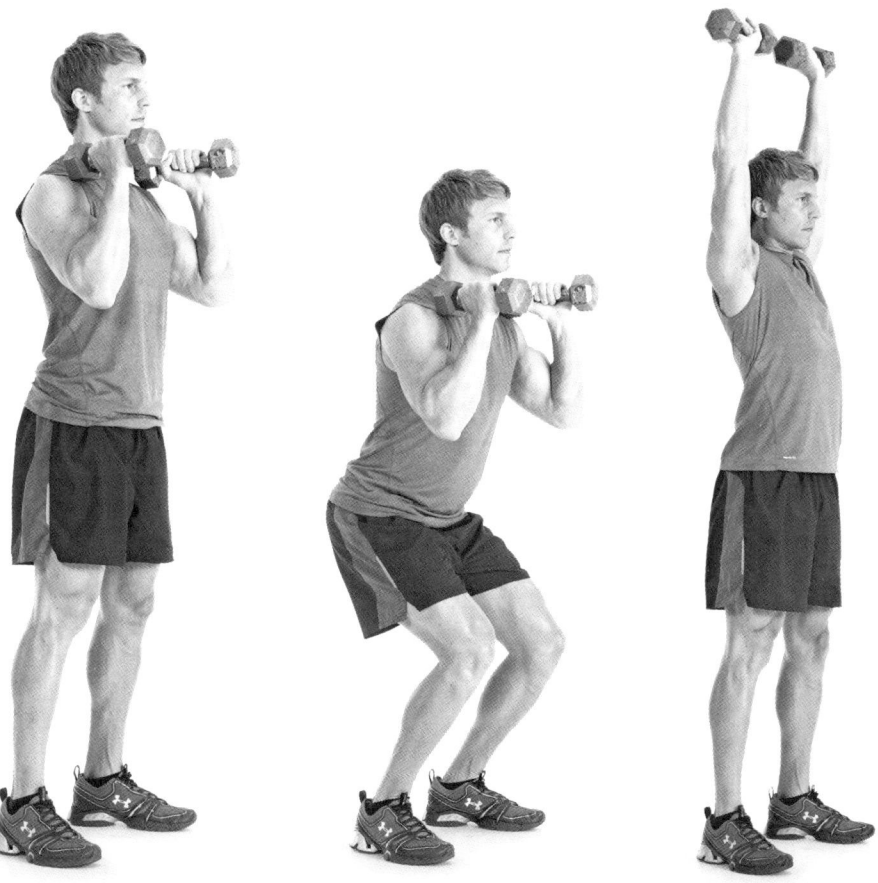

1. Kettlebellschwingen

Halten Sie die Kettlebell mit beiden Händen gut fest. Stellen Sie sich mit leicht gebeugten Knien und mehr als schulterbreit auseinanderstehenden Füßen hin, die Kettlebell befindet sich zwischen den Beinen. Lehnen Sie den Oberkörper leicht nach vorn, sodass Ihre Unterarme die Innenseiten der Oberschenkel berühren. Jetzt schwingen Sie die Hantel nach oben und nutzen beim Aufrichten die Streckung der Hüften, um Schwung zu holen und die Kettlebell nach vorn zu wuchten. Dann senken Sie die Kettlebell wieder in die Ausgangsposition ab.

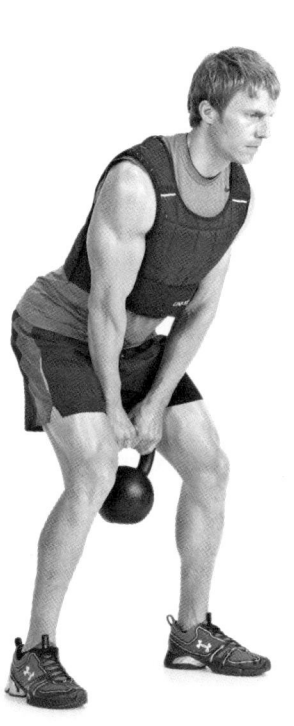
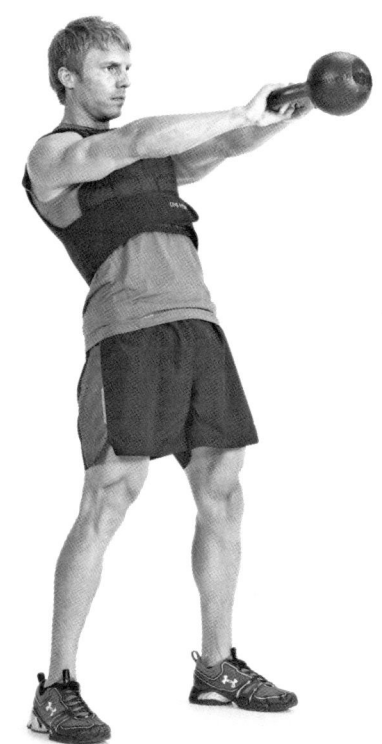

2. Sumo-Kniebeuge mit Kettlebell

Halten Sie die Kettlebell mit beiden Händen und gestreckten Armen vor Ihrem Körper. Die Beine sind weit gegrätscht, die Zehenspitzen zeigen leicht nach außen. Beugen Sie nun die Knie so weit wie möglich, halten Sie dabei den Oberkörper aufrecht und die Fersen fest auf dem Boden. Die Hantel befindet sich zwischen den Beinen.

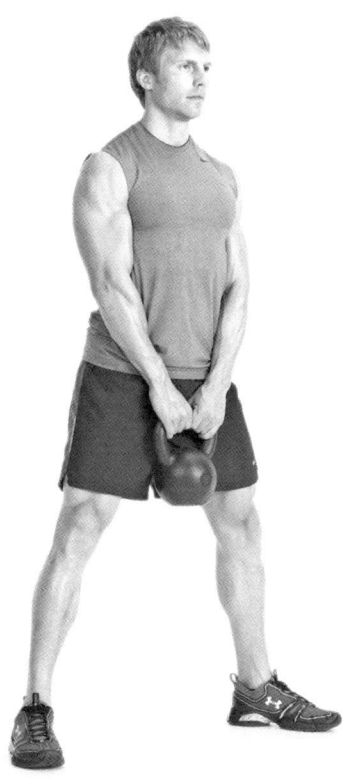
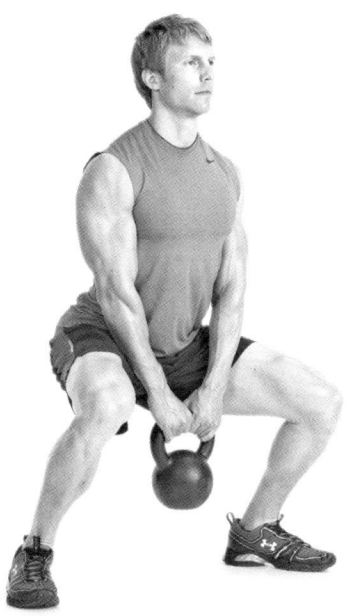

I. Ausfallschritt im Wechsel mit Langhantel

Stellen Sie sich aufrecht hin, die Langhantel ist auf der Rückseite der Schultern platziert. Machen Sie nun einen großen Ausfallschritt nach vorn und setzen Sie mit dem vorderen Fuß zuerst die Ferse auf. Beugen Sie die Knie so weit, dass Ihr hinteres Knie dabei fast den Boden berührt. Dann drücken Sie sich aus der vorderen Ferse wieder hoch in die Ausgangsposition. Wiederholen Sie die Übung mit dem anderen Bein. Eine Wiederholung besteht aus einem Ausfallschritt mit beiden Beinen.

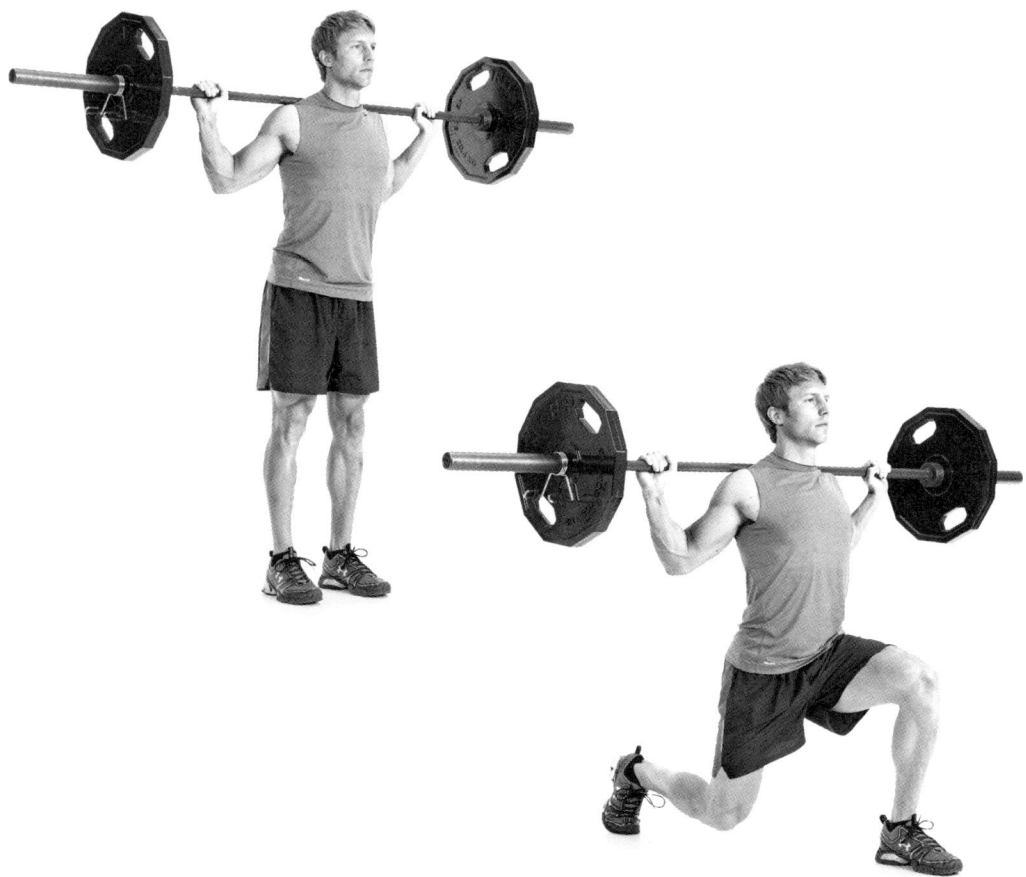

2. Good Morning mit Langhantel

Nehmen Sie dieselbe Ausgangsposition wie gerade beschrieben ein, die Füße sind jedoch hüftbreit auseinander. Ziehen Sie die Schultern zurück und halten Sie den unteren Rücken etwas durchgedrückt oder gerade. Beugen Sie die Knie leicht und halten Sie sie während des gesamten Satzes in dieser Position. Beginnen Sie die Bewegung, indem Sie die Hüften weit nach hinten schieben, gleichzeitig neigen Sie den Oberkörper so weit wie möglich nach vorn. Der Blick bleibt nach vorn gerichtet, der Rücken ist gerade.

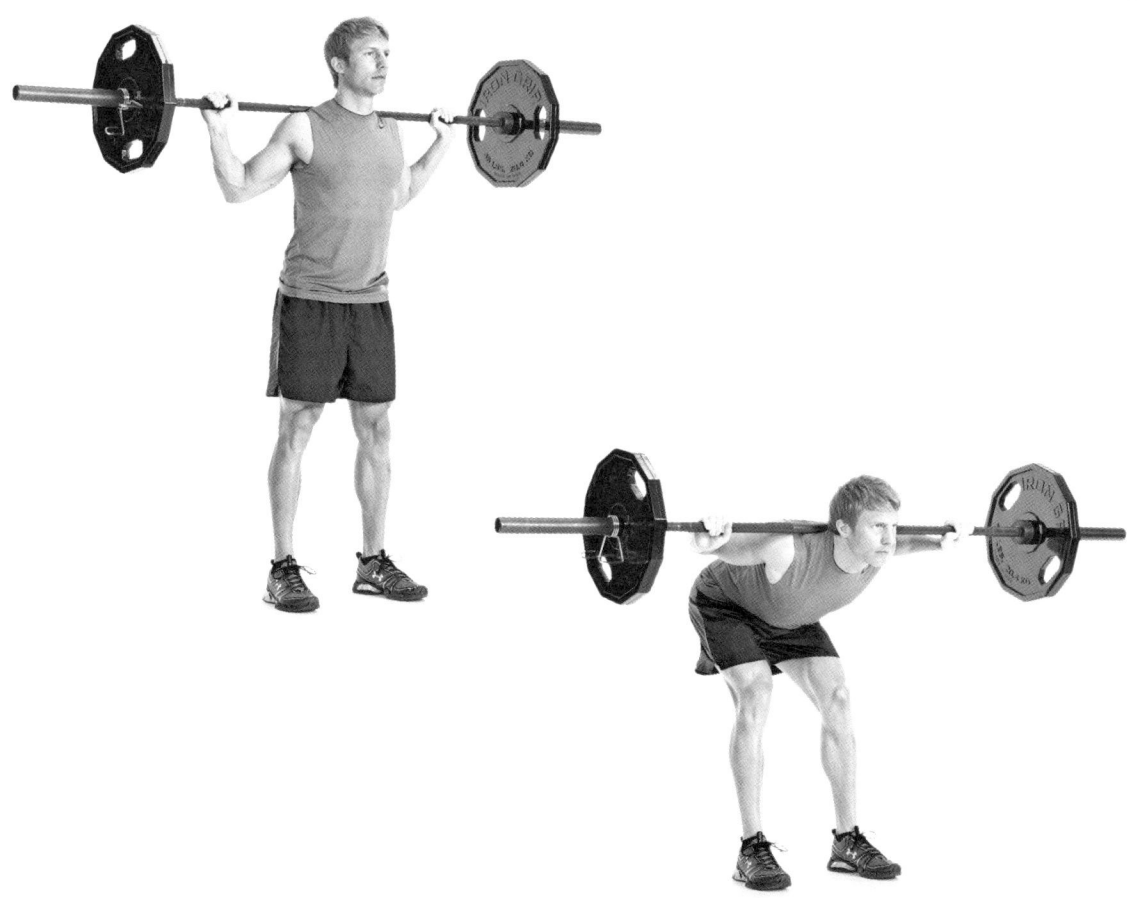

3. Schwungdrücken (Push Press) mit Langhantel

Platzieren Sie die Langhantel vorn auf den Schultern, kommen Sie in eine Viertelkniebeuge und drücken Sie sich anschließend kraftvoll nach oben. Nutzen Sie den Schwung aus den Beinen und stemmen Sie die Langhantel über den Kopf. Arme und Beine sollten exakt im selben Augenblick gestreckt werden. Ziehen Sie das Kinn leicht zur Brust, wenn Sie die Hantel an Ihrem Gesicht vorbei nach oben stemmen. Wenn Sie die Hantel wieder absenken und auf den Schultern aufsetzen, achten Sie darauf, die Knie zu beugen.

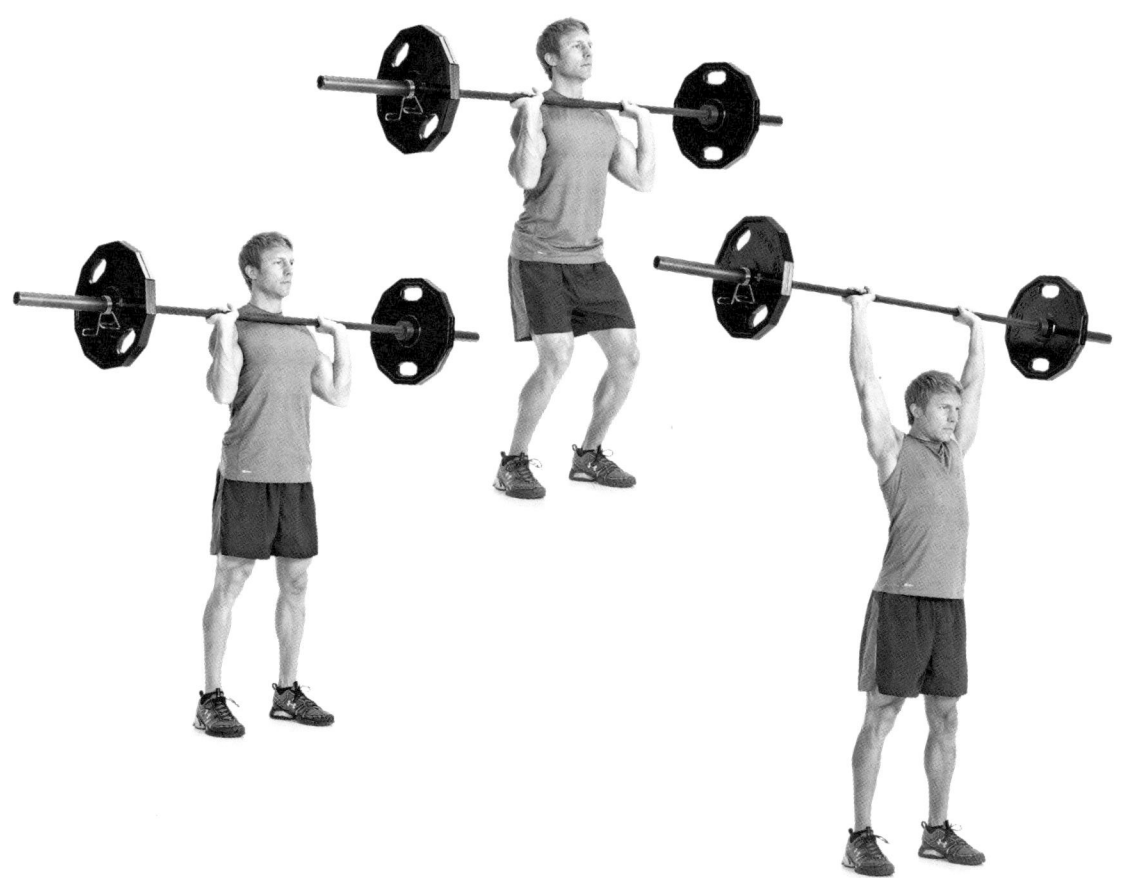

1. Sumo-Kreuzheben mit Kurzhanteln

Stellen Sie sich aufrecht hin, die Beine sind weit gegrätscht und die Fußspitzen leicht nach außen gedreht. Halten Sie mit nach unten gestreckten Armen zwei Kurzhanteln vor dem Körper. Beugen Sie nun die Knie und gehen Sie so tief wie möglich. Der Oberkörper bleibt dabei aufrecht, der Rücken gerade. Die Arme sind weiterhin gestreckt, sodass sich die Hanteln jetzt zwischen Ihren Beinen befinden.

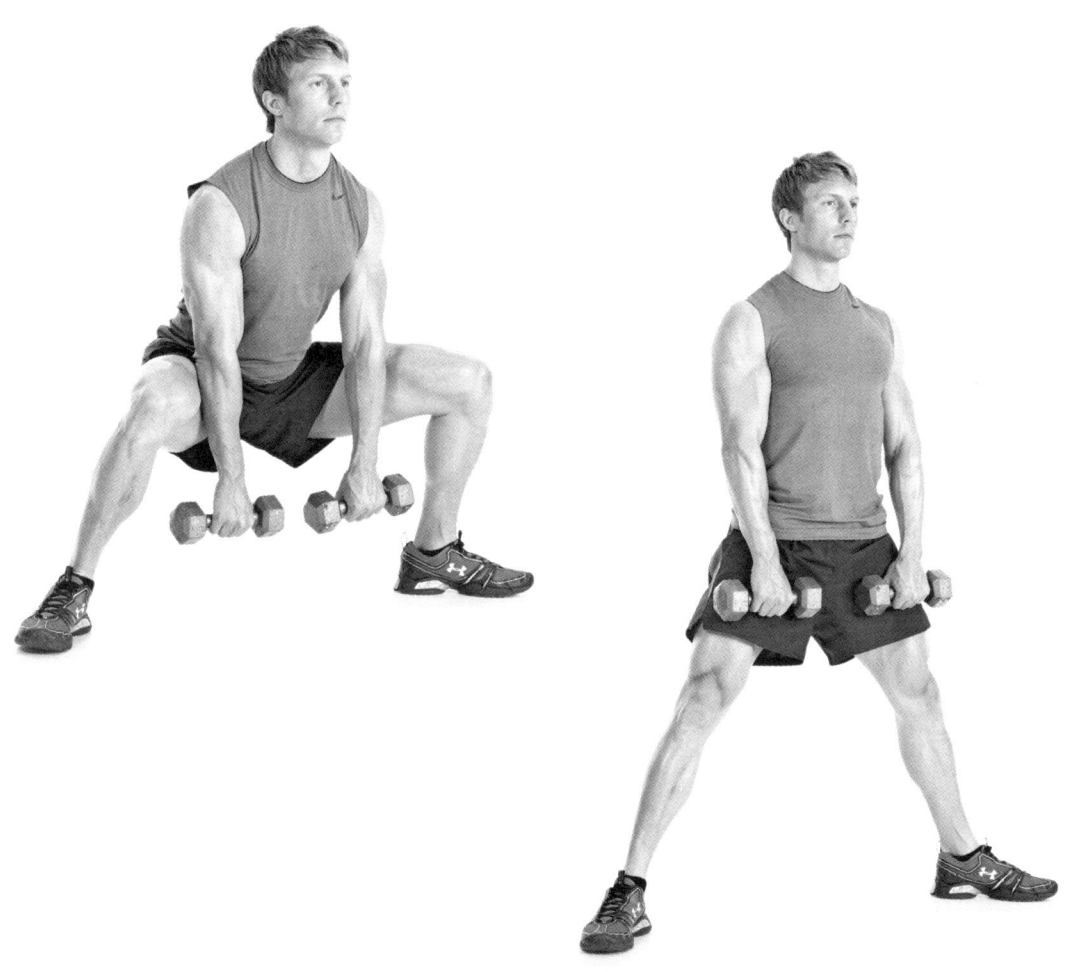

2. Schwungdrücken (Push Press) mit Kurzhanteln

Stellen Sie sich aufrecht hin, die Füße stehen schulterbreit auseinander. Nehmen Sie zwei Kurzhanteln mit flachen Enden so in die Hand, dass die flachen Enden vorn an Ihren Schultern ruhen. Die Handflächen sind nach innen gerichtet, die Ellbogen zeigen nach vorn unten und nicht nach außen zu den Seiten. Dann gehen Sie etwa eine Viertelkniebeuge tief. Wenn Sie sich nun kraftvoll nach oben drücken, stemmen Sie beim Aufrichten die Hanteln hoch über den Kopf. Beine und Arme strecken sich in exakt demselben Augenblick. Drehen Sie die Hanteln in der Aufwärtsbewegung so, dass die Handflächen nach vorn zeigen. Beugen Sie unbedingt die Knie, wenn Sie die Hanteln wieder zurück in die Ausgangsposition bringen.

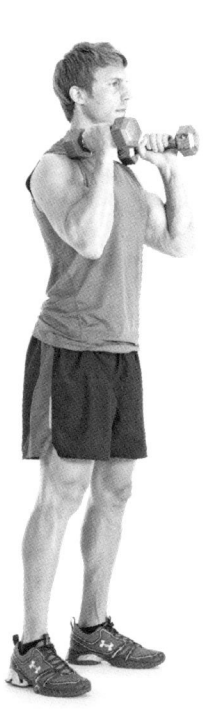 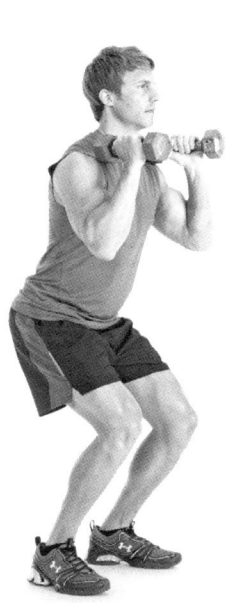 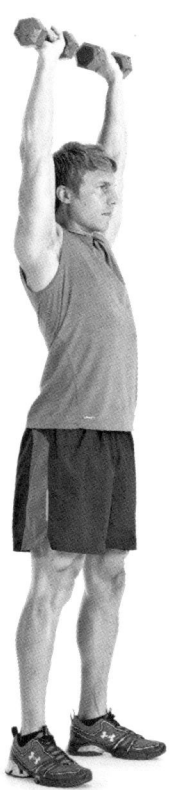

3. Vorgebeugtes Rudern im Wechsel mit Kurzhanteln

Kommen Sie in eine vorgebeugte Position, der Rücken ist dabei gerade, die Knie sind leicht gebeugt und die Hüften weit hinten. Halten Sie die Kurzhanteln mit gestreckten Armen nach unten. Jetzt ziehen Sie die Hantel so weit nach oben, bis sie auf Höhe der unteren Rippen ist. Der Ellbogen zeigt dabei nach hinten, die Handfläche wird zum Körper gedreht. Während Sie die Hantel wieder absenken, ziehen Sie die andere nach oben. Eine Wiederholung der Übung umfasst die Ruderbewegung mit beiden Armen.

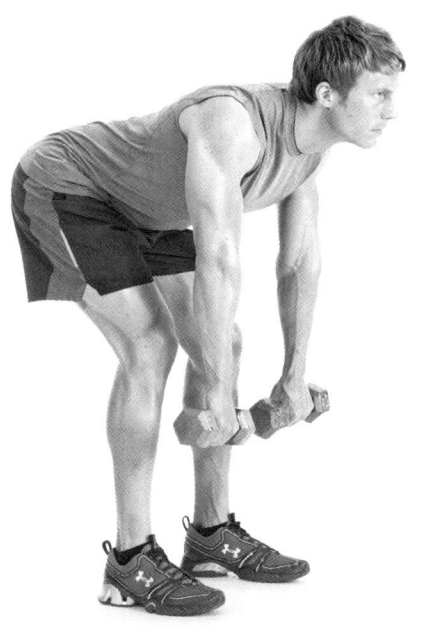
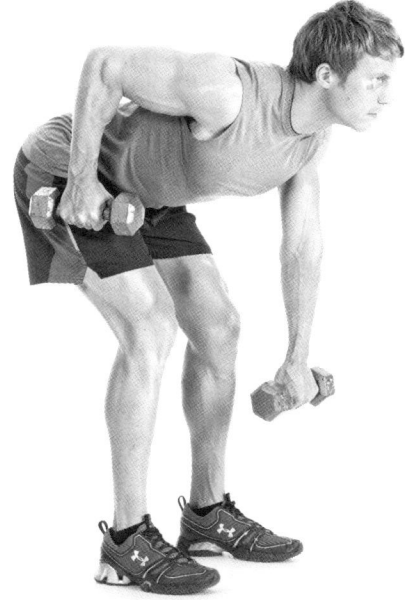

1. Kettlebellschwingen

Halten Sie die Kettlebell mit beiden Händen gut fest. Stellen Sie sich mit leicht gebeugten Knien und mehr als schulterbreit auseinanderstehenden Füßen hin, die Kettlebell befindet sich zwischen den Beinen. Lehnen Sie den Oberkörper leicht nach vorn, sodass Ihre Unterarme die Innenseiten der Oberschenkel berühren. Jetzt schwingen Sie die Hantel nach oben und nutzen beim Aufrichten die Streckung der Hüften, um Schwung zu holen und die Kettlebell nach vorn zu wuchten. Dann senken Sie die Kettlebell wieder in die Ausgangsposition ab.

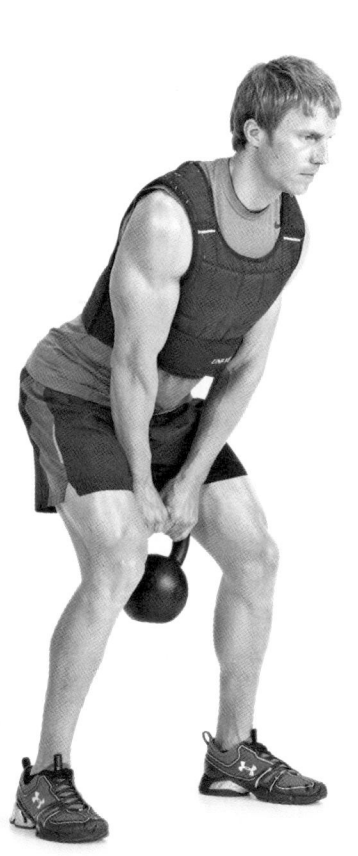
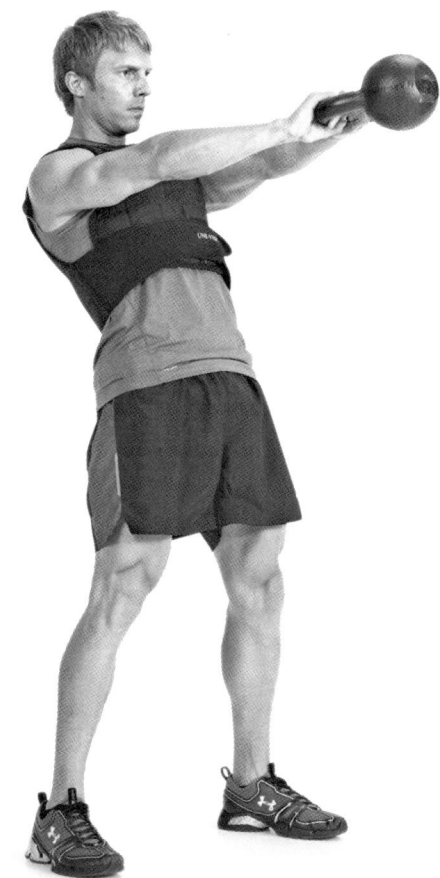

2. Sumo-Kniebeuge mit umgedrehter Kettlebell

Stellen Sie sich aufrecht hin, die Füße stehen mehr als schulterbreit auseinander, die Zehenspitzen weisen leicht nach außen. Halten Sie die Kettlebell mit dem Griff nach unten und der Kugel nach oben, die Arme sind dabei vor Ihrem Körper gebeugt. Beugen Sie nun die Knie und kommen Sie möglichst tief in die Kniebeuge. Der Oberkörper bleibt aufrecht und der Rücken ist gerade. Lassen Sie die Fersen fest auf dem Boden. Halten Sie dabei die Kettlebell in der Position wie eingangs beschrieben.

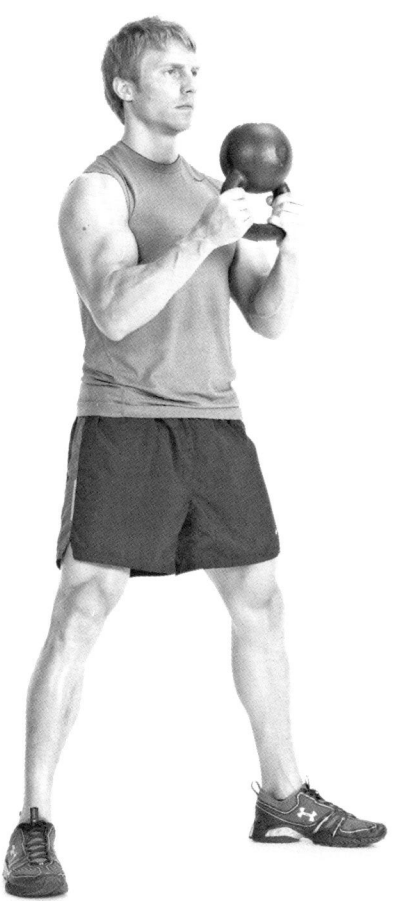
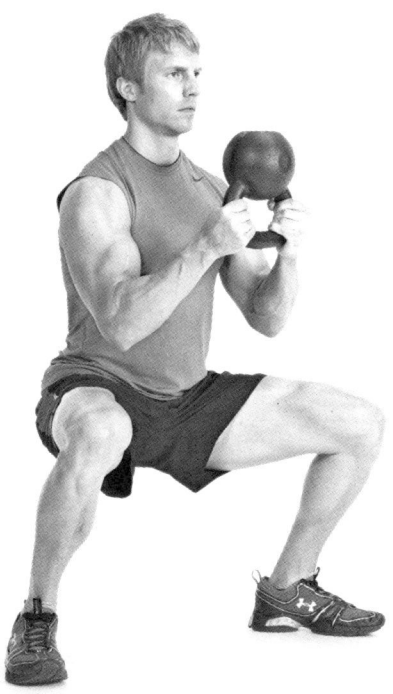

3. Einarmiges Reißen (Snatch) mit Kettlebell

Halten Sie die Kettlebell mit einer Hand am Griff, der Arm ist dabei nach unten ausgestreckt. Die Füße stehen etwas mehr als schulterbreit auseinander, sodass sich die Kettlebell auf der Innenseite des Oberschenkels befindet. Nehmen Sie die Power-Position ein: Ihr Oberkörper ist leicht nach vorn gebeugt, die Hüften nach hinten geschoben. Gehen Sie nun in eine leichte Kniebeuge, beim Hochkommen schieben Sie die Hüften nach vorn und ziehen die Kettlebell mit Schwung nach vorn hoch. Nutzen Sie den Schwung aus den Hüften zum Hochziehen. Am höchsten Punkt lassen Sie die Kettlebell nach hinten kippen, sodass das schwere Ende auf der Vorderseite des Unterarms landet, und drücken gleichzeitig den Arm kraftvoll über den Kopf nach oben. Senken Sie dann das Gewicht wieder ab und kommen Sie zurück in die Ausgangsposition.

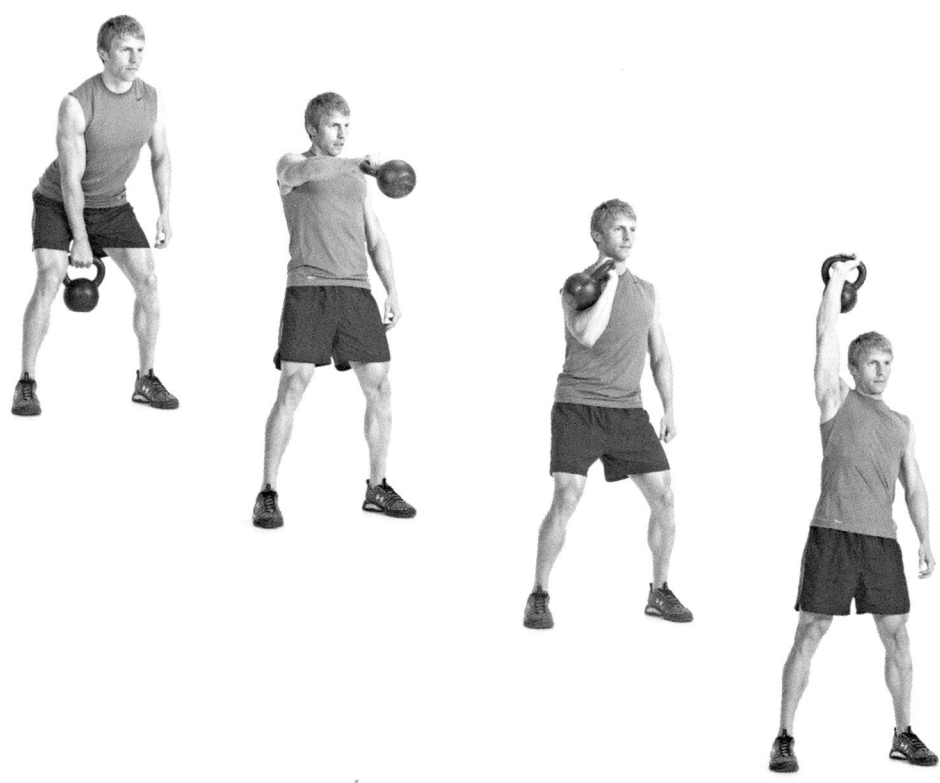

1. Langhantelheben aus dem Hang

Beginnen Sie mit der Langhantel am Boden in der Vorbereitungsposition zum Standumsetzen aus dem Hang. Greifen Sie die Stange mit schulterbreitem Griff und heben Sie sie kraftvoll mit Schwung nach oben, halten Sie den Rücken dabei gerade. Wenn die Hantel Ihre Oberschenkel passiert hat, beugen Sie die Arme und ziehen die Stange so weit nach oben, bis sie am höchsten Punkt des Brustkorbs ist. Die Ellbogen zeigen jetzt weit zu den Seiten. Gleichzeitig strecken Sie die Beine und kommen auf die Zehenspitzen. Dann senken Sie die Hantel langsam und vorsichtig wieder ab bis auf Höhe der Oberschenkel, beugen den Oberkörper mit geradem Rücken nach vorn und setzen die Langhantel auf dem Boden ab, bevor Sie mit der nächsten Wiederholung beginnen.

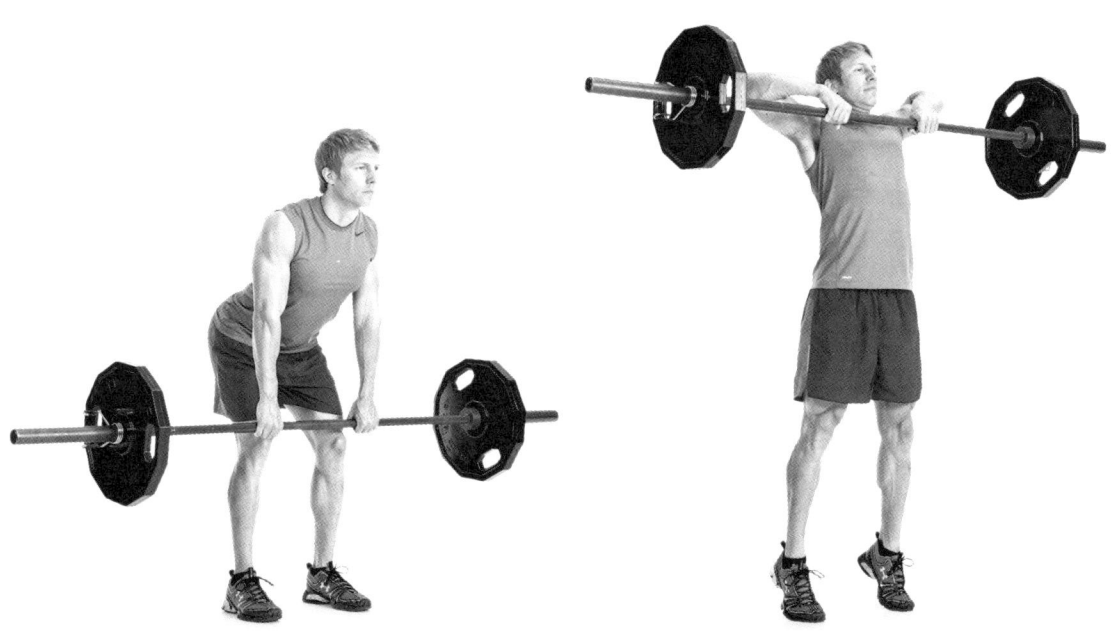

2. Gekreuzter Ausfallschritt mit Langhantel

Platzieren Sie die Langhantel im Nacken auf den Schultern, die Füße stehen etwas weniger als hüftbreit auseinander. Führen Sie nun einen Kreuzschritt aus: Wenn Sie mit dem linken Bein beginnen, kreuzen Sie das rechte Bein hinten und machen einen großen Schritt zur rechten Seite. Beugen Sie dabei das rechte Knie so weit wie möglich, um möglichst tief gehen zu können. Kommen Sie anschließend wieder in die Ausgangsposition zurück, bevor Sie die Übung mit dem anderen Bein ausführen. Achten Sie darauf, die Schultern in einer Linie zu halten. Während der Bewegung zeigt die Fußspitze des vorderen Fußes die ganze Zeit nach vorn. Die Drehung kommt nur aus der Hüfte. Eine Wiederholung umfasst je einen Ausfallschritt mit einem Bein.

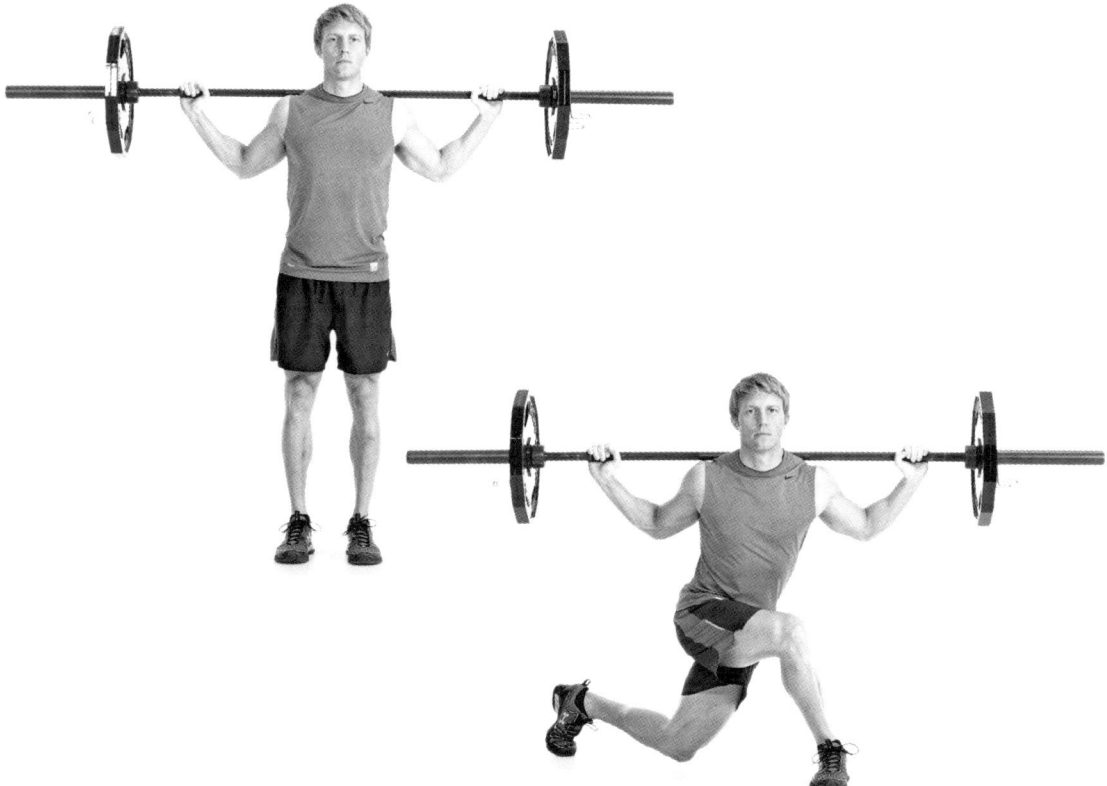

3. Good Morning mit Langhantel

Platzieren Sie die Langhantel im Nacken auf den Schultern, die Füße stehen hüftbreit auseinander. Ziehen Sie die Schultern zurück und halten Sie den unteren Rücken etwas durchgedrückt oder gerade. Beugen Sie leicht die Knie und behalten Sie die Position der Beine während des gesamten Satzes bei. Beginnen Sie die Bewegung, indem Sie die Hüften weit nach hinten schieben und mit den Schultern nach vorn kommen. Neigen Sie den Oberkörper so weit wie möglich nach vorn. Ihr Rücken ist gerade und der Blick geradeaus nach vorn gerichtet.

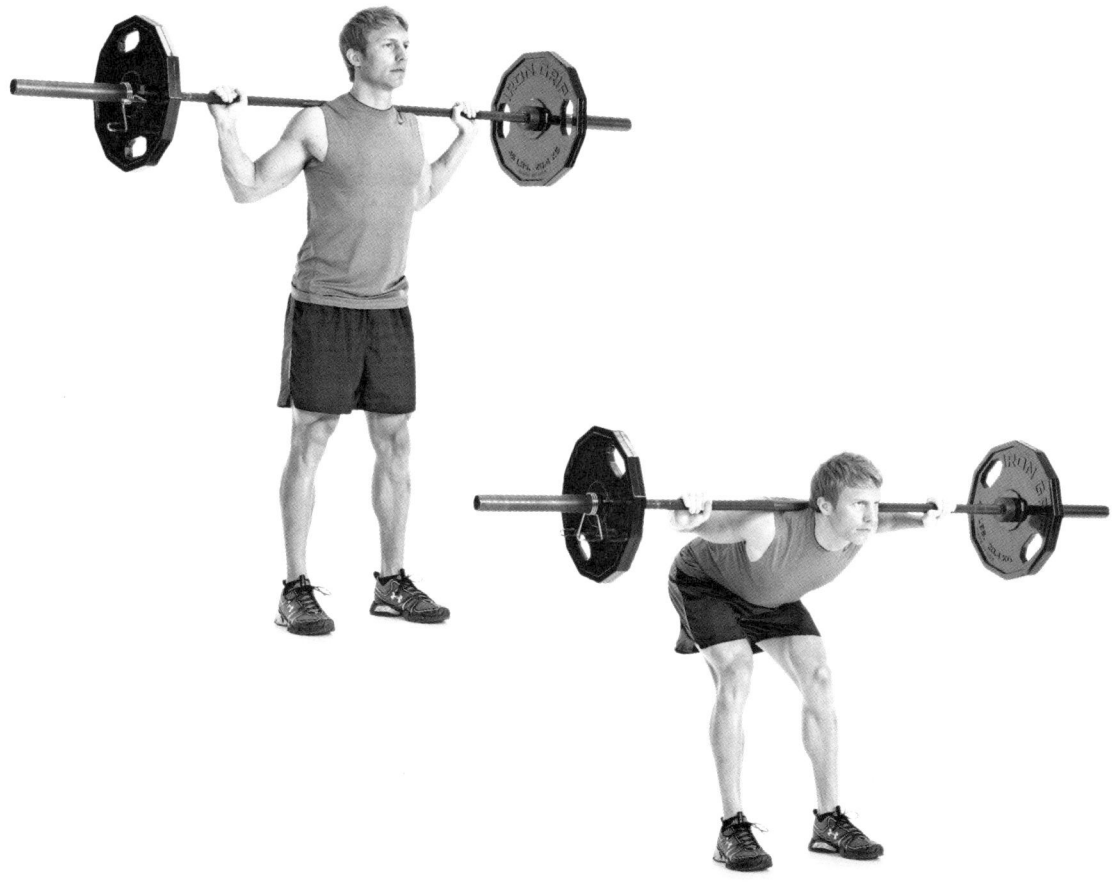

4. Langhantelrollen

Legen Sie die Langhantel auf den Boden und knien Sie sich davor. Polstern Sie die Knie mit einem Kissen oder einer gerollten Matte. Umfassen Sie die Stange in schulterbreitem Griff. Drücken Sie die Hantel von sich weg und strecken Sie dabei die Arme nach vorn aus, die Hüften folgen. Rollen Sie die Langhantel so weit wie möglich nach vorn, bevor Sie sie wieder zu sich heranziehen.

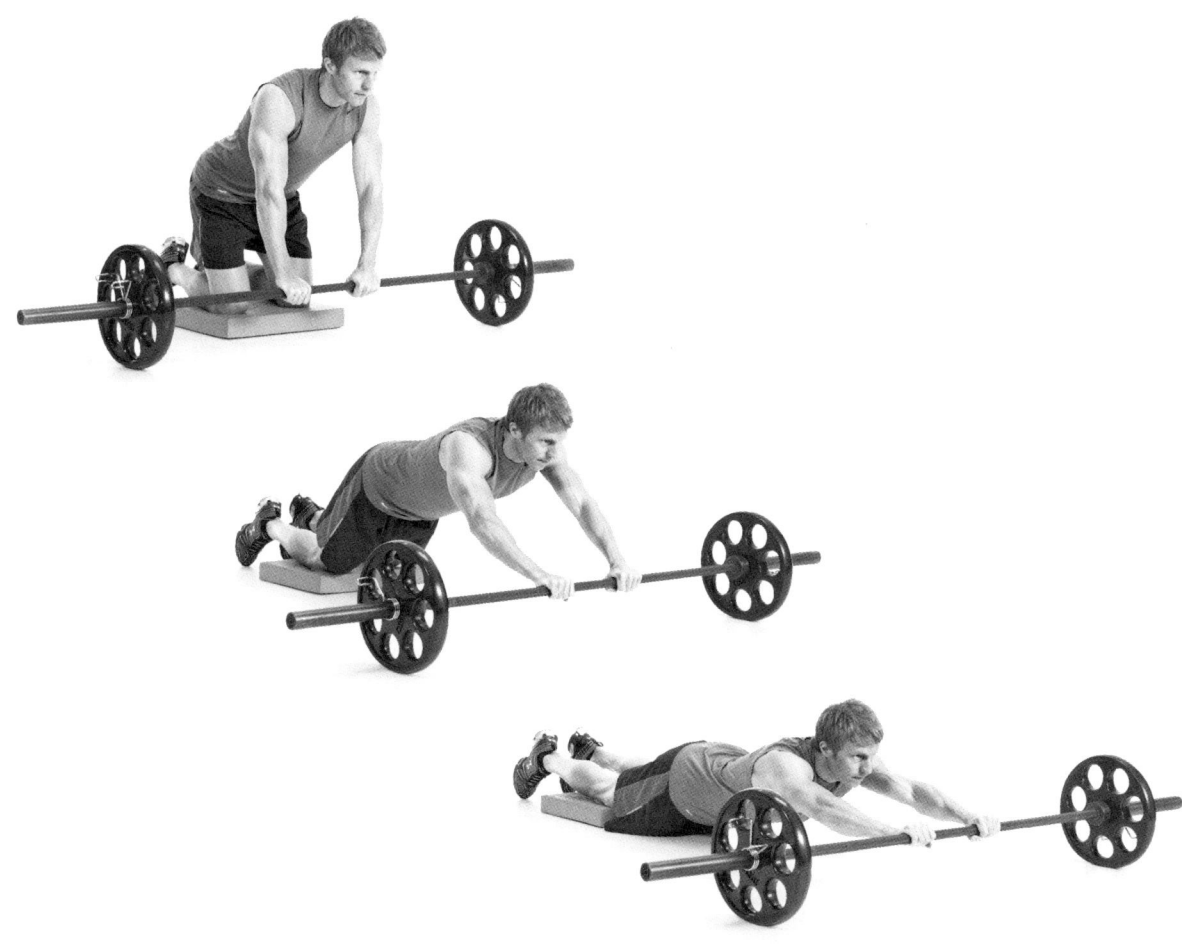

1. Ausfallschritt mit Kurzhanteldrücken

Stellen Sie sich aufrecht hin. Halten Sie eine Kurzhantel in jeder Hand, die Handflächen zeigen zum Körper. Während Sie mit einem Bein einen großen Ausfallschritt nach vorn machen, führen Sie mit den Armen einen Bizeps Curl aus: Beugen Sie die Unterarme und ziehen Sie die Hanteln in Richtung Schultern. Wenn Sie den vorderen Fuß auf dem Boden aufgesetzt haben, sinken Sie tiefer in den Ausfallschritt und drücken gleichzeitig die Hanteln über den Kopf. Dabei drehen Sie während der Aufwärtsbewegung die Handgelenke so, dass die Handflächen nach vorn zeigen. Ihre Arme sind nun nach oben gestreckt. Jetzt führen Sie die gesamte Bewegung rückwärts aus, bis Sie wieder in der Ausgangsposition sind.

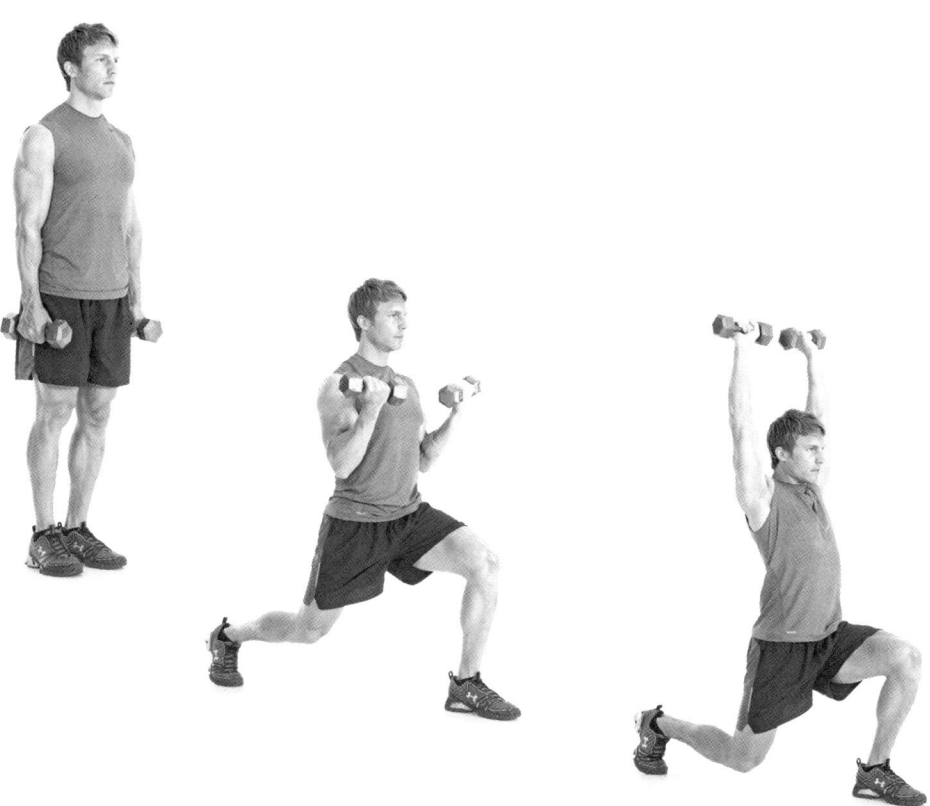

2. Rumänisches Kreuzheben mit Kurzhanteln

Stellen Sie sich aufrecht hin, die Füße stehen schulterbreit auseinander. Halten Sie die Kurzhanteln vor den Oberschenkeln, die Handflächen zeigen zum Körper. Beugen Sie nun die Knie leicht und schieben Sie die Hüften nach hinten, dabei kommt Ihr Oberkörper mit geradem Rücken nach vorn. Senken Sie die Kurzhanteln mit gestreckten Armen so tief wie möglich ab. Sie sollten das Gefühl haben, als würde sich die Brust zum Boden neigen, anstatt der Oberkörper sich nach vorn beugen, um die Hanteln abzusenken.

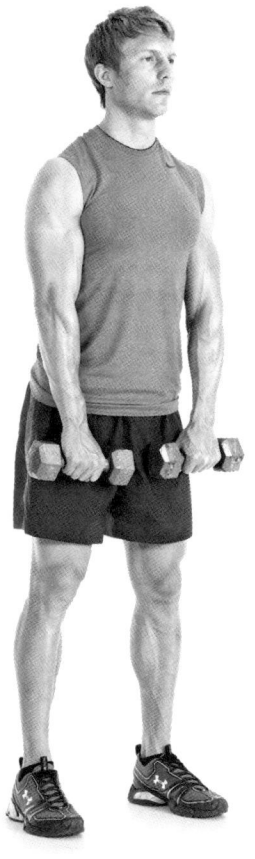
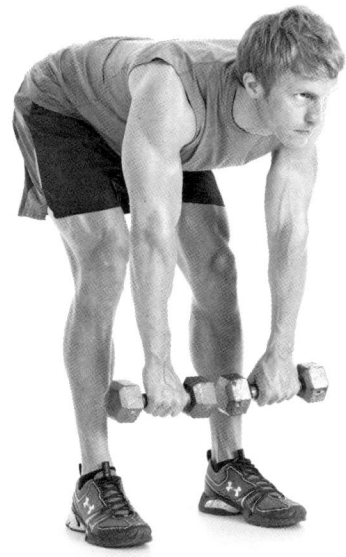

3. Vorgebeugtes Rudern mit Kurzhanteln

Kommen Sie in eine vorgebeugte Haltung mit geradem Rücken, in den Hang: Schieben Sie die Hüften nach hinten und beugen Sie die Knie leicht. Die Arme sind nach unten gestreckt, die Handflächen zeigen zu den Schienbeinen. Ziehen Sie nun die Kurzhanteln so weit wie möglich nach oben, bis sie auf Höhe der unteren Rippen sind. Dabei drehen Sie die Hanteln so, dass die Handflächen zum Körper zeigen.

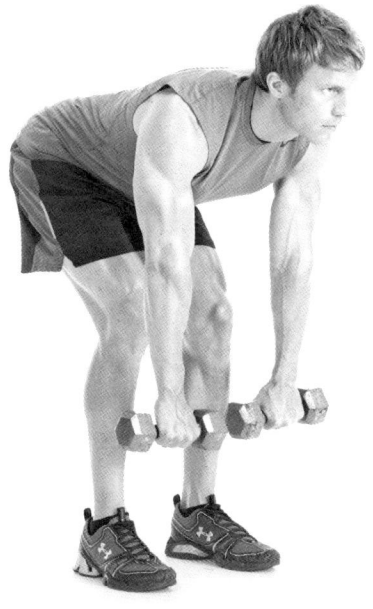 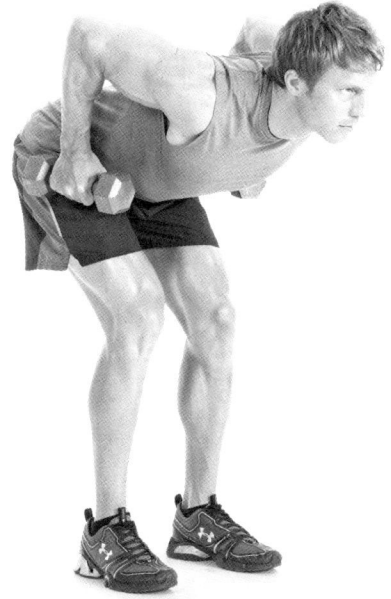

4. Sprungkniebeuge mit Kurzhanteln

Stellen Sie sich mit schulterbreit auseinanderstehenden Füßen aufrecht hin. Halten Sie die Kurzhanteln seitlich am Körper, die Handflächen zeigen zum Körper. Kommen Sie in eine tiefe Kniebeuge und springen Sie dann so hoch wie möglich in die Luft. Dabei ziehen Sie die Schultern in Richtung Ohren, um die Hanteln möglichst hoch zu heben. Beim Landen fangen Sie Ihr Gewicht mit Füßen, Knöcheln, Knien und Hüften ab. Kommen Sie ohne Pause direkt in die nächste Sprungkniebeuge.

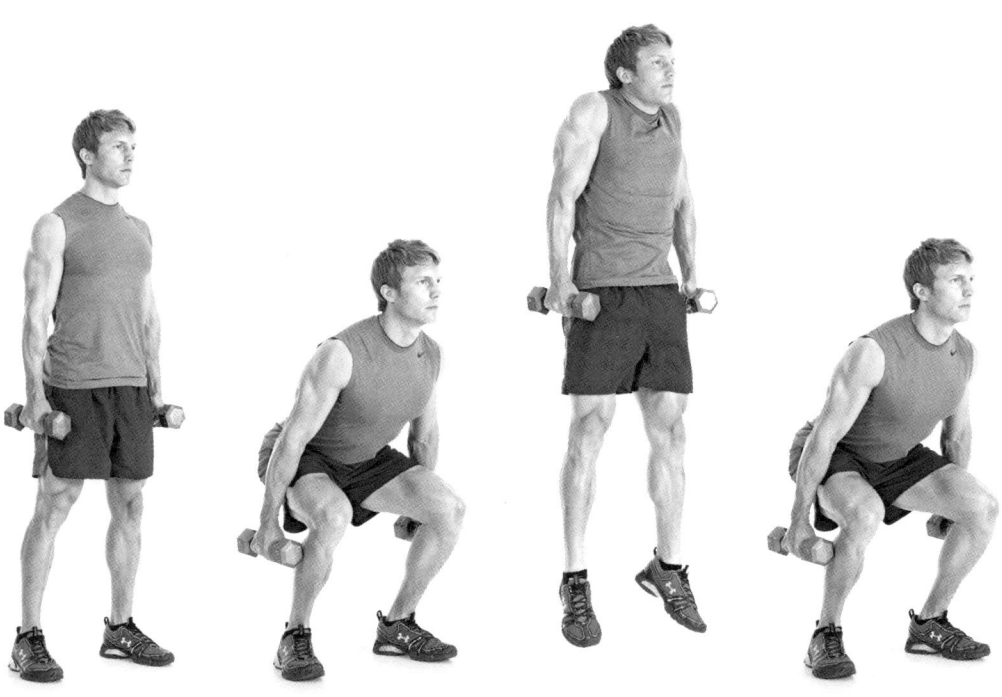

1. Einarmiges Kettlebellschwingen im Wechsel

Halten Sie eine Kettlebell in einer Hand und kommen Sie in die Power-Position: Neigen Sie den Oberkörper leicht nach vorn und schieben Sie die Hüften nach hinten. Ihr Unterarm mit der Kettlebell berührt die Innenseite des Oberschenkels. Schieben Sie die Hüften nach vorn und nutzen Sie den Schwung, um die Kettlebell kraftvoll nach oben zu schwingen. Am höchsten Punkt fühlt sich die Hantel fast schwerelos an. An diesem Punkt wechseln Sie die Kettlebell von der einen in die andere Hand und lassen den anderen Arm mit der Kettlebell wieder sinken. Eine Wiederholung umfasst einen Schwung mit beiden Armen.

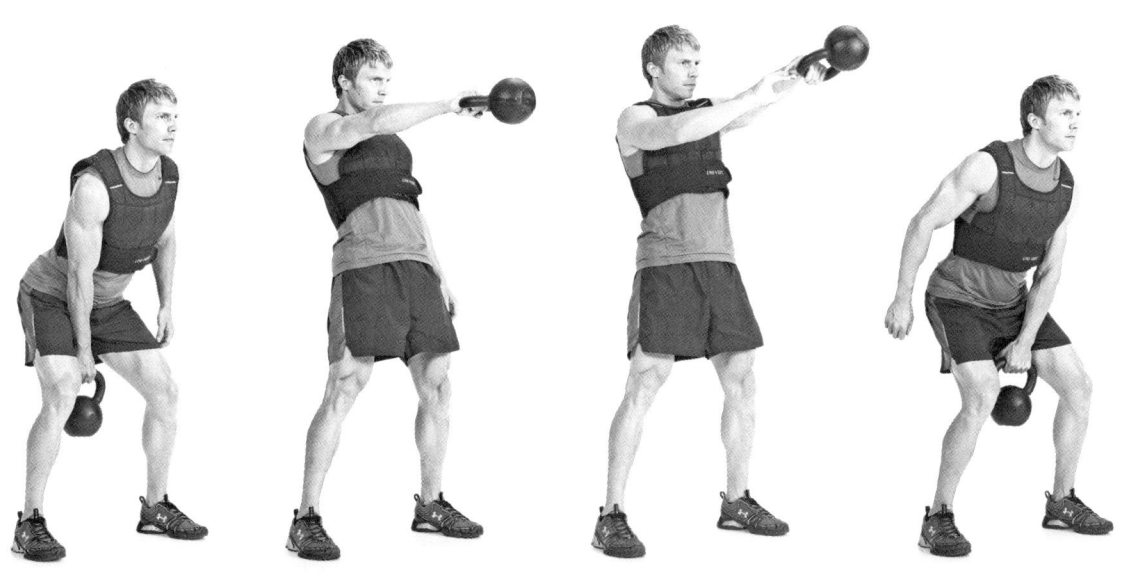

2. Einarmiges Umsetzen und Drücken (Clean and Press) mit Kettlebell

Beginnen Sie in der Power-Position. Ziehen Sie nun die Kettlebell nach vorn hoch und drehen Sie sie so, dass sie an Ihrer Schulter ruht und sowohl den Deltamuskel (Schulter, vorderer Anteil) als auch den Unterarm berührt. Senken Sie Schulter und Hüfte auf der Körperseite mit der Hantel ab und stemmen Sie sie dann kraftvoll über den Kopf. Anschließend senken Sie die Hantel wieder in die Ausgangsposition ab. Führen Sie zuerst alle Wiederholungen auf einer Seite aus, bevor Sie zur anderen Seite wechseln.

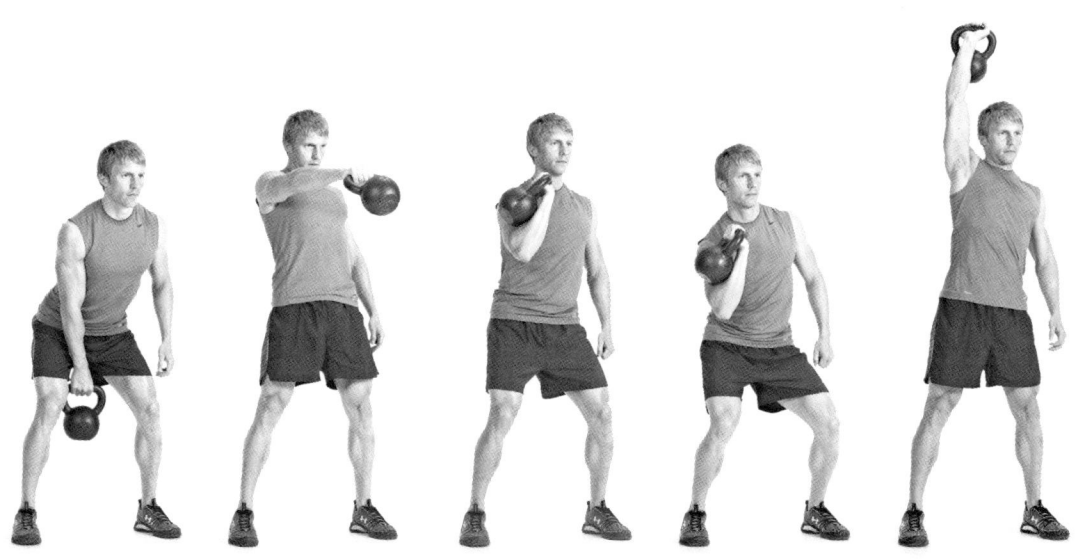

3. Windmühle

Stemmen Sie die Kettlebell über den Kopf, das Gewicht liegt auf der Außenseite des Unterarms. Die Füße stehen mehr als schulterbreit auseinander, die Knie fast durchgestreckt. Schieben Sie nun die Hüfte, auf deren Seite Sie die Kettlebell halten, nach hinten. Ihr Oberkörper dreht sich dabei zur Seite auf, der Blick geht zur Hantel und die andere Hand so weit nach unten, dass Sie mit den Fingerspitzen den Boden zwischen den Füßen berühren können. Führen Sie zuerst alle Wiederholungen auf einer Seite aus, bevor Sie zur anderen Seite wechseln.

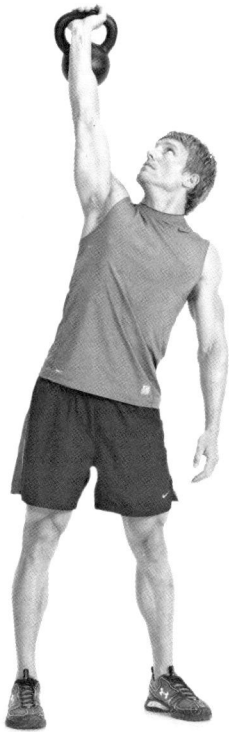 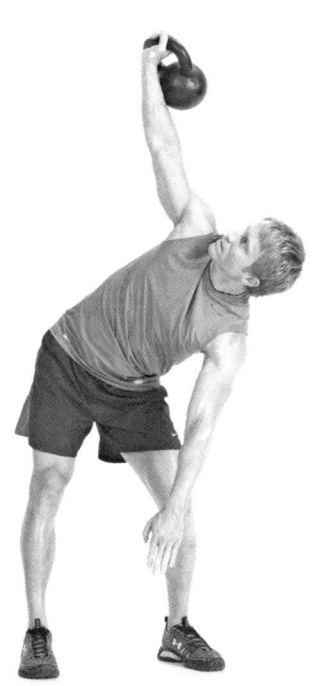 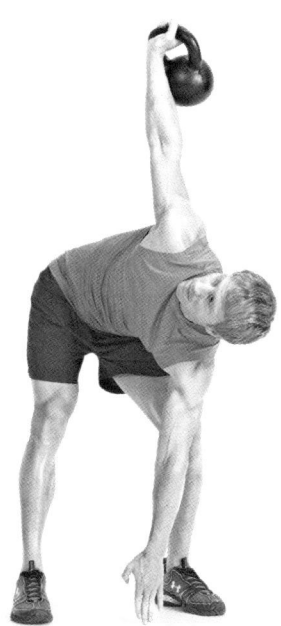

4. Überkopfkniebeuge mit Kettlebell

Stellen Sie sich mit etwas mehr als schulterbreit auseinanderstehenden Füßen aufrecht hin und stemmen Sie die Kettlebell über den Kopf. Das Gewicht liegt auf der Außenseite des Unterarms, Ihr Blick ist zur Kettlebell gerichtet. Kommen Sie nun in eine tiefe Kniebeuge. Drehen Sie dabei die Hüften leicht zu der Seite auf, auf der sich die Hantel befindet, damit Sie sich in der Kniebeuge leicht drehen können. Während der gesamten Bewegung sind die Hüften nach hinten geschoben und die Fersen fest auf dem Boden. Führen Sie zuerst alle Wiederholungen auf einer Seite aus, bevor Sie zur anderen Seite wechseln.

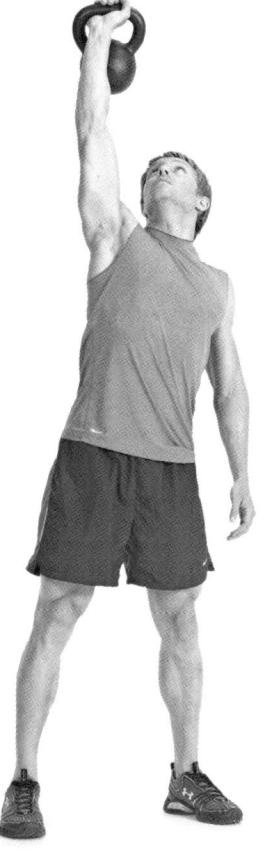
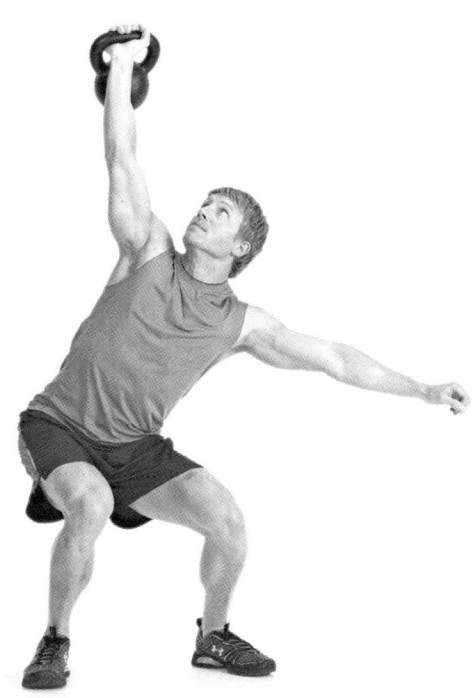

1. Sprung mit Schulterheben aus dem Hang mit Langhantel

Halten Sie die Stange in der Power-Position. Springen Sie dann kraftvoll mit Schwung nach oben und ziehen Sie beim Abheben die Schultern so hoch wie möglich neben die Ohren. Landen Sie mit gebeugten Knien und auf dem ganzen Fuß.

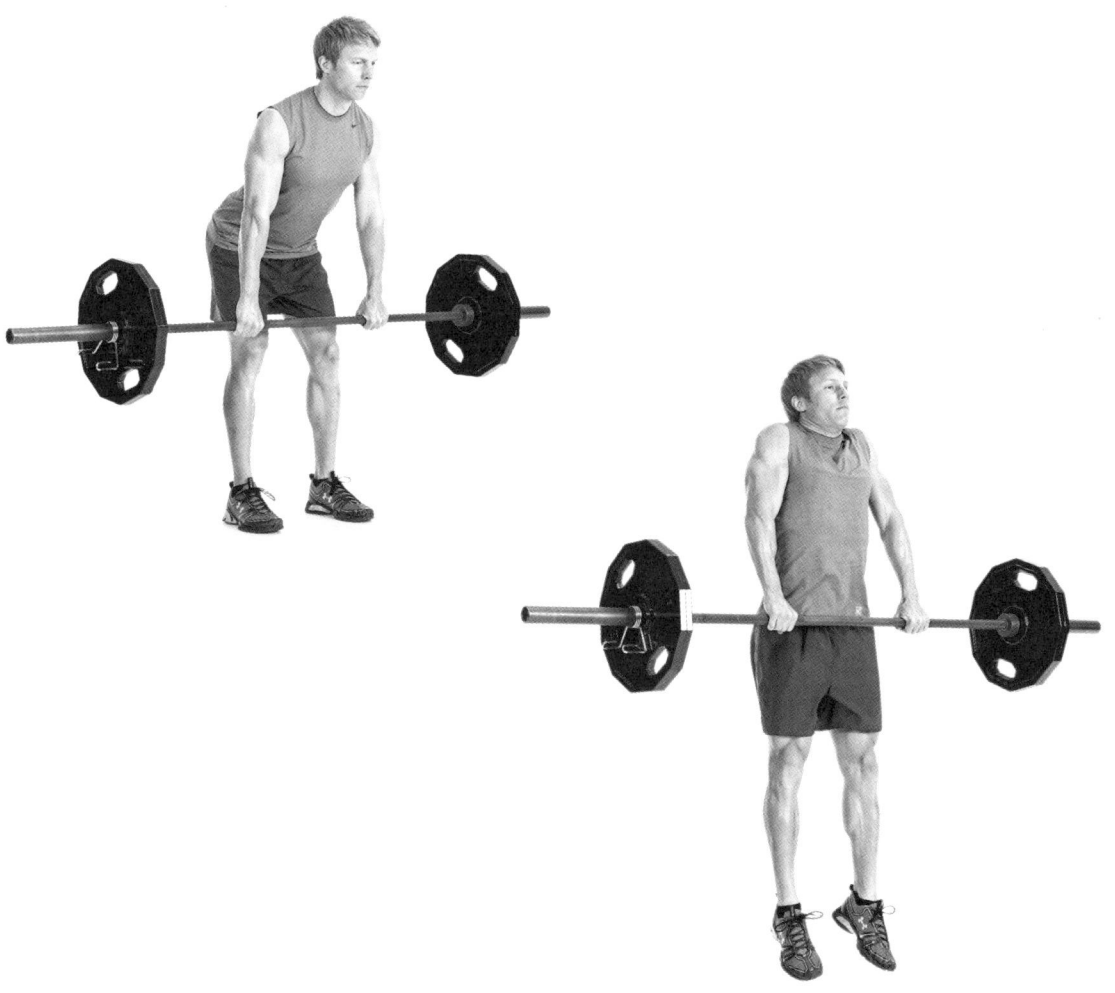

2. Standumsetzen aus dem Hang mit Kniebeuge und Langhantel

Starten Sie wieder in der Power-Position. Richten Sie sich auf und ziehen Sie dabei die Hantel mit Schwung bis zum Kinn nach oben. Am höchsten Punkt fangen Sie die Hantel auf den Schultern auf und setzen sie um, indem Sie die Ellbogen unter der Stange nach vorn drehen. Gleichzeitig kommen Sie in eine tiefe Kniebeuge. Anschließend richten Sie sich auf, bringen die Hantel wieder in die Hang- beziehungsweise Power-Position und beginnen die nächste Wiederholung.

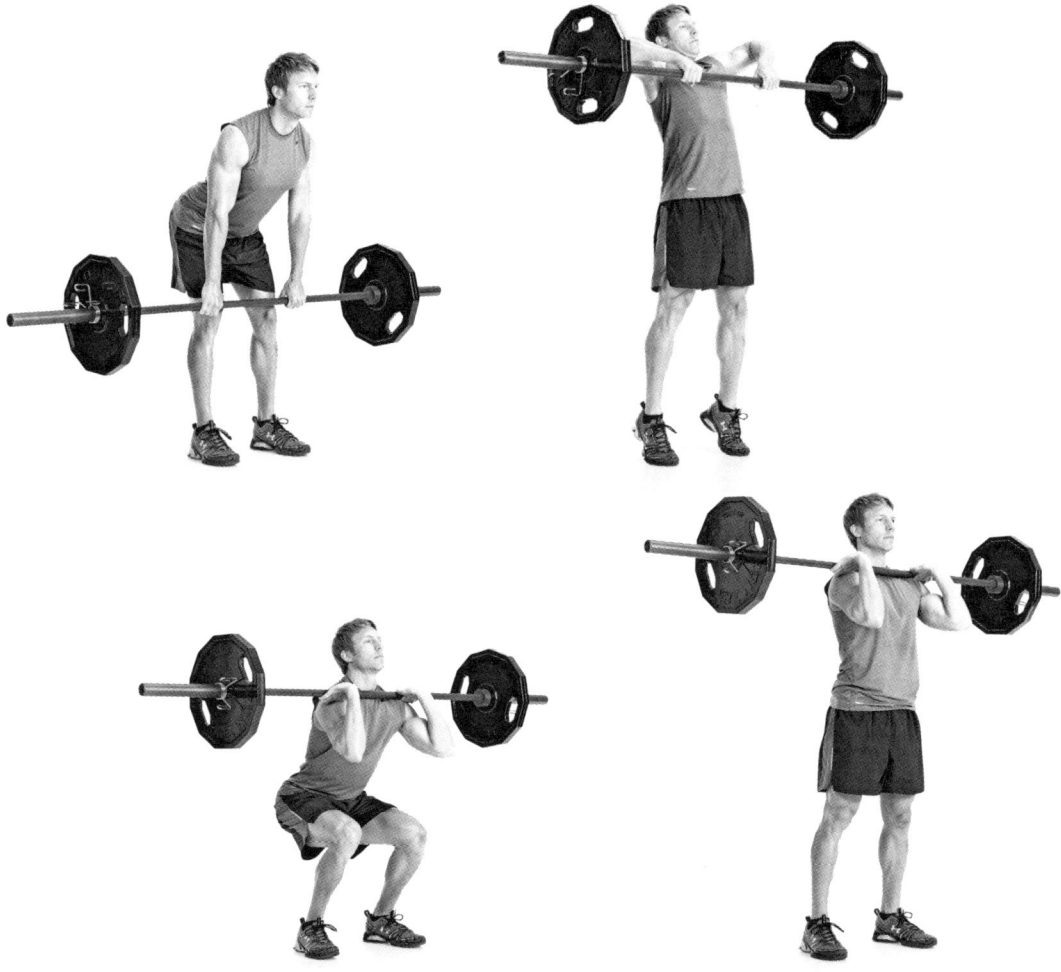

3. Schwungdrücken (Push Press) mit Langhantel

Platzieren Sie die Langhantel vorn auf den Schultern, kommen Sie in eine Viertelkniebeuge und drücken Sie sich anschließend kraftvoll nach oben. Nutzen Sie den Schwung aus den Beinen und stemmen Sie die Langhantel über den Kopf. Arme und Beine sollten exakt im selben Augenblick gestreckt werden. Ziehen Sie das Kinn leicht zur Brust, wenn Sie die Hantel an Ihrem Gesicht vorbei nach oben stemmen. Wenn Sie die Hantel wieder absenken und auf den Schultern aufsetzen, achten Sie darauf, die Knie zu beugen.

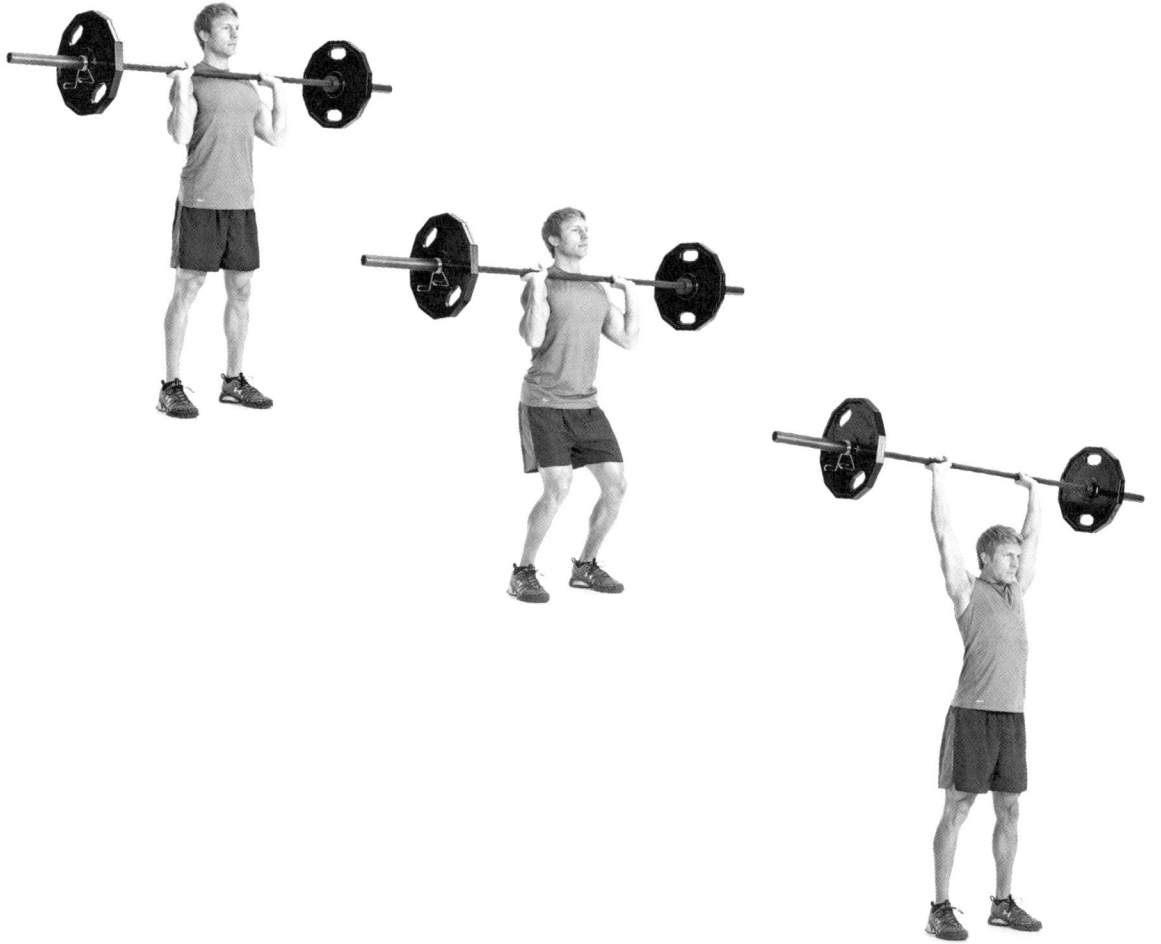

4. Reißen aus dem Hang (Hang Snatch) mit Langhantel

Beginnen Sie in der Power-Position und greifen Sie die Stange der Langhantel weiter als schulterbreit. Ziehen Sie die Hantel mit Kraft so weit wie möglich nach oben, auch wenn die Stange schon an den Hüften vorbei ist. Am höchsten Punkt reißen Sie mit Schwung die Hantel hoch über den Kopf, strecken dabei gleichzeitig die Arme und senken die Hüften zu einer Viertelkniebeuge ab – beides muss im selben Moment passieren.

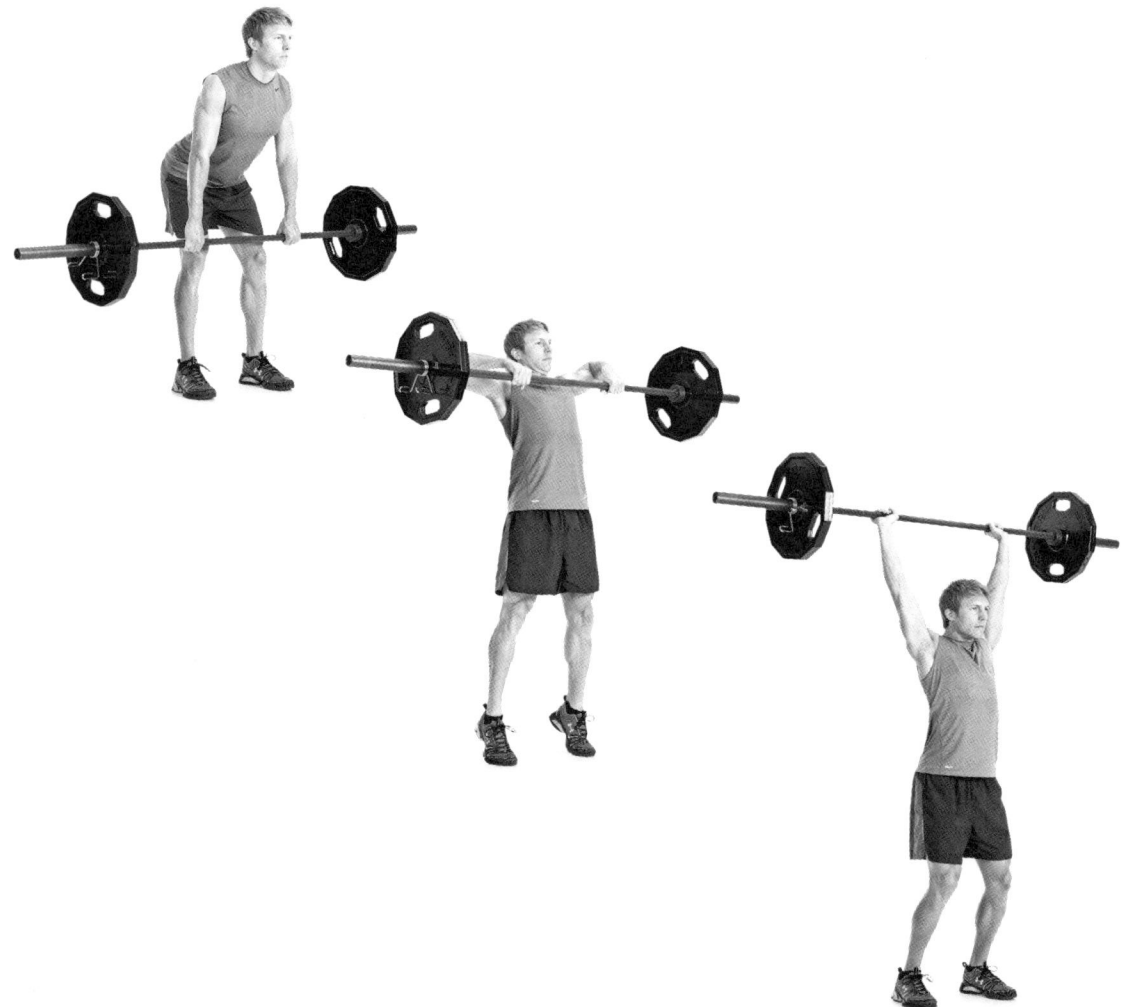

5. Überkopfkniebeuge mit Langhantel

Halten Sie die Langhantel in weitem Griff über dem Kopf. Die Arme sind gestreckt, die Füße schulterbreit geöffnet. Stehen Sie aufrecht. Jetzt kommen Sie in eine tiefe Kniebeuge, indem Sie die Hüften weit nach hinten schieben. Ihr Oberkörper wird sich dabei etwas nach vorn neigen. Achten Sie darauf, die Rumpfmuskeln angespannt zu lassen. Das Brustbein bleibt aufgerichtet, der Blick ist nach vorn gerichtet und die Fersen sind fest auf dem Boden.

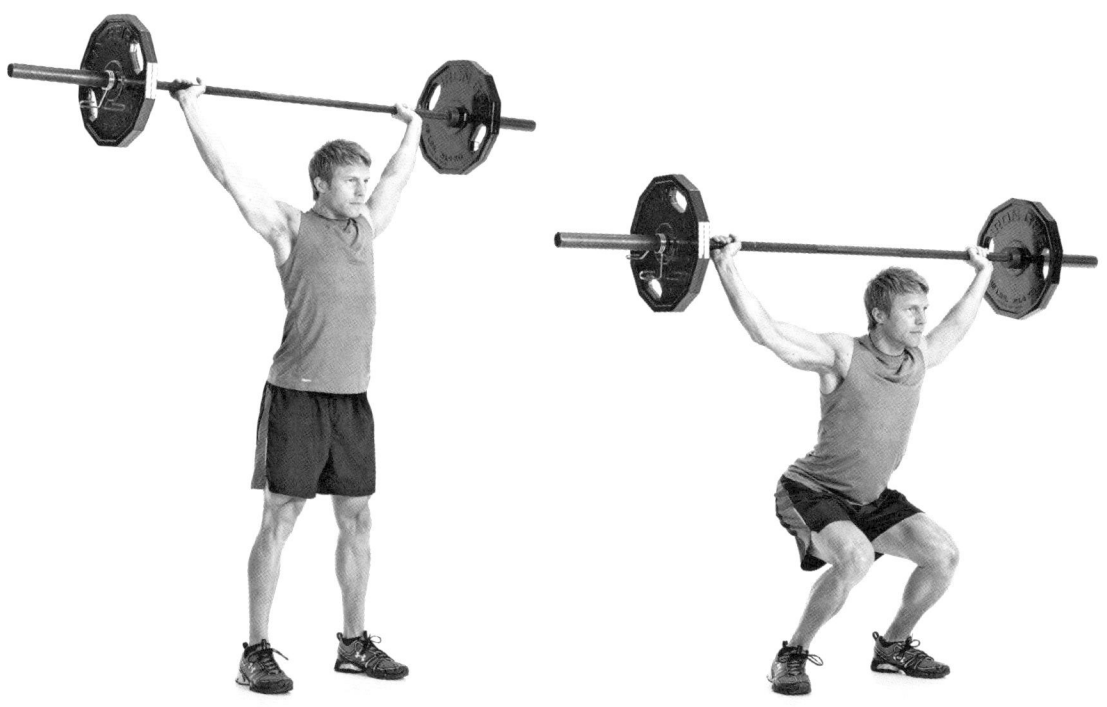

6. Rumänisches Kreuzheben mit Langhantel

Greifen Sie die Langhantel schulterbreit, die Handflächen zeigen zum Körper. Beugen Sie die Knie leicht und schieben Sie die Hüften nach hinten. Die Brust bleibt aufgerichtet, der Rücken gerade. Senken Sie die Langhantel nun so tief wie möglich ab. Sie sollten das Gefühl haben, die Brust in Richtung Boden zu bringen, anstatt sich nach vorn zu beugen, um die Hantel abzusenken.

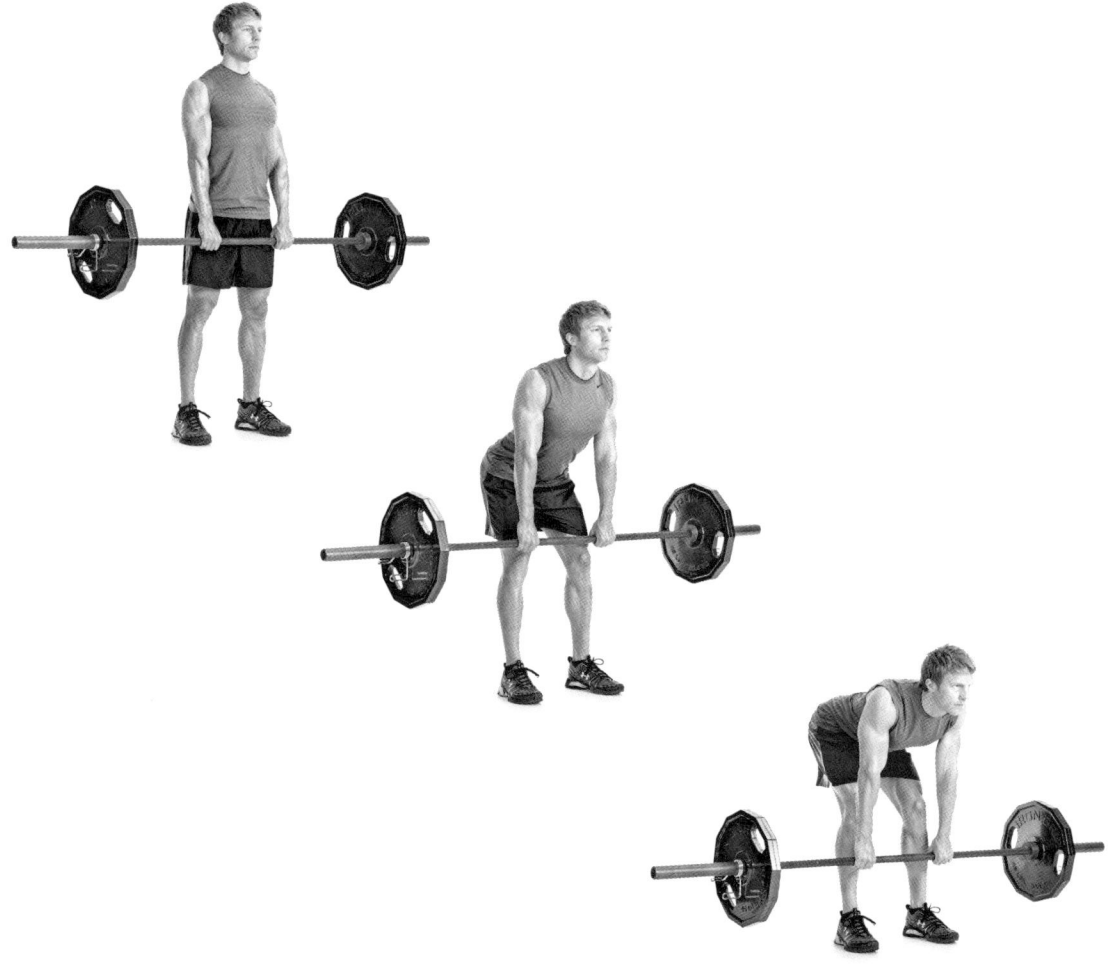

7. Plyometrischer Liegestütz

Machen Sie einen explosiven Liegestütz. Stoßen Sie sich mit Schwung aus der tiefen Position ab und versuchen Sie, sich so weit wie möglich vom Boden zu entfernen, bevor Sie wieder auf dem Boden landen, um die nächste Wiederholung anzuschließen. Sie können diese Technik nach und nach erweitern, indem Sie in der Luft in die Hände klatschen, Brust, Ohren oder Hüften berühren oder sogar hinter Ihrem Rücken in die Hände klatschen.

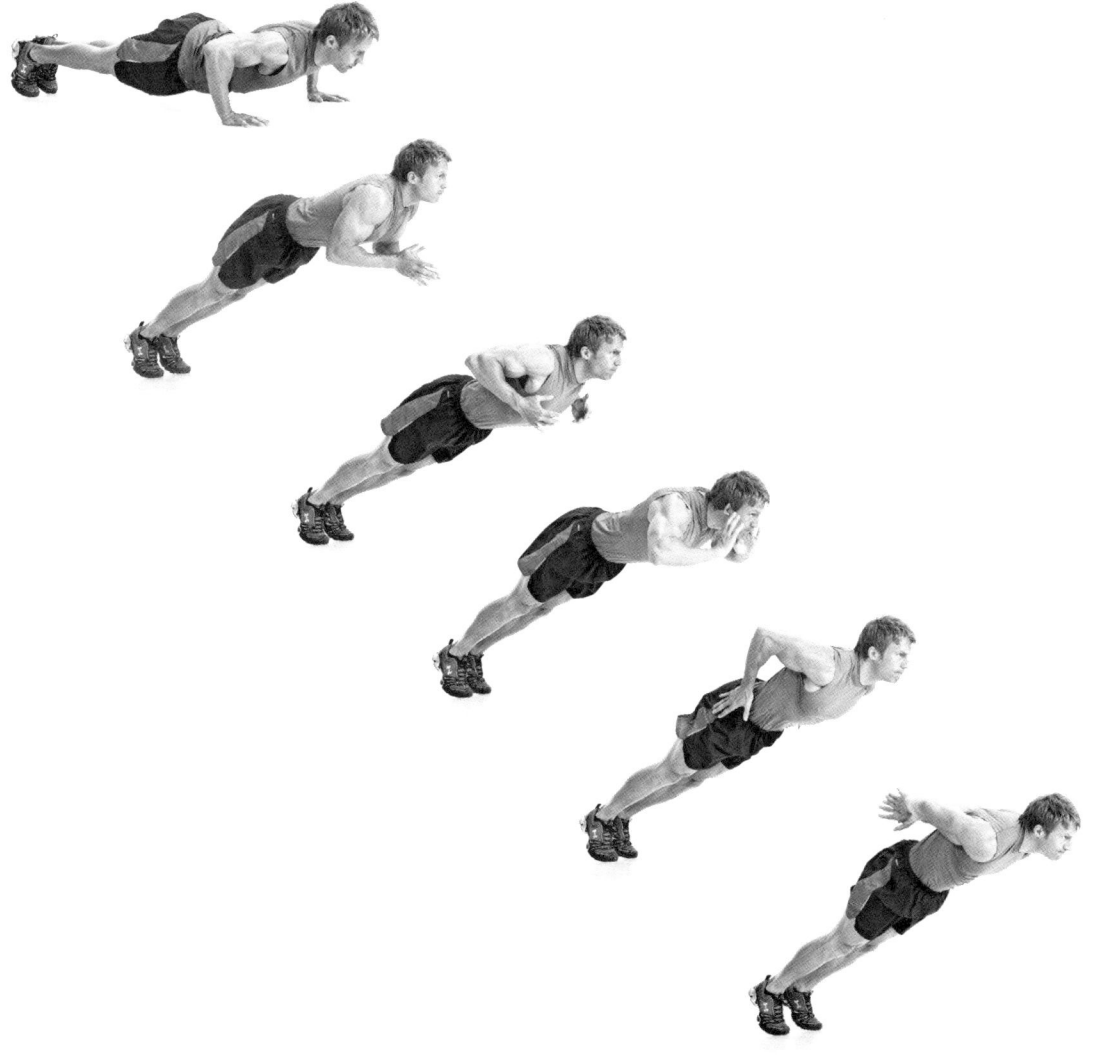

1. Reißen aus dem Hang (Hang Snatch) mit Kurzhanteln

Beginnen Sie in der Power-Position, die Handflächen zeigen zum Körper. Ziehen Sie die Hanteln kraftvoll so weit wie möglich nach oben, auch wenn sie schon an den Oberschenkeln vorbei sind. Am höchsten Punkt reißen Sie die Hanteln mit Schwung nach oben, kommen gleichzeitig in eine leichte Kniebeuge und strecken zugleich die Arme, um die Hanteln über den Kopf zu stemmen.

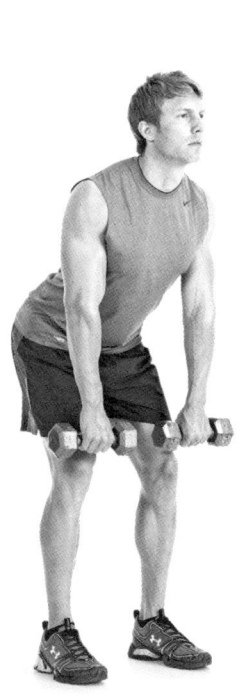
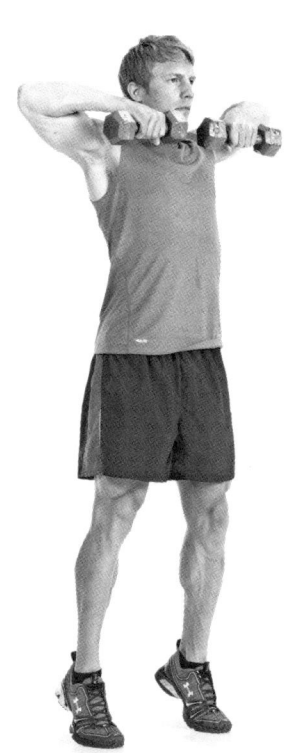
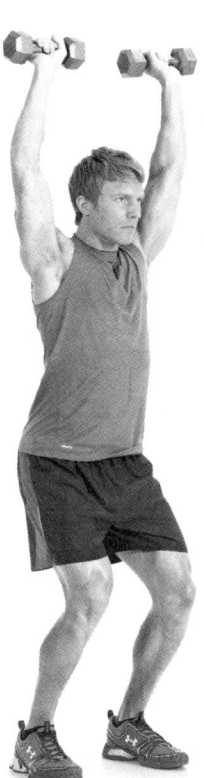

2. Kniebeuge und Schwungdrücken mit Kurzhanteln

Halten Sie die Kurzhanteln an den Schultern, dabei zeigen die Handflächen nach innen, oder Sie legen die Enden der Hanteln auf den Schultern ab, sodass die Ellbogen nach vorn zeigen. Gehen Sie jetzt so tief wie möglich in die Kniebeuge, kommen Sie anschließend kraftvoll nach oben und stemmen Sie die Hanteln über den Kopf. Nutzen Sie beim Hochkommen den Schwung, um die Hanteln nach oben zu drücken.

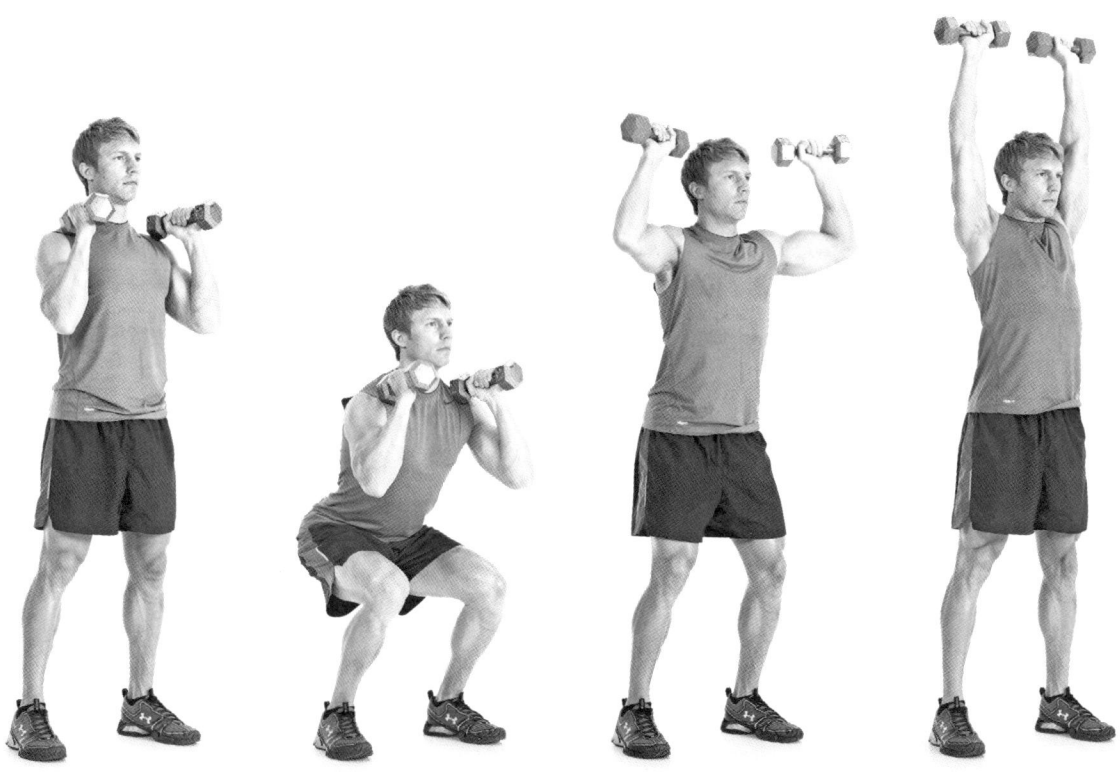

3. Liegestütz und Core-Rudern mit Kurzhanteln

Gehen Sie, abgestützt auf den Kurzhanteln, in den tiefen Liegestütz. Nach dem ersten Liegestütz ziehen Sie eine Hantel zu den unteren Rippen hoch und versuchen Sie, den restlichen Körper dabei nicht zu bewegen. Setzen Sie die Hantel wieder ab und wiederholen Sie das Rudern mit dem anderen Arm. Beide Seiten zusammen sind eine Wiederholung. Achten Sie darauf, die Hüften nicht nach oben oder zur Seite ausweichen zu lassen.

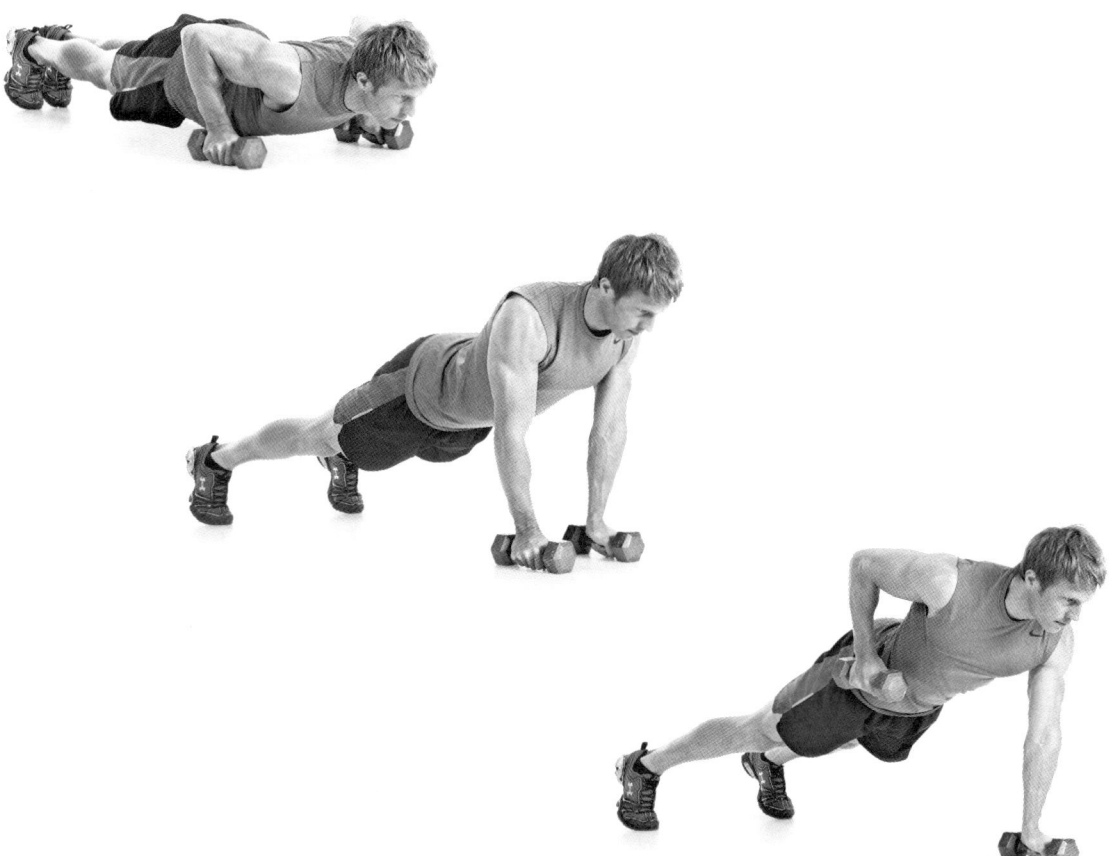

4. Burpee mit Kurzhanteln

Stellen Sie sich aufrecht hin, die Hanteln sind seitlich am Körper. Kommen Sie nun tief in die Hocke und legen Sie die Hanteln vor sich auf dem Boden ab, die Handflächen zeigen zueinander. Springen Sie mit beiden Beinen nach hinten in die hohe Liegestützposition, anschließend sofort wieder nach vorn in die Hocke. Von dort aus springen Sie so hoch wie möglich in die Luft und ziehen am höchsten Punkt die Schultern hoch zu den Ohren.

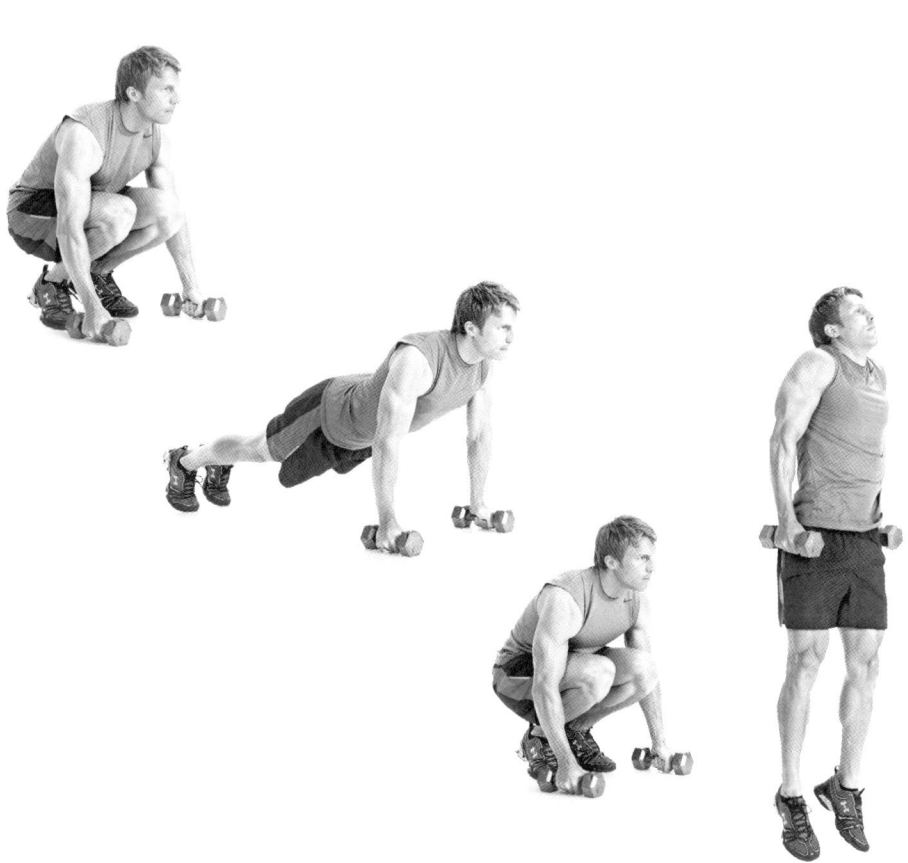

1. Kettlebellheben aus dem Hang

Halten Sie zwei Kettlebells in der Power-Position. Schwingen Sie die Gewichte so hoch wie möglich nach vorn oben, ohne dass die schweren Enden sich überschlagen und auf Ihren Unterarmen landen. Dann senken Sie die Hanteln wieder ab in die Ausgangsposition.

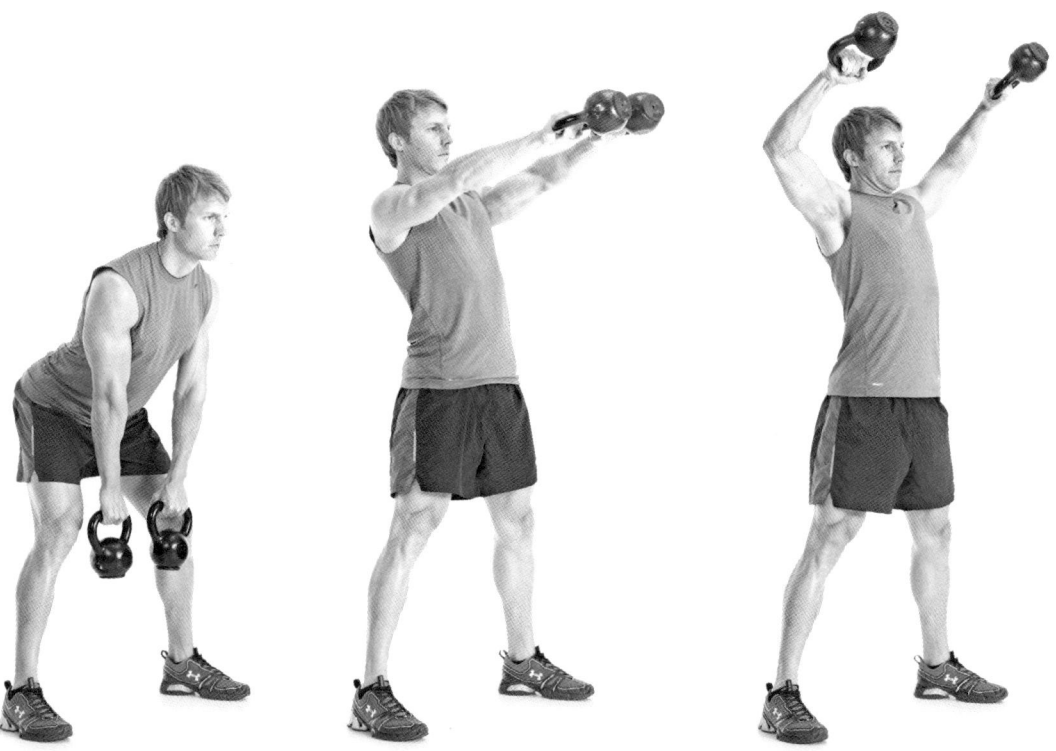

2. Umsetzen und Schwungdrücken mit Kettlebells

Nehmen Sie die Power-Position ein. Ziehen Sie die Kettlebells auf Schulterhöhe hoch, gehen Sie direkt in die Kniebeuge, senken Sie die Ellbogen ab und setzen Sie gleichzeitig die Hanteln um. Aus dieser Position stemmen Sie die Kettlebells ohne Pause über den Kopf und richten sich wieder auf. Senken Sie anschließend die Gewichte für die nächste Wiederholung wieder in die Ausgangsposition ab.

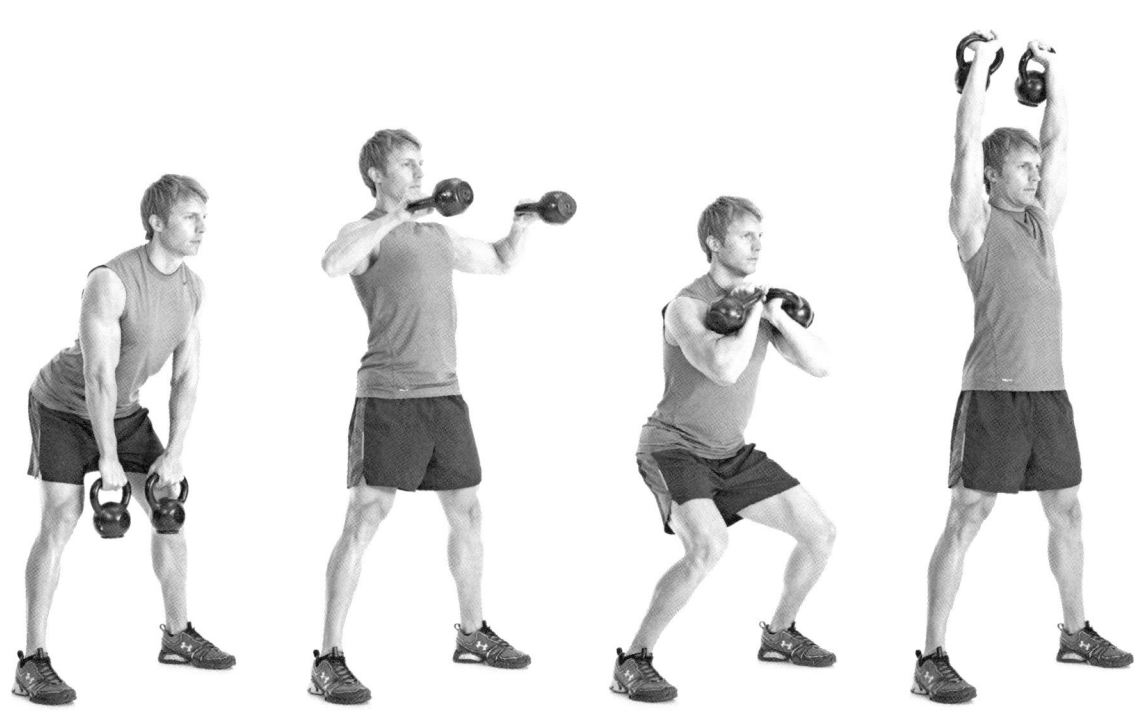

3. Reißen (Snatch) mit Kettlebells

Nehmen Sie die Power-Position ein. Schwingen Sie die Hanteln so hoch wie möglich und lassen Sie sie am höchsten Punkt schnell nach hinten kippen, sodass sich die Kettlebells überschlagen und die schweren Enden auf den Oberseiten der Unterarme landen. Gleichzeitig reißen Sie die Arme hoch in die Luft und richten sich auf. Dann senken Sie die Hanteln für die nächste Wiederholung wieder in die Ausgangsposition ab.

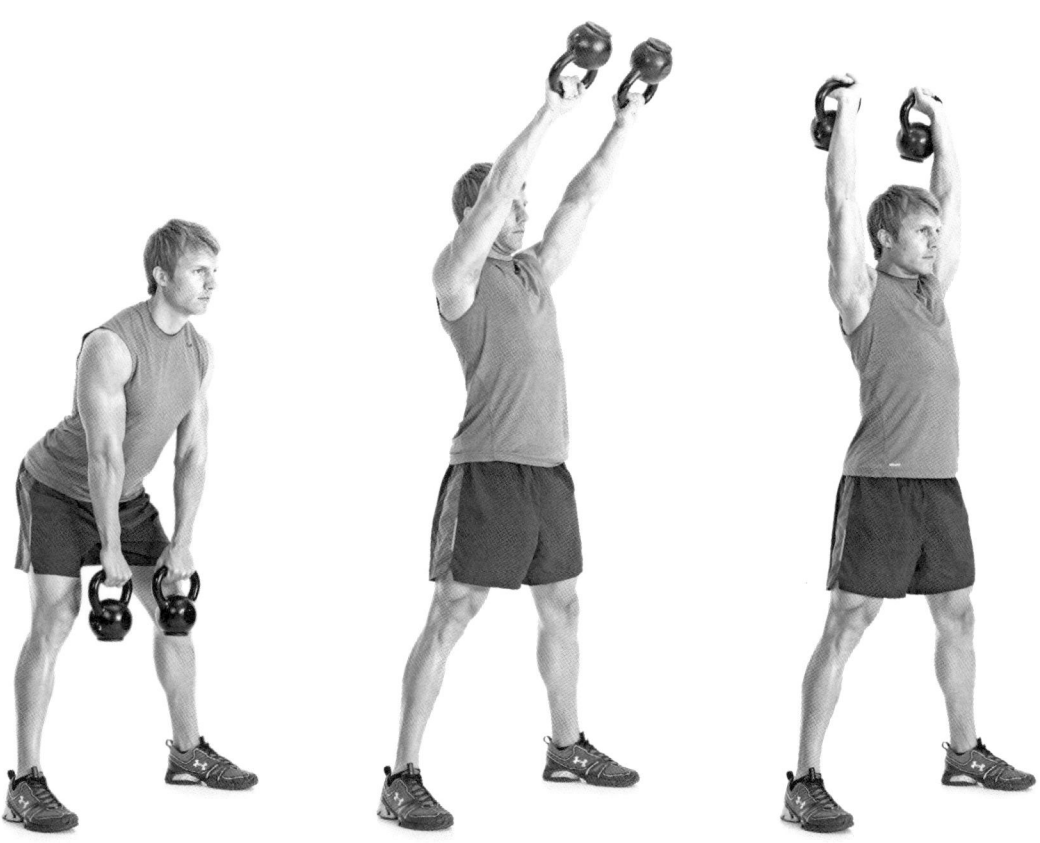

4. Frontkniebeuge mit Kettlebells

Stellen Sie sich aufrecht hin, die Füße stehen schulterbreit auseinander, und halten Sie die Kettlebells in der Umsetzposition vor der Brust. Die schweren Enden ruhen auf Unterarmen und Deltamuskeln. Von hier aus kommen Sie in eine möglichst tiefe Kniebeuge. Achten Sie dabei darauf, dass der Oberkörper aufrecht und der Rücken gerade bleibt.

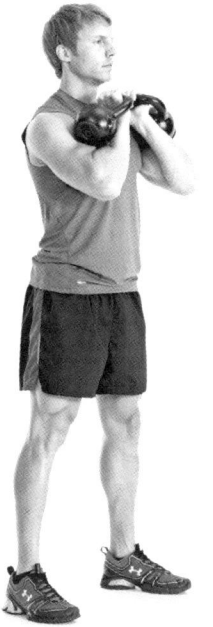
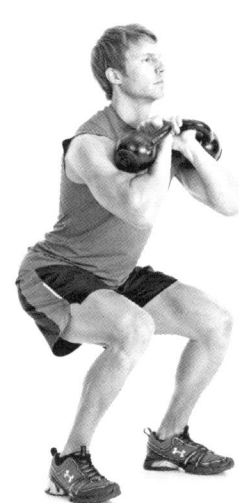

ANDERE GERÄTE UND ÜBUNGEN, DIE SICH FÜR KOMPLEXE EIGNEN

KABEL	KÖRPERGEWICHT NR. 1	KÖRPERGEWICHT NR. 2	SUSPENSION TRAINER
Rudern mit Kniebeuge	Kniebeuge	Burpee mit Klimmzug	Horizontales Rudern mit Suspension Trainer
Holzhacken (beide Seiten) mit Kabelzug	Ausfallschrittsprung	Sprungkniebeuge	Sprungkniebeuge mit Suspension Trainer
Ausfallschritt mit Überkopfpresse	Plyometrischer Liegestütz	Plyometrischer Liegestütz	Liegestütz mit Suspension Trainer
	Burpee	Hängendes Beinheben	Schlittschuhlaufen
	Bergsteiger		

1. Rudern mit Kniebeuge

Halten Sie den Griff des Kabelzugs mit beiden Händen eine Armlänge vom Körper entfernt. Gehen Sie nun mit nach vorn gestreckten Armen tief in die Kniebeuge. Während Sie sich aufrichten, ziehen Sie den Griff mit einer Ruderbewegung zum Brustkorb.

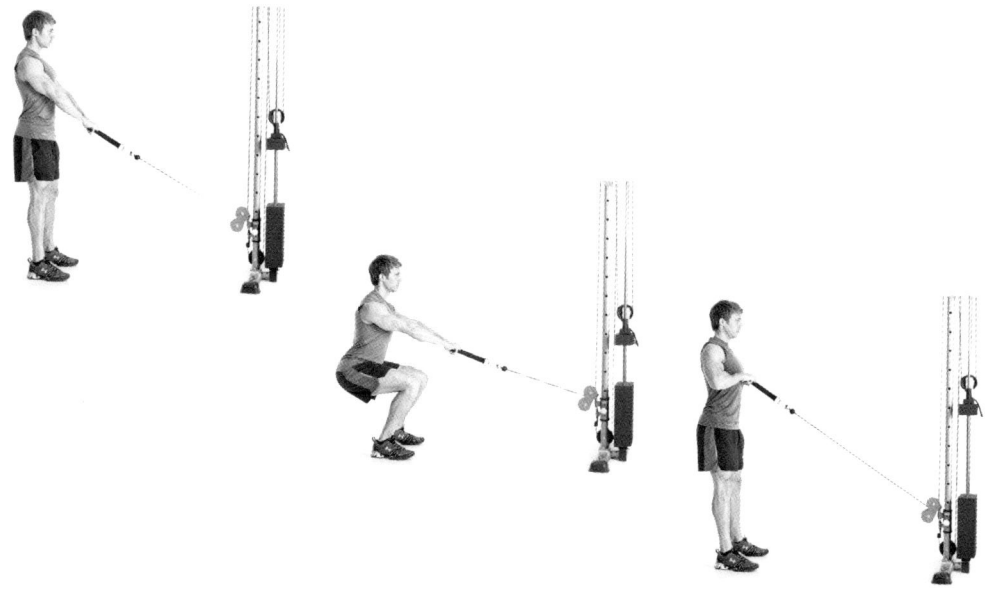

2. Holzhacken mit Kabelzug

Halten Sie einen Einhandgriff mit beiden Händen. Das Kabel kann dabei in Knie- oder Kopfhöhe befestigt sein. Ziehen Sie mit voller Kraft an dem Kabel und drehen Sie dabei Schultern und Hüften weg von der Befestigung des Kabels. Achten Sie darauf, den hinteren Fuß mitzudrehen, damit Sie mehr Bewegungsspielraum haben. Wiederholen Sie die Übung auf der anderen Seite.

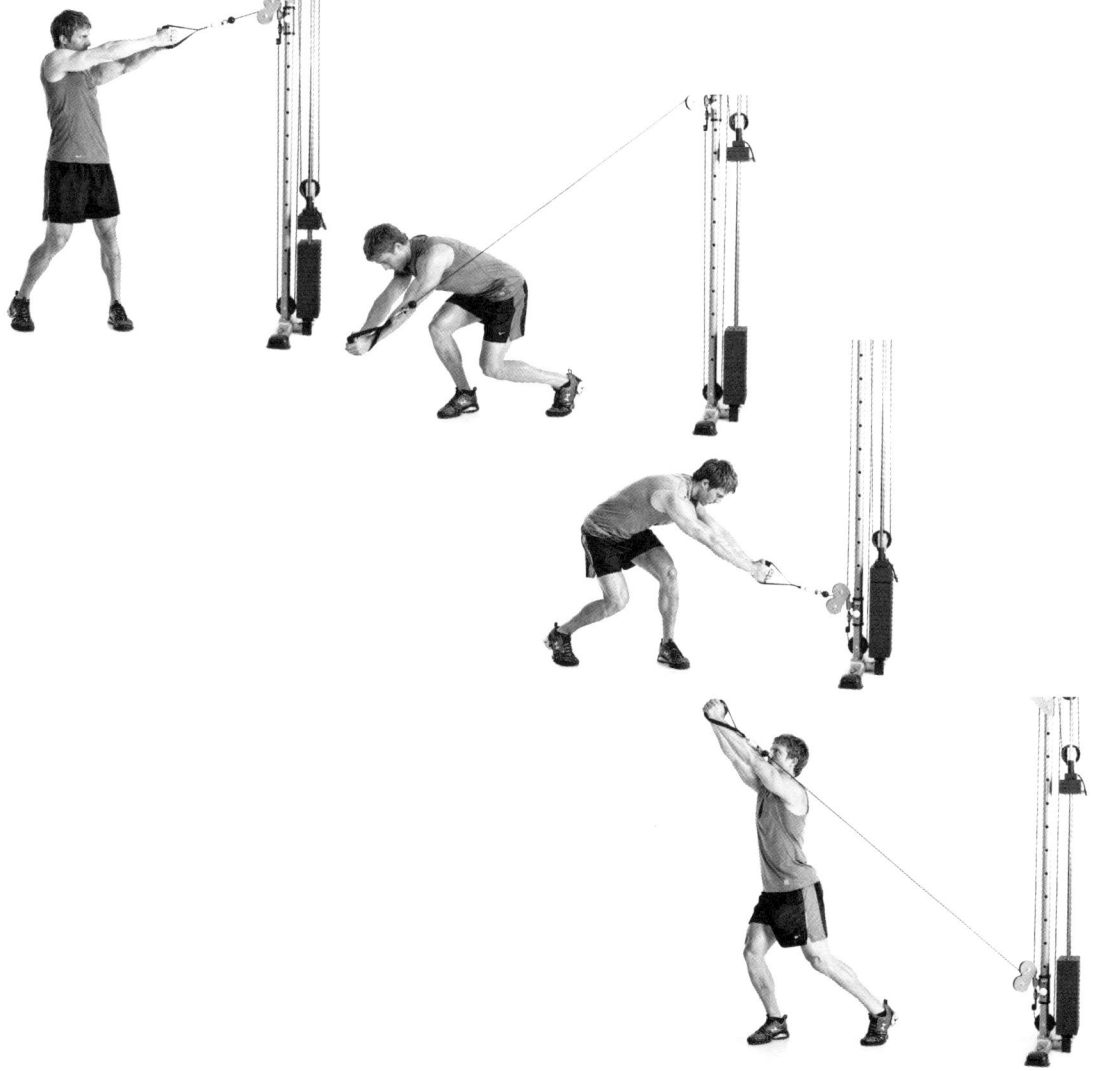

3. Ausfallschritt mit Überkopfpresse

Stellen Sie sich seitlich zum Kabelzug, sodass Ihre linke Körperhälfte dem Gerät zugewandt ist. Halten Sie den Griff des Kabels mit der linken Hand. Machen Sie mit dem rechten Fuß einen großen Ausfallschritt nach vorn und stellen Sie den linken Fuß weiter hinten ab. Beugen Sie beide Knie und gehen Sie so tief wie möglich, während Sie gleichzeitig den Griff des Kabels weit über den Kopf ziehen. Absolvieren Sie zuerst alle Wiederholungen auf einer Seite, bevor Sie sich umdrehen und zur anderen Seite wechseln.

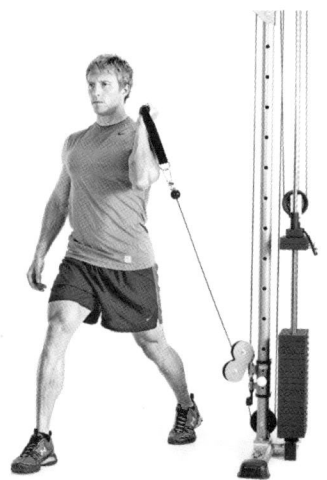
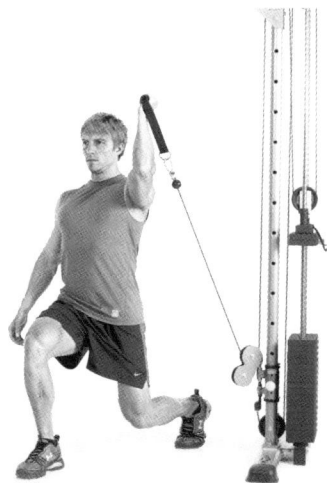
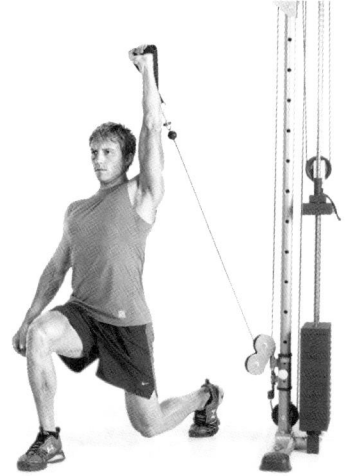

1. Kniebeuge

Stellen Sie sich aufrecht hin, die Füße stehen etwas mehr als schulterbreit auseinander, die Fersen sind fest auf dem Boden. Strecken Sie nun die Arme auf Schulterhöhe nach vorn aus und kommen Sie in eine tiefe Kniebeuge.

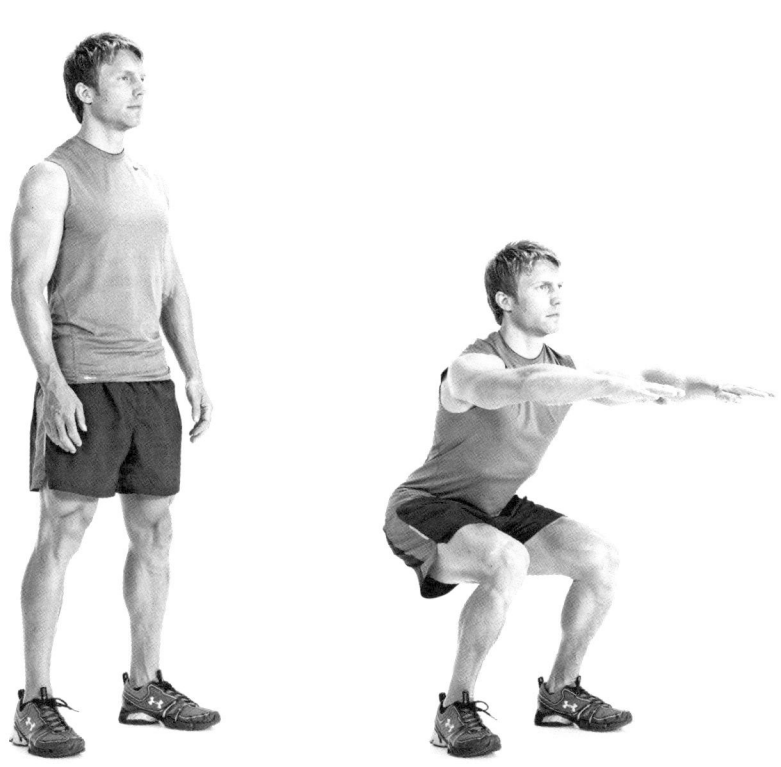

2. Ausfallschrittsprung

Machen Sie einen großen Schritt nach vorn und sinken Sie in einen tiefen Ausfallschritt, das hintere Bein ist gebeugt. Aus dieser Position springen Sie mit Schwung so hoch wie möglich und wechseln in der Luft die Beine. Beim Landen ist jetzt der andere Fuß vorn. Springen Sie ohne Pause direkt nach der Landung wieder in die Luft.

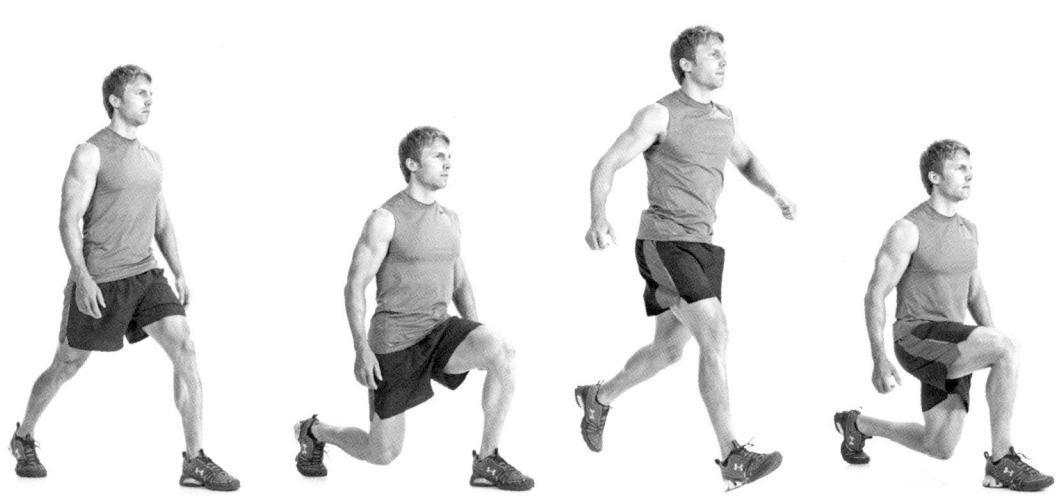

3. Plyometrischer Liegestütz

Machen Sie einen explosiven Liegestütz. Stoßen Sie sich mit Schwung aus der tiefen Position ab und versuchen Sie, sich so weit wie möglich vom Boden zu entfernen, bevor Sie wieder auf dem Boden landen, um die nächste Wiederholung anzuschließen. Sie können diese Technik nach und nach erweitern, indem Sie in der Luft in die Hände klatschen, Brust, Ohren oder Hüften berühren oder sogar hinter Ihrem Rücken in die Hände klatschen.

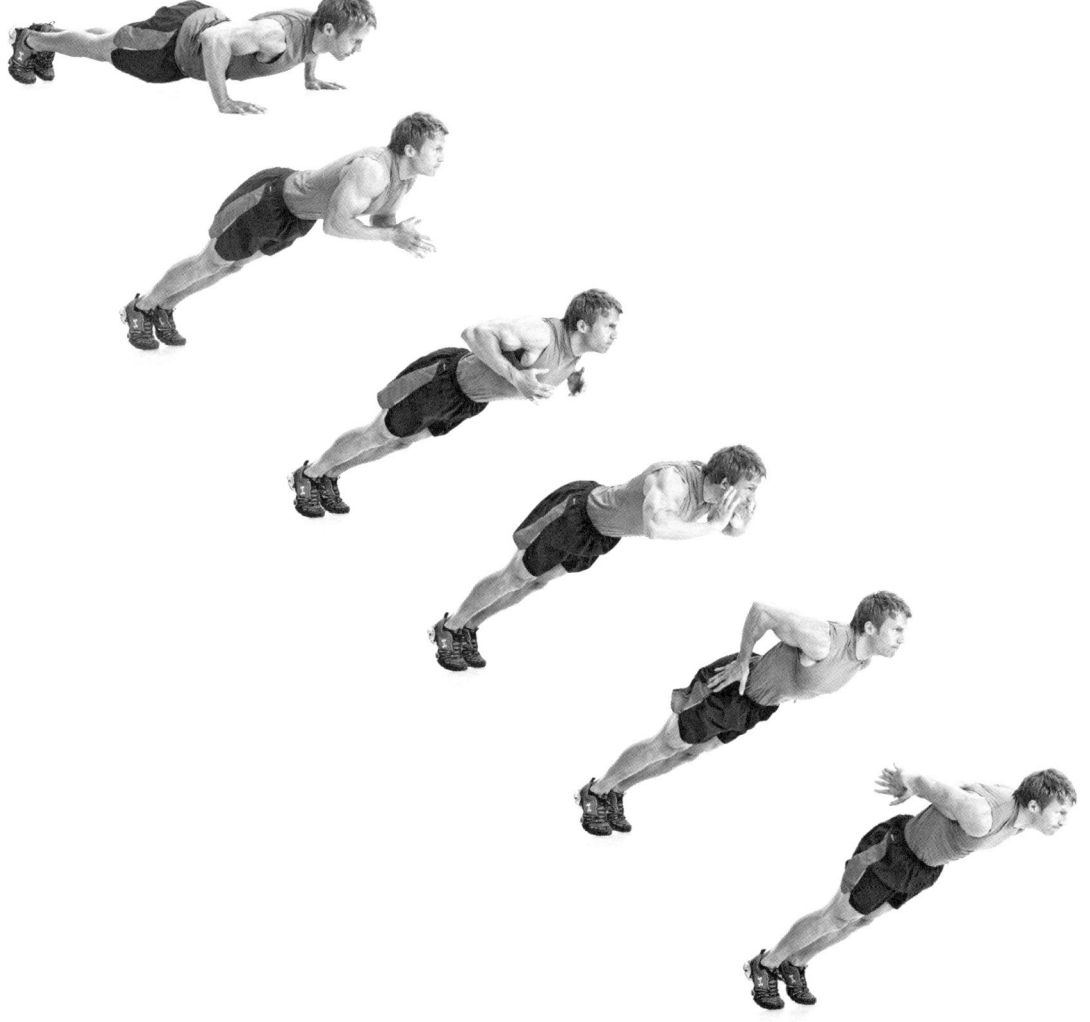

4. Burpee

Stellen Sie sich mit schulterbreit auseinanderstehenden Füßen aufrecht hin, dann gehen Sie in eine tiefe Hocke und setzen die Hände auf dem Boden ab. Springen Sie nun mit beiden Beinen nach hinten in die Liegestützposition. Anschließend springen Sie sofort wieder nach vorn in die Hocke und von dieser Position aus hoch in die Luft, bis Sie wieder auf den Füßen landen.

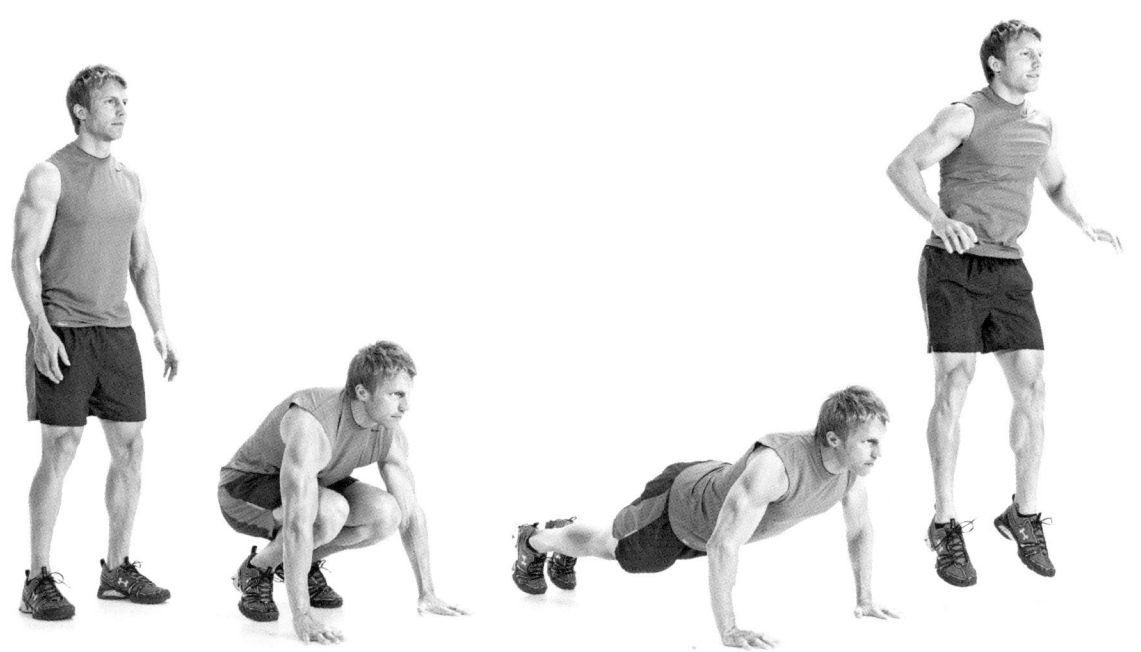

5. Bergsteiger

Nehmen Sie die Liegestützposition ein. Ziehen Sie nun ein Knie zur Brust, sodass Sie auf beiden Händen und einem Fuß balancieren. Wechseln Sie dann schnell die Beine, indem Sie das angezogene Bein wieder strecken und das andere Bein zur Brust ziehen. Es sollte während der gesamten Übung immer ein Fuß in der Luft sein. Eine Wiederholung der Übung umfasst die Bewegung mit beiden Beinen.

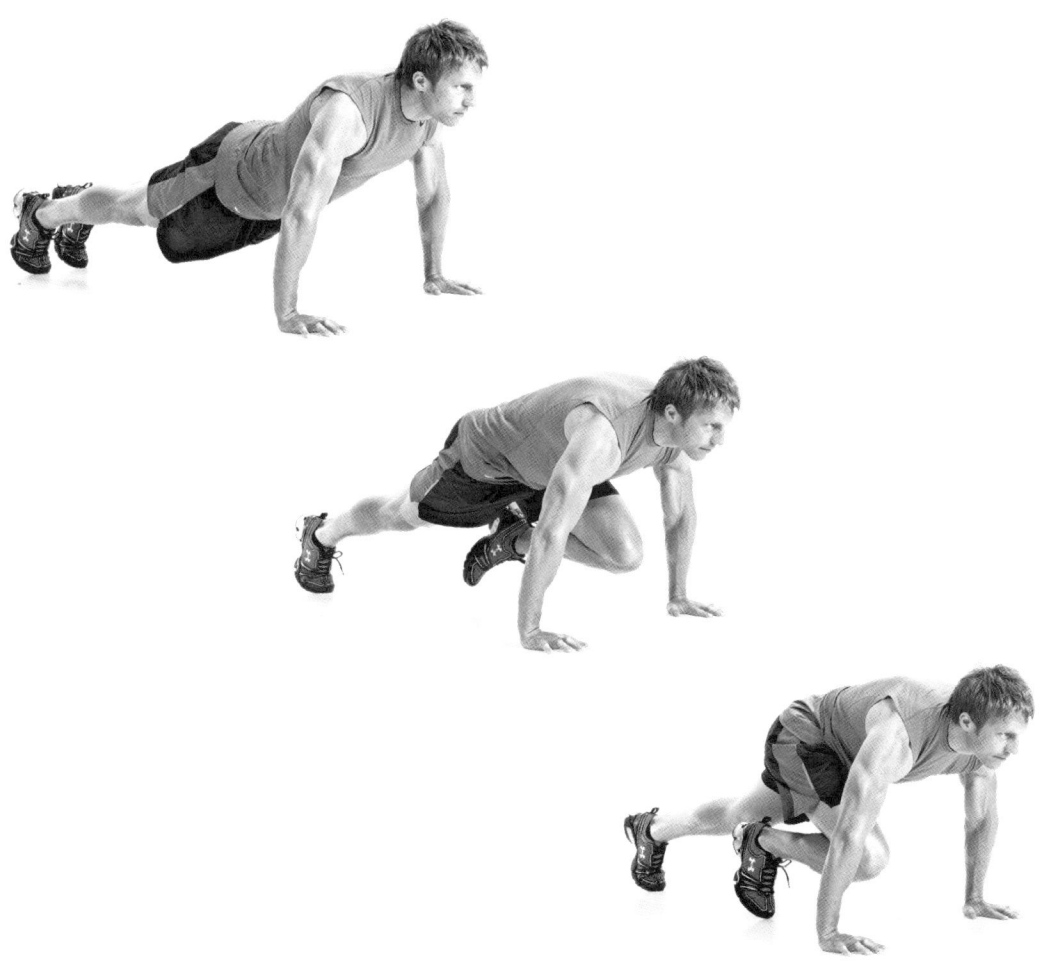

1. Burpee mit Klimmzug

Absolvieren Sie einen klassischen Burpee unterhalb einer Klimmzugstange. Wenn Sie nach der Hocke den Sprung ausführen, springen Sie direkt hoch an die Stange und machen einen Klimmzug. Anschließend lassen Sie sich kontrolliert wieder absinken, kommen zurück auf den Boden und schließen sofort die nächste Wiederholung an.

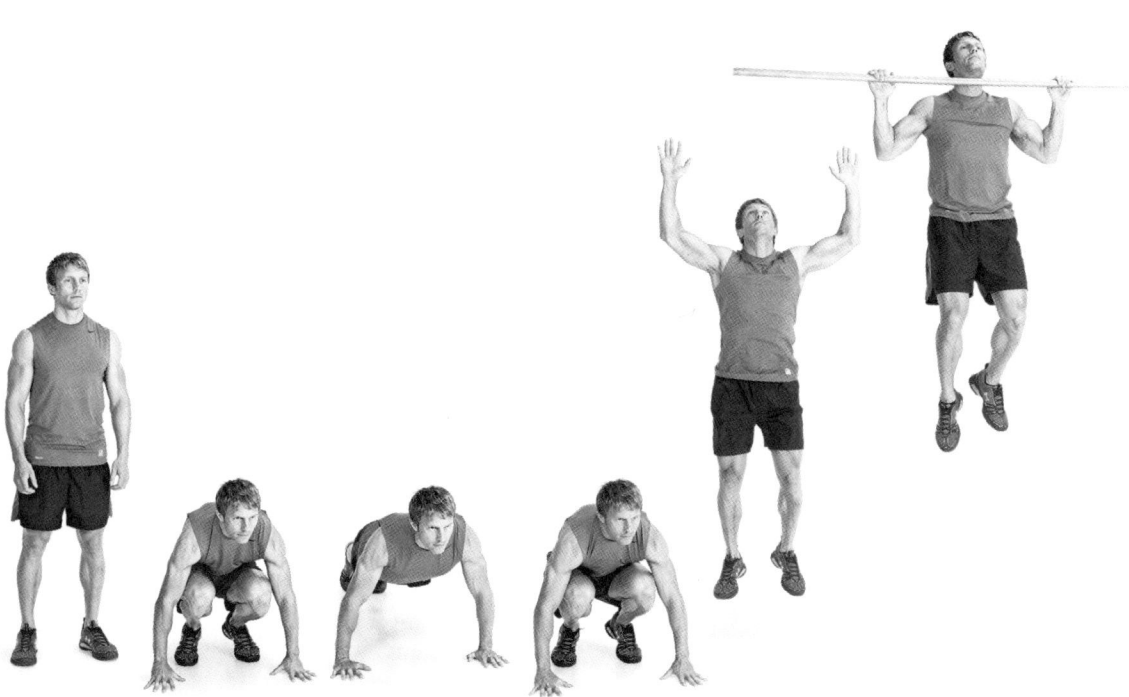

2. Sprungkniebeuge

Stellen Sie sich mit etwas mehr als schulterbreit auseinanderstehenden Füßen aufrecht hin und legen Sie die Hände an den Hinterkopf, sodass die Ellbogen weit zu den Seiten zeigen. Jetzt gehen Sie in eine tiefe Kniebeuge und springen kraftvoll so hoch wie möglich. Achten Sie darauf, beim Landen die Beine zu beugen, um sich sofort wieder in die Kniebeuge abzusenken und ohne Pause den nächsten Sprung auszuführen.

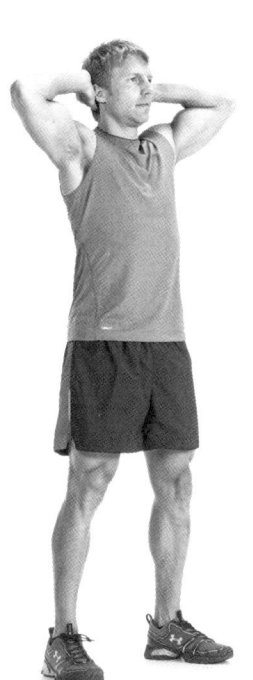 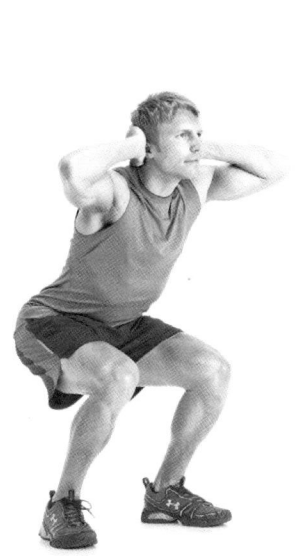 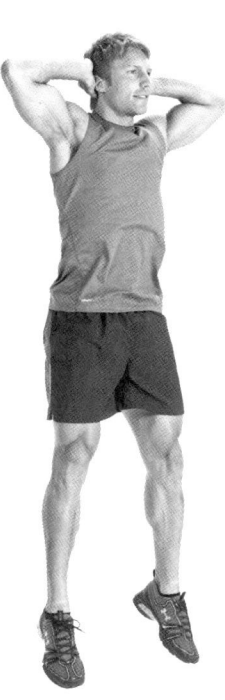

3. Plyometrischer Liegestütz

Machen Sie einen explosiven Liegestütz. Stoßen Sie sich mit Schwung aus der tiefen Position ab und versuchen Sie, sich so weit wie möglich vom Boden zu entfernen, bevor Sie wieder auf dem Boden landen, um die nächste Wiederholung anzuschließen. Sie können diese Technik nach und nach erweitern, indem Sie in der Luft in die Hände klatschen, Brust, Ohren oder Hüften berühren oder sogar hinter Ihrem Rücken in die Hände klatschen.

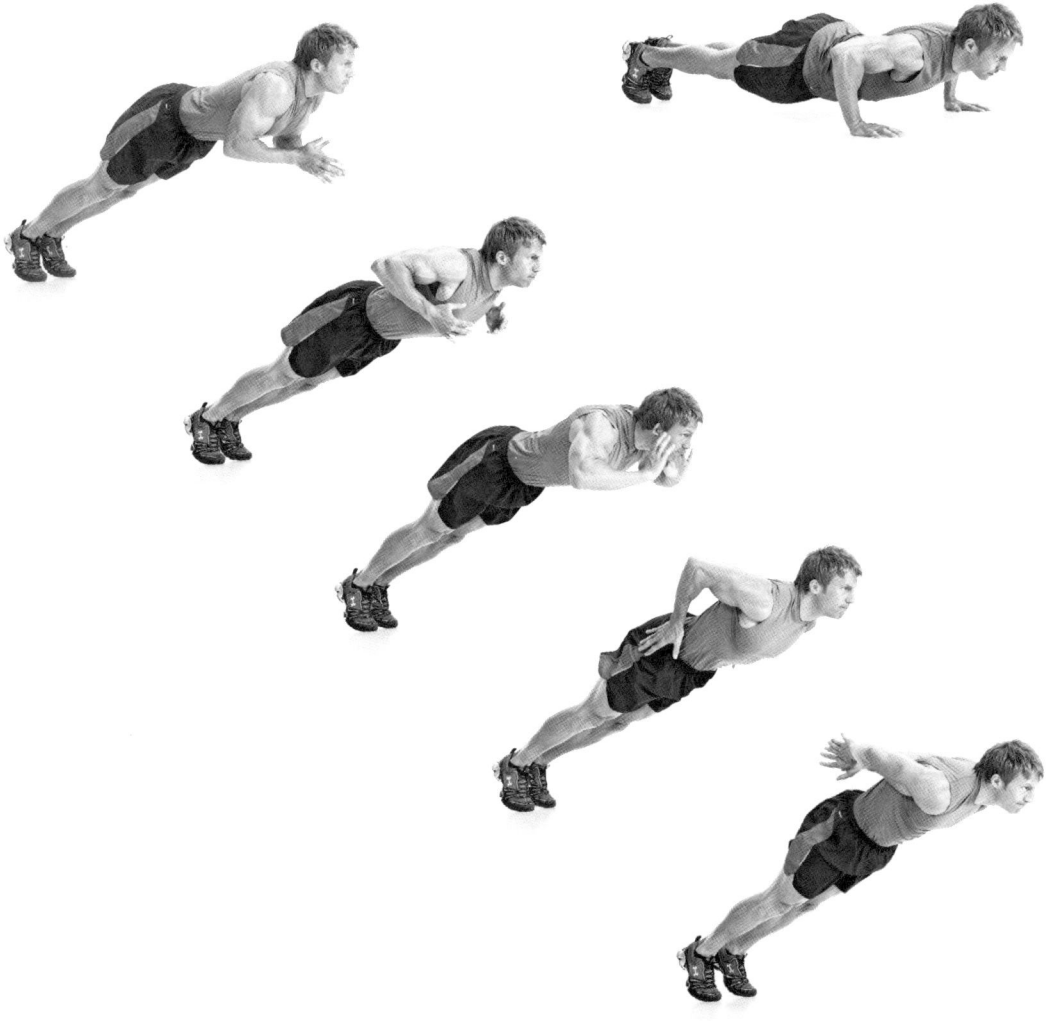

4. Hängendes Beinheben

Hängen Sie sich mit mehr als schulterbreit geöffneten Armen an die Klimm-zugstange. Ziehen Sie nun die Beine an und schwingen Sie sie so hoch wie möglich, als ob Sie mit den Schienbeinen die Stange berühren wollten. Ach-ten Sie darauf, die Ellbogen leicht gebeugt zu halten und die Hüften nach vorn zu kippen, um die Beine möglichst weit anheben zu können.

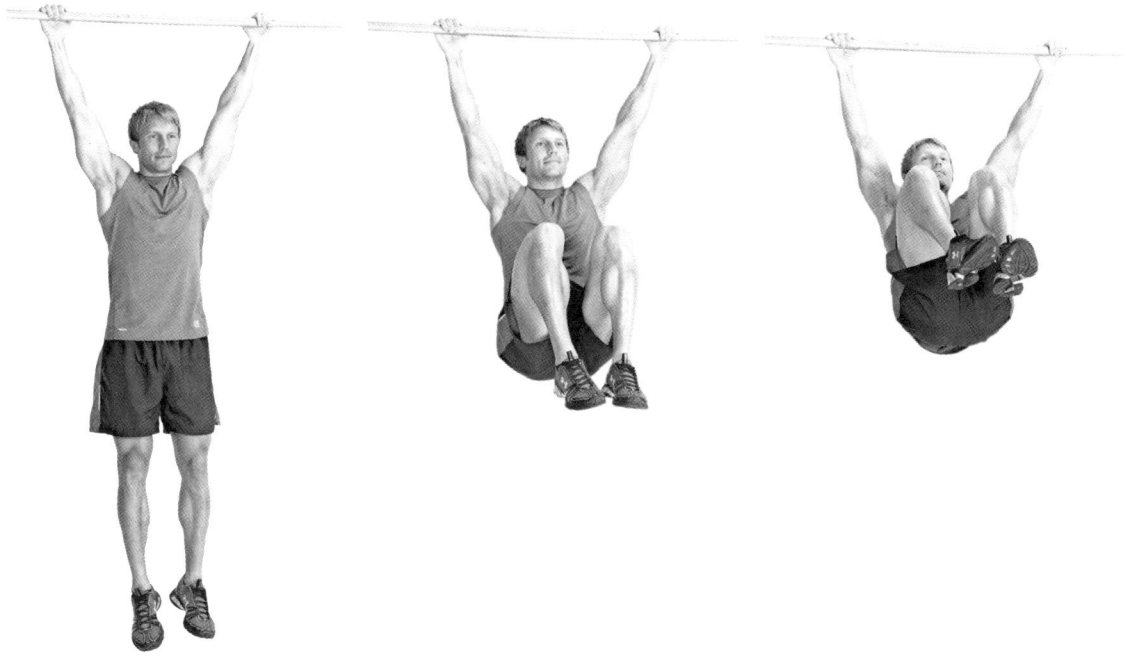

1. Horizontales Rudern mit Suspension Trainer

Legen Sie sich so unter den Suspension Trainer, dass Sie mit gestreckten Armen die Griffe fassen können. Ihr Körper ist nun etwa in einem 10-Grad-Winkel vom Boden angehoben, nur die Fersen berühren den Boden. Machen Sie sich ganz steif, indem Sie sämtliche Muskeln anspannen. Die Daumen zeigen am Anfang der Bewegung nach innen. Während Sie sich nach oben ziehen, drehen Sie die Hände so, dass die Handflächen zum Körper zeigen, sobald die Ringe Ihren Brustkorb berühren.

2. Sprungkniebeuge mit Suspension Trainer

Halten Sie die Ringe in Armlänge vor sich. Benutzen Sie die Ringe als Gegengewicht und platzieren Sie die Füße etwas weiter vorn, sodass sich Ihr Körper in einer leichten Schräglage befindet. Sinken Sie jetzt in eine tiefe Kniebeuge und springen Sie dann mit Schwung leicht bogenförmig nach oben. Nutzen Sie die Ringe, um höher zu springen und das Gewicht bei der Landung abzufangen.

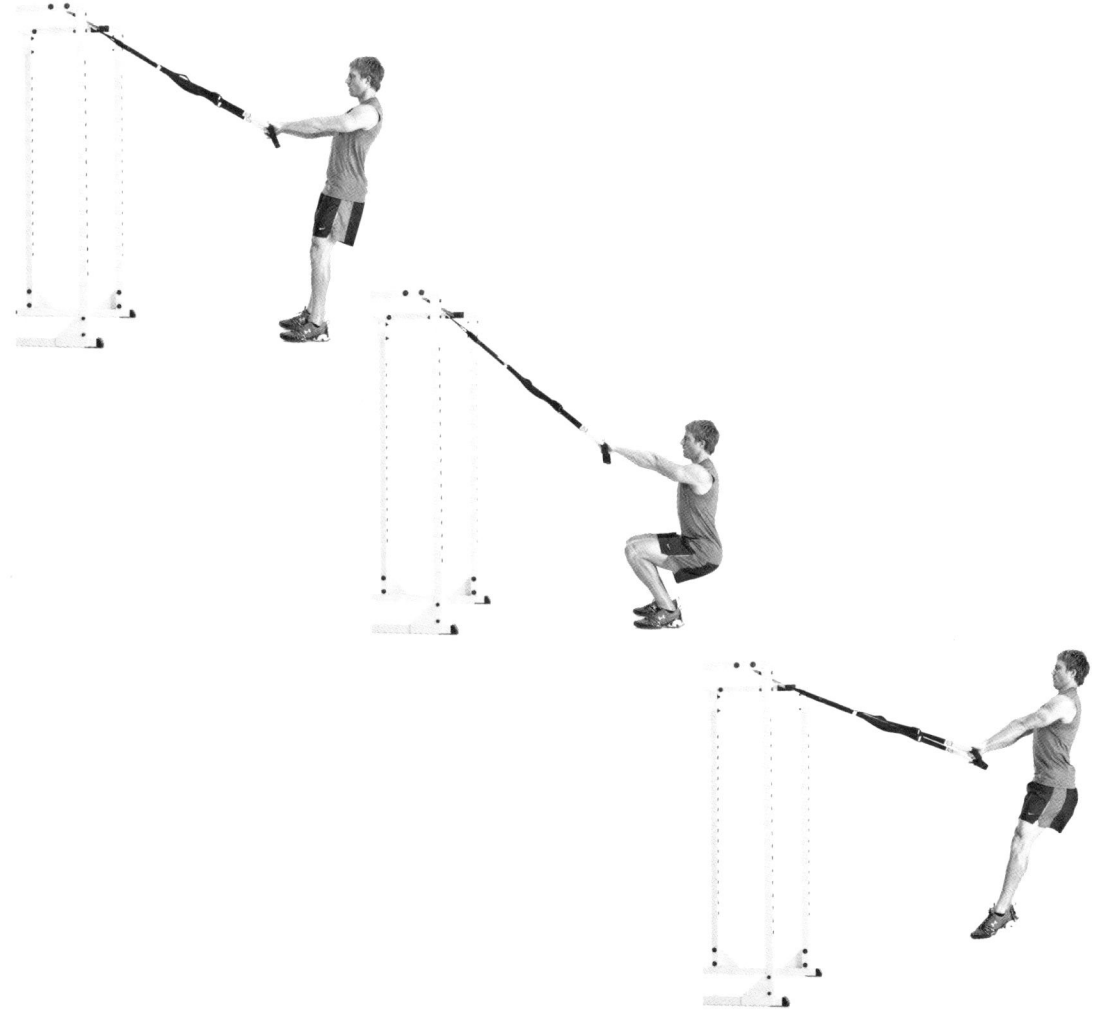

3. Liegestütz mit Suspension Trainer

Nehmen Sie am Suspension Trainer die hohe Liegestützposition ein. Die Riemen führen an den Achseln vorbei. Um die Übung schwieriger zu machen, stellen Sie die Fußspitzen erhöht auf. (Wenn Sie die Fußspitzen auf einem Gymnastikball absetzen, wird sie sehr viel schwieriger.) Achten Sie darauf, dass die Handflächen anfangs nach innen zum Körper zeigen. Beim Tiefgehen und Hochstemmen drehen Sie die Handgelenke so, dass die Daumen zum Körper zeigen.

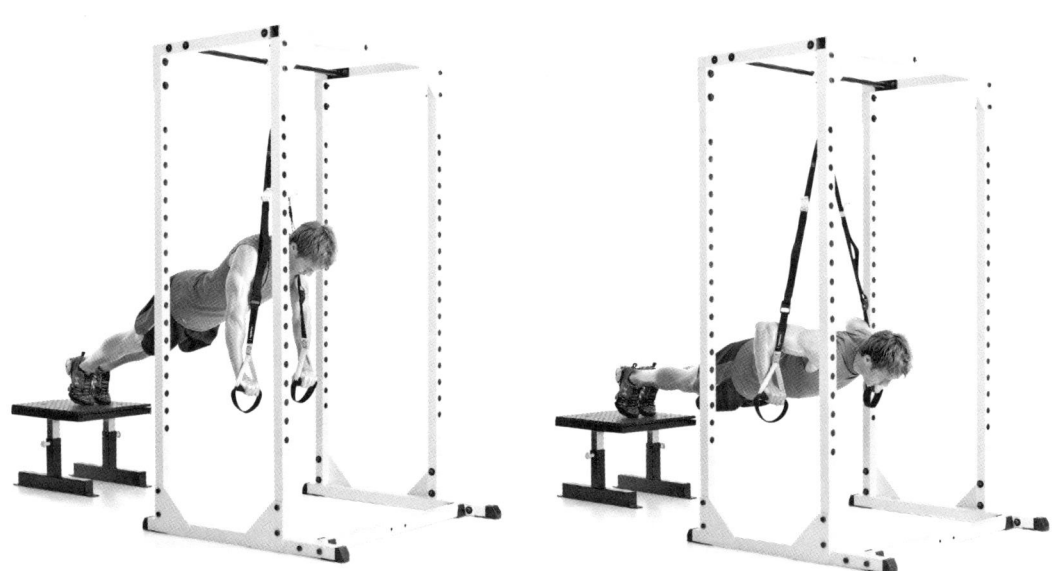

4. Schlittschuhlaufen

Stellen Sie sich nicht direkt vor die Befestigung, wenn Sie die Griffe fassen, sondern machen Sie einen Schritt zur Seite. Halten Sie die Ringe mit ausgestreckten Armen vor sich und lehnen Sie sich nur etwas nach hinten, die Füße stehen nah beieinander. Jetzt kreuzen Sie das innen liegende Bein hinter dem anderen, stellen die Fußspitze auf und beugen die Knie tief. Das Gewicht ist nun auf dem vorderen Bein. Aus dieser Position springen Sie seitlich hoch und landen in derselben Position auf der anderen Seite mit andersherum gekreuzten Beinen. Jeder Sprung zählt als eine Wiederholung.

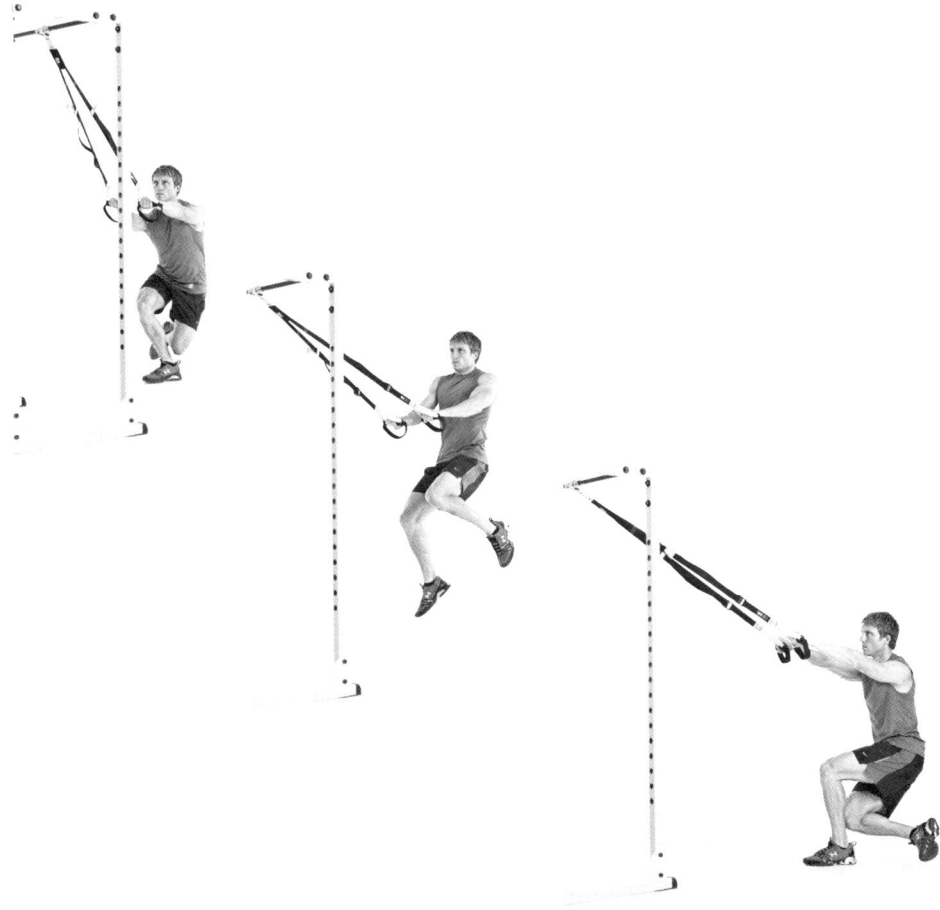

6

ZEITTRAINING

»Suchen Sie sich fünf beliebige Übungen aus, wählen Sie das maximale Gewicht für zehn Wiederholungen, absolvieren Sie die Übungen 15 Minuten lang als Zirkeltraining und versuchen Sie, so viele Sätze wie möglich zu schaffen.« Die Anleitung für das Workout hörte sich ziemlich einfach an. Die Anleitung kam von Alwyn Cosgrove, und diese Art von Training nannte sich »Density-Training«. Ich wählte Bankdrücken mit Kurzhanteln, Kniebeugen, Sit-ups mit Gewichten und Gymnastikball, Chin-ups mit Gewichtsweste und Burpees mit Kurzhanteln als meine fünf Übungen aus. Eine Viertelstunde später saß ich keuchend in der Ecke und schwitzte, als wäre ich gerade einen Marathon gelaufen. Ich fragte mich: Was ist da passiert, warum bin ich so schnell erschöpft? Ich hatte durchschnittlich einen Satz pro Minute geschafft und dabei acht Wiederholungen pro Satz gemacht. Das bedeutete, dass ich in 15 Minuten 7257 Kilo an Gewicht gestemmt hatte! Ich glaube, es ist jedem klar, warum ich mich danach so fühlte, als brauchte ich ein Nickerchen.

DENSITY-TRAINING – DIE ULTIMATIVE KOMBINATION AUS KRAFT- UND AUSDAUERTRAINING

Density-Training ist eine Mischung aus Ausdauer- und Krafttraining. Anders als bei den Komplexen ist das Ziel beim Density-Training hauptsächlich die Kraft, aber trotzdem ist die Wirkung auf die Ausdauer sehr ähnlich. Wenn ich nur die Zeit für eine Trainingsmethode hätte, würde ich mich definitiv für das Density-Training als die Methode meiner Wahl entscheiden. Die Gewichte, mit denen gearbeitet wird, werden nach den Maßgaben des Kraft- und Hypertrophietrainings gewählt, durch das Tempo des Trainings werden jedoch auch Leistungsfähigkeit und Fitness trainiert. Betrachten wir das Density-Training etwas näher.

AUFBAU DES ZIRKELTRAININGS

Zuerst möchte ich denjenigen danken, die zum Großteil am Konzept meines Density-Trainings mitgewirkt haben. Mein Freund Charles Staley hat eine Methode entwickelt, die sich EDT (Escalating Density Training) nennt, bei der man in einem beschränkten Zeitraum beim Training an seine Grenzen geht. Diese Art von Training ist sehr gut messbar und man erkennt selbst kleinste Erfolge.

Beim Aufbau meines Density-Trainings sollten folgende Regeln beachtet werden:

- Wählen Sie fünf Übungen aus, eine aus jeder Kategorie des nachfolgenden Übungsüberblicks.

- Wählen Sie Gewichte aus, mit denen Sie gerade noch zehn bis zwölf Wiederholungen pro Übung schaffen.
- Wie beim Zirkeltraining folgt eine Übung direkt auf die andere.
- Absolvieren Sie das Zirkeltraining so schnell wie möglich und machen Sie so viele Pausen wie nötig. Das Ziel ist es, möglichst auf einen Satz pro Minute zu kommen.

Wenn Sie wesentlich schneller vorankommen, haben Sie Ihre Gewichte zu leicht gewählt. Wenn Sie noch nicht einmal entfernt an dieses Tempo herankommen, sind die Gewichte zu schwer. Wenn Sie mit den verschiedenen Übungen und Gewichten experimentieren, werden Sie ein Gefühl dafür entwickeln, welche Gewichte ideal für welche Übung sind.

ÜBERSICHT DER ÜBUNGEN FÜR DAS DENSITY-TRAINING

EXPLOSIV	SCHWERPUNKT KNIE	DRUCKÜBUNGEN OBERKÖRPER	ZUGÜBUNGEN OBERKÖRPER	CORE-ÜBUNGEN
Sprungkniebeuge mit Langhantel	Frontkniebeuge mit Langhantel	Ausfallschritt mit Langhantel	Klimmzug	Einarmiges Rudern in der Planke mit Kurzhantel
Kistensprung aus dem Sitzen	Kniebeuge mit Langhantel im Nacken	Bankdrücken	Chin-up (Klimmzug im Untergriff)	Spiderman-Liegestütz
Einarmiges Kettlebellschwingen im Wechsel	Überkopfkniebeuge mit Langhantel	Schrägbankdrücken	Seitlicher Klimmzug	Stehende Armrotation mit Langhantel
Einarmiges Reißen (Snatch) mit Kettlebell	Bulgarische Kniebeuge mit Langhantel	Bankdrücken im Wechsel mit Kurzhanteln	Horizontaler Klimmzug	Sit-up mit Langhantelstange

EXPLOSIV	SCHWERPUNKT KNIE	DRUCKÜBUNGEN OBERKÖRPER	ZUGÜBUNGEN OBERKÖRPER	CORE-ÜBUNGEN
Sprung mit Schulterheben aus dem Hang mit Langhantel	Gekreuzter Ausfallschritt mit Langhantel	Halbseitiges Bankdrücken mit Kurzhantel	Horizontales Rudern mit Suspension Trainer	Holzhacken mit Kabelzug (von unten nach oben)
Standumsetzen aus dem Hang (Hang Power Clean) mit Langhantel	Einbeinige Kniebeuge	Schwungdrücken (Push Press) mit Langhantel	Einarmiger horizontaler Klimmzug	Holzhacken mit Kabelzug (von oben nach unten)
Reißen aus dem Hang (Hang Snatch) mit Langhantel		Standausstoßen (Push Jerk) mit Langhantel	Vorgebeugtes Rudern mit Langhantel	Ziehen und Drücken im Wechsel mit Kabelzug
Burpee mit Kurzhanteln		Schwungdrücken (Push Press) mit Kurzhanteln	Face Pull mit Kabelzug	Langhantelrollen
Bulgarischer Ausfallschritt-sprung		Trizeps-Dip		Windmühle
		Liegestütz mit Suspension Trainer		

DIE ÜBUNGEN DES DENSITY-TRAININGS

Die Übungen werden in fünf Kategorien eingeteilt: explosive Übungen, Übungen mit Schwerpunkt Knie, Druckübungen für den Oberkörper, Zugübungen für den Oberkörper und Core-Übungen. Bei den Übungen mit Schwerpunkt Knie sowie den Druck- und Zugübungen für den Oberkörper ist es ziemlich einfach, sich für die richtigen Gewichte zu entscheiden. Bei den explosiven Übungen sollten Sie Gewichte wählen, die Ihnen acht Wiederholungen erlauben, aber Sie sollten nicht bis zu dem Punkt gehen, an dem Sie keine

Kraft mehr für die korrekte Ausführung der Übung haben. Bei den Core-Übungen wählen Sie am besten solche, bei denen Sie mit Gewichten und Wiederholungen arbeiten können – das bedeutet, statische Übungen wie Brücke oder Planke sind weniger für diese Art Zirkeltraining geeignet.

Wählen Sie eine Übung aus jeder Kategorie, dann entscheiden Sie sich für die Gewichte, mit denen Sie trainieren möchten. Stellen Sie die Stoppuhr auf zehn, 15 oder 20 Minuten und finden Sie heraus, wie viele Sätze Sie in diesem Zeitraum schaffen. Legen Sie eine Reihenfolge für die Übungen fest und weichen Sie nicht davon ab. Wenn Sie sehr erschöpft sind, machen Sie so viele Pausen wie nötig, aber behalten Sie das Ziel im Auge, durchschnittlich einen Satz pro Minute zu schaffen. Bedenken Sie auch, dass beidseitige Übungen wie der Ausfallschritt länger dauern, da Sie alle Wiederholungen mit beiden Beinen machen müssen. Dokumentieren Sie, wie viele Sätze oder Runden Sie schaffen (eine Runde besteht aus allen fünf Übungen). Dann können Sie Ihre Gewichte danach auswählen, wie viele Sätze Sie in den vorherigen Density-Trainings geschafft haben.

> Festgesetzte Zeiträume motivieren Sie zusätzlich. Wenn Sie wissen, dass Sie in 20 Minuten fertig sind, werden Sie sehr viel härter trainieren als bei einem offenen Ende. Außerdem können Sie durch die Kontrolle des Zeitraums sehr viel besser feststellen, ob Sie tatsächlich Fortschritte machen.
>
> *Charles Staley, Autor und Erfinder des Escalating Density Trainings (EDT)*

EXPLOSIV	SCHWERPUNKT KNIE UND HÜFTE	DRUCKÜBUNGEN OBERKÖRPER	ZUGÜBUNGEN OBERKÖRPER	CORE-ÜBUNGEN
Kistensprung aus dem Sitzen*	Einbeinige Kniebeuge*	Schrägbankdrücken mit Kurzhanteln	Chin-up mit Gewichtsweste*	Langhantelrollen mit Fitnessband*
Burpee mit Kurzhanteln	Überkopfkniebeuge mit Langhantel	Schwungdrücken mit Kurzhanteln	Core-Rudern mit Kurzhanteln	Holzhacken mit Kabelzug (von oben nach unten)
Sprung mit Schulterheben aus dem Hang mit Langhantel	Gekreuzter Ausfallschritt mit Langhantel	Halbseitiges Bankdrücken mit Kurzhantel	Face Pull mit Kabelzug	Sit-up mit Gewichten und Gymnastikball
Bulgarischer Ausfallschrittsprung	Einbeiniges Rumänisches Kreuzheben mit Kurzhantel	Trizeps-Dip mit Gewichtsweste*	Seitlicher Klimmzug	Sit-up mit Langhantelstange

Achtung: Diese Übungen nehmen mehr Zeit in Anspruch.

Wenn Sie mehrmals pro Woche ein Density-Training absolvieren, empfehle ich Ihnen, zwischen Übungen mit Schwerpunkt Knie und solchen mit Schwerpunkt Hüfte abzuwechseln. Hier ist eine Zusammenstellung von Übungen mit Schwerpunkt Hüfte:

SCHWERPUNKT HÜFTE
Rumänisches Kreuzheben mit Langhantel
Good Morning mit Langhantel
Einbeiniger Rückenstrecker
Einbeiniges Rumänisches Kreuzheben mit Kurzhantel
Good Morning im Sitzen
Beincurl mit Gymnastikball
Beincurl mit Valslides

Denken Sie daran, dass die mit einem * markierten Übungen auf Seite 126 mehr Zeit in Anspruch nehmen, da man entweder jede Wiederholung mit beiden Seiten absolvieren muss oder nach allen Wiederholungen von einer Seite zur anderen wechselt. Wie ich schon erwähnt habe, versuche ich, die Anzahl dieser Übungen beim Density-Training gering zu halten. Ich empfehle, nie mehr als zwei Übungen dieser Art in die Trainingseinheit einzuplanen.

MEINE BESTEN DENSITY-ÜBUNGSKOMBINATIONEN

Ich stelle Ihnen hier vier Kombinationen für das Density-Training vor, die ich sehr schätze. Sie werden sehen, dass ich den Schwierigkeitsgrad einiger Übungen durch den Einsatz von Gewichtswesten, Kurzhanteln oder Minibändern erhöhe, wie in der Tabelle auf Seite 124 ersichtlich ist.

ZEITTRAINING MIT LÄNGEREN RUHEPHASEN

Eine weitere Variation des Cardio-Krafttrainings mit festgelegten Zeitintervallen ist ein Trainingsintervall mit einer länge-

ren Ruhepause danach. Das ermöglicht ein intensiveres Workout während der Trainingsintervalle. Ein sehr einfaches Intervall, mit dem ich gern trainiere, ist das 30-60-Sekunden-Intervall. Beides zusammen ergibt eine Zeitspanne von 90 Sekunden (wir erinnern uns an die Studien, die zeigen, dass unser Körper auch während der längeren Ruhephasen arbeitet). Sie können die nachfolgenden Übungen zu Beginn Ihres Trainings auch im 30-90-Intervall absolvieren, also statt 60 Sekunden machen Sie 90 Sekunden Pause. Je besser Sie in Form kommen, desto länger werden die Trainingsintervalle und desto kürzer die Ruhephasen. Was ich gern mache, ist ein Zirkeltraining aus Übungen, die ich nacheinander ausführe, ähnlich wie beim Density-Training. Nachfolgend möchte ich Ihnen ein Beispiel eines Zirkeltrainings für Anfänger und Fortgeschrittene mit längeren Ruhephasen vorstellen. Sie führen jede Übung für genau 30 Sekunden aus und ruhen sich dann 60 (oder 90) Sekunden lang aus, bevor die nächste Übung folgt. Wie viele Runden Sie absolvieren, entscheiden Sie je nach Ihrem persönlichen Fitnessgrad.

ZEITINTERVALL MIT 30 SEKUNDEN TRAINING UND 60 (90) SEKUNDEN PAUSE

BEISPIEL ZIRKELTRAINING 1 FÜR ANFÄNGER	BEISPIEL ZIRKELTRAINING 2 FÜR FORTGE-SCHRITTENE
Ausfallschritt nach hinten*	Ausfallschritt mit Langhantel (am tiefsten Punkt 3 Sekunden halten)
Liegestütz	Ausfallschritt mit Langhantel (anderes Bein)
Ellbogenstütz mit Liegestütz im Wechsel	Liegestütz (am tiefsten Punkt 3 Sekunden halten)
Ausfallschrittsprung*	Ellbogenstütz mit Kurzhantel
	Sprungkniebeuge (am tiefsten Punkt 3 Sekunden halten)

Achtung: Diese Übungen nehmen mehr Zeit in Anspruch.

DIE 30-30-ZEITINTERVALLE

Eine andere Variante des Zeittrainings, die ich sehr schätze, ist das einfache, aber effektive 30-30-Zeitintervall (30 Sekunden Training, 30 Sekunden Pause). Sie können diese Art von Zeittraining zehn, 15 oder 20 Minuten lang durchführen. Denken Sie daran: Die Anzahl der Minuten, die Sie wählen, entspricht der Anzahl der Sätze, die Sie absolvieren müssen (15 Minuten Training entsprechen beispielsweise 15 Sätzen mit je 30 Sekunden). Dieses Training ist dem Density-Training ähnlich, aber der Schwerpunkt liegt hier mehr auf dem Tempo und weniger auf den Gewichten. Beim Density-Training können Sie sich so lange wie nötig ausruhen, damit Sie den nächsten Satz bewältigen.

DIE BESTEN ÜBUNGEN FÜR EIN 30-30-INTERVALL

KETTLEBELL	LANGHANTEL	KÖRPERGEWICHT
Einarmiges Kettlebellschwingen im Wechsel	Sprung mit Schulterheben aus dem Hang mit Langhantel	Burpee
Reißen mit Kettlebell (jede Seite)	Schwungdrücken (Push Press) mit Langhantel	Ausfallschritt im Wechsel
Windmühle (jede Seite)	Good Morning mit Langhantel	Liegestütz
Einseitige Frontkniebeuge mit Kettlebell (jede Seite)*	Vorgebeugtes Rudern mit Langhantel	Bergsteiger
Schwungdrücken mit Kettlebell (jede Seite)*	Frontkniebeuge mit Langhantel	Sprungkniebeuge
Sumo-Sprungkniebeuge mit Kettlebell		
10 Minuten = 1 Runde	10 Minuten = 2 Runden	10 Minuten = 2 Runden
20 Minuten = 2 Runden	20 Minuten = 4 Runden	20 Minuten = 4 Runden

Achtung: Diese Übungen nehmen mehr Zeit in Anspruch.

Bei den 30-30-Intervallen nimmt man weniger Gewicht und versucht stattdessen, mehr Wiederholungen pro Satz auszuführen. Ich stelle Ihnen jeweils ein Trainingsbeispiel mit Kettlebell, Langhantel und dem eigenen Körpergewicht für ein 30-30-Intervall vor (siehe S. 126). Denken Sie daran, dass Sie Ihre Gewichte so auswählen müssen, dass Sie das 30-Sekunden-Intervall mit gleicher Leistung durchgehend absolvieren können.

DIE 40-20-ZEITINTERVALLE

Die härteste Steigerung der Zeitintervalle sind die 40-20-Zeitintervalle (40 Sekunden Training, 20 Sekunden Pause). Bei diesem Intervalltraining sind die Trainingsphasen länger als die Ruhephasen. Das ist eine großartige Methode, um die Regenerations- und Leistungsfähigkeit noch mehr zu steigern als mit den 30-30-Intervallen. Es ist wichtig, sich klarzumachen, dass Sie beim Zeittraining mit längeren Trainingseinheiten und kürzeren Ruhephasen das Tempo etwas reduzieren müssen, damit Sie das Training vollständig absolvieren können. Sie sollten zwar weit über Ihre Komfortzone hinausgehen, aber Sie müssen das Tempo über das gesamte 40-Sekunden-Intervall halten können. Ich möchte Ihnen hier meine besten Übungskombinationen für 40-20-Intervalle vorstellen.

Als Bonus habe ich gemeinsam mit BJ Gaddour (CSCS) und Topher Pharrel (CSCS) einige maßgeschneiderte 30-30-Intervalle zusammengestellt. Gratis-Download auf www.workoutmuse.com/coach-dos-music.

ZEITINTERVALLE MIT 40 SEKUNDEN TRAINING UND 20 SEKUNDEN PAUSE

WORKOUT 1	WORKOUT 2	WORKOUT 3
Liegestütz-Hocke mit Valslides	Liegestütz-Hocke mit Suspension Trainer	Ausfallschrittsprung mit Medizinball
Kettlebellschwingen	180-Grad-Sprungkniebeuge mit Suspension Trainer	Liegestütz mit Medizinball
Bauchmuskeltrainer mit Valslides	Einbeinige Sprungkniebeuge mit Suspension Trainer	Sit-up mit gestreckten Beinen und Medizinball
Einarmiges Kettlebellschwingen im Wechsel	Superman mit Suspension Trainer	Überkopfkniebeuge mit Medizinball
Schlittenschieben mit Valslides		Burpee mit Medizinball

NOCH EINE VARIANTE DES ZEITTRAININGS

Sie können die beschriebenen Zirkeltrainings auch absolvieren, indem Sie eine festgesetzte Anzahl von Wiederholungen wählen anstatt einer festgelegten Zeit. Das bekannteste Beispiel sind die berüchtigten 24er: Dabei wird eine Abfolge von Übungen jeweils 24 Mal wiederholt, wobei Sie versuchen, dieses Ziel immer schneller zu erreichen. Im Folgenden finden Sie eine Übungssequenz für 24er – denken Sie aber daran, dass Sie alle Wiederholungen sauber ausführen sollten (vollständiger Bewegungsradius, korrekte Ausführung etc.), bevor Sie zur nächsten Übung kommen. Da hier sehr spezielle Muskelgruppen trainiert werden, werden Sie eine extreme Erschöpfung spüren. Bei einer einfachen Steigerung beginnen Sie mit zehn Wiederholungen, dann zwölf, 15 und so weiter, bis Sie alle 24 Wiederholungen ohne Pause schaffen.

24ER
Kniebeuge
Sprungkniebeuge
Ausfallschritte (beide Beine)
Ausfallschrittsprünge

Ein Zirkeltraining, bei dem man die Wiederholungen zählt und das ich besonders gern mag, nennt sich »Countdown«.

Dabei wird eine Kombination aus Sprungkniebeuge und plyometrischem Liegestütz in absteigender Reihenfolge absolviert. Beispielsweise führen Sie zehn plyometrische Liegestütze aus, stehen sofort danach auf, schließen zehn Sprungkniebeugen an und ruhen sich dann zehn Sekunden lang aus. Im Anschluss absolvieren Sie diese Sequenz mit neun Wiederholungen beider Übungen und so weiter, bis Sie bei einer Wiederholung angelangt sind. Um das Training noch schwieriger zu gestalten, lassen Sie ab fünf Wiederholungen die zehn Sekunden Pause weg – puh!

Sie können auch eines der Zirkeltrainings auswählen, die ich in der Tabelle mit den längeren Ruhephasen auf Seite 126 vorgestellt habe (oder auch jede andere Übungssequenz) und eine Anzahl an Wiederholungen festlegen, die Sie absolvieren wollen. Notieren Sie die Zeit, die Sie für eine bestimmte Anzahl an Wiederholungen benötigen. Somit haben Sie ein ziemlich genaues Werkzeug, um Ihren Fitnessfortschritt zu dokumentieren.

WIE BAUE ICH ZEITTRAINING IN MEIN REGELMÄSSIGES HANTELTRAINING EIN?

Ich wähle gern ein Density- oder ein 30-30-Intervalltraining und mache das zum Schwerpunkt des gesamten Work-

COUNTDOWNS	PLYOMETRISCHER LIEGESTÜTZ	SPRUNGKNIE-BEUGE	PAUSE
Satz 1	10	10	10 Sek.
Satz 2	9	9	10 Sek.
Satz 3	8	8	10 Sek.
Satz 4	7	7	10 Sek.
Satz 5	6	6	10 Sek.
Satz 6	5	5	keine Pause
Satz 7	4	4	keine Pause
Satz 8	3	3	keine Pause
Satz 9	2	2	keine Pause
Satz 10	1	1	fertig

outs. Ein 20-Minuten-Training mit einer dieser Methoden erschöpft einen schon ziemlich und wenn man danach noch ein Training beginnt, führt das oft zu einem schlecht durchgeführten Workout. Sie können entweder ein normales Hanteltraining durch ein 30-30-Intervall ersetzen oder es einfach an einem Tag absolvieren, an dem Sie ohnehin kein Hanteltraining machen.

Ein kürzeres Training, wie 24er oder Countdowns, kann den Abschluss einer Trainingseinheit bilden. Ich nenne sie gern die »Vollender«. Stellen Sie sich einen solchen Vollender als ein Scheit mehr auf ihrem Stoffwechselfeuer vor, um das Maß vollzumachen.

20/10

Wählen Sie zwei Übungen für den unteren Körper und zwei für den Oberkörper. Absolvieren Sie abwechselnd 20 Wiederholungen der Übungen für den unteren Körper und zehn Wiederholungen der Übungen für den Oberkörper, bis zu fünf Mal im Ganzen.

Zum Beispiel:

20 Burpees

10 Liegestütze

20 Sprungkniebeugen

10 x umgekehrtes Rudern

Übungszirkel fünf Mal wiederholen

Wenn Sie den Zirkel fünf Mal wiederholen, absolvieren Sie 100 Burpees, 100 Sprungkniebeugen, 50 Liegestütze und 50 x umgekehrtes Rudern. Das steigert garantiert die Herzfrequenz und bringt den Stoffwechsel in Schwung. Wenn Sie ein gut trainierter Sportler sind, können Sie auch Übungen mit Gewichten auswählen (Gewichtswesten, Kurzhanteln, Langhanteln, Kettlebells, Sandsäcke etc.).

Brijesh Patel, CSCS, Cheftrainer für Kraft und Ausdauer, Quinnipiac University

EINFÜHRUNG IN DAS WELTBERÜHMTE TABATA-INTERVALL

KETTLE-BELL	LANGHANTEL	KURZHANTEL
Kettlebell-schwingen	Frontkniebeuge und Schwung-drücken (Push Press) mit Lang-hantelstange	Sumo-Knie-beuge mit Kurzhanteldrü-cken

In der Einleitung und dem Kapitel über Forschung habe ich das Tabata-Protokoll schon vorgestellt. Ich will es hier noch einmal erwähnen, da es zu den Methoden des Zeittrainings gehört. Der größte Unterschied zwischen den Tabata-Intervallen und den Density-Trainingsintervallen (und auch zu den 30-30-Intervallen), die ich in diesem Kapitel beschrieben habe, besteht in den Ruhephasen. Bei den Tabata-Intervallen wird mit sogenannten negativen Ruhephasen trainiert. Das sind Ruhephasen, die kürzer sind als die Trainingsphasen. Dadurch werden die Trainingsintervalle immer anstrengender, je länger das Workout dauert. Aus diesem Grund verwende ich persönlich nur geringe oder gar keine Gewichte, wenn ich Tabata-Intervalle absolviere. Im nächsten Kapitel stelle ich Ihnen meine favorisierten Übungsfolgen für Tabata-Intervalle und verschiedene Möglichkeiten der Steigerung vor. In diesem Kapitel möchte ich Ihnen drei Beispiele für die Verwendung von Gewichten (Kettlebell, Langhantel und Kurzhantel) bei Tabata-Intervallen vorstellen. Denken Sie daran, dass Sie in insgesamt vier Minuten mit acht Runden und je 20 Sekunden alles geben sollten und sich danach zehn Sekunden ausruhen können.

Wählen Sie Ihre Gewichte so aus, dass Sie damit das gesamte Trainingsintervall über konstant trainieren können. Absolvieren Sie die Übungen so schnell wie möglich – Sie sollten mindestens zwölf bis 15 Wiederholungen pro Intervall anstreben. Diese Trainingsintervalle sind extrem anstrengend und aus diesem Grund werde ich Ihnen im nächsten Kapitel jede Menge großartiger Übungen für Tabata-Intervalle vorstellen, bei denen Sie mit dem eigenen Körpergewicht trainieren.

Ich trainiere bei den Tabata-Intervallen sehr gern mit dem AirDyne-Trainingsfahrrad. Wenn Sie »den Stoffwechsel bei minimaler Muskelbelastung maximal in Schwung bringen wollen«, wie der große Alwyn Cosgrove sagt, dann sind Tabata-Intervalle am besten.

Versuchen Sie Folgendes:

6 Runden mit einem 20-10-Tabata-Intervall (2 Min. 50 Sek.),

3 Minuten pausieren,

6 Runden mit einem 20-10-Tabata-Intervall.

Versuchen Sie, jedes Mal über Level zehn hinauszukommen und 1,6 km zu schaffen. Etwas so Anstrengendes haben Sie noch nie probiert.

Mike Boyle, weltberühmter Spezialist für Kraft- und Konditionstraining

Sprungkniebeuge mit Langhantel

Legen Sie die Langhantelstange in den Nacken und platzieren Sie sie auf den Schultern. Kommen Sie in eine tiefe Kniebeuge und springen Sie dann mit Schwung so hoch wie möglich. Pressen Sie dabei die Stange fest auf die Schultern, damit sie nicht springt, wenn Sie abheben. Versuchen Sie, bei der Landung das Gewicht mit Füßen, Knöcheln, Knien und Hüften abzufangen. Kommen Sie direkt im Anschluss in die nächste Kniebeuge.

Kistensprung aus dem Sitzen

Setzen Sie sich auf eine Bank, die vor einer stabilen Kiste oder erhöhten Fläche steht. Legen Sie die Handflächen an den Hinterkopf oder vor der Brust über Kreuz auf die Schultern. Nachdem Sie ein paar Sekunden gesessen sind, springen Sie so schnell wie möglich hoch, ohne den Oberkörper nach vorn zu neigen, und landen mit beiden Füßen auf der Kiste vor Ihnen. Steigen Sie herunter und setzen Sie sich wieder auf die Bank, um sich auf den nächsten Sprung vorzubereiten. Die Übung wird schwieriger, wenn Sie auf einer niedrigeren Bank oder Stufe sitzen oder vielleicht sogar auf einem Medizinball. Zusätzlich können Sie auch Hanteln auf den Schultern halten oder eine Gewichtsweste tragen.

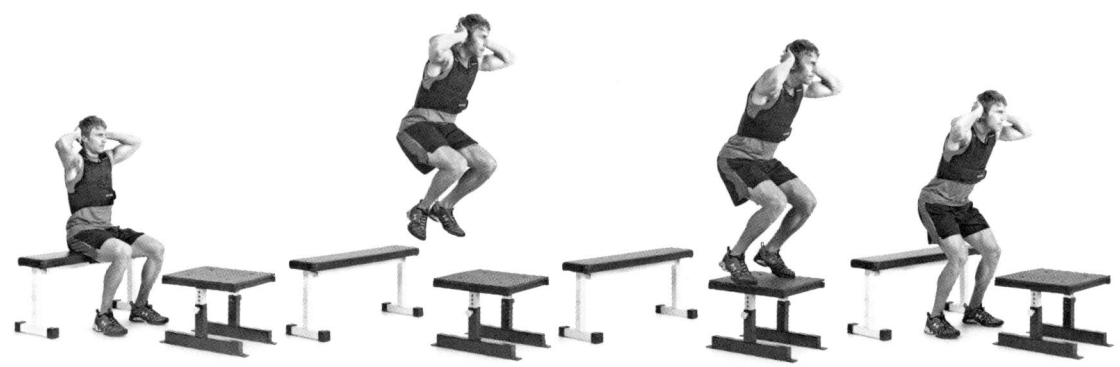

Einarmiges Kettlebellschwingen im Wechsel

Halten Sie eine Kettlebell in einer Hand und kommen Sie in die Power-Position: Neigen Sie den Oberkörper leicht nach vorn und schieben Sie die Hüften nach hinten. Ihr Unterarm mit der Kettlebell berührt die Innenseite des Oberschenkels. Schieben Sie die Hüften nach vorn und nutzen Sie den Schwung, um die Kettlebell kraftvoll nach oben zu schwingen. Am höchsten Punkt fühlt sich die Hantel fast schwerelos an. An diesem Punkt wechseln Sie die Kettlebell von der einen in die andere Hand und lassen den anderen Arm mit der Kettlebell wieder sinken. Eine Wiederholung umfasst einen Schwung mit beiden Armen.

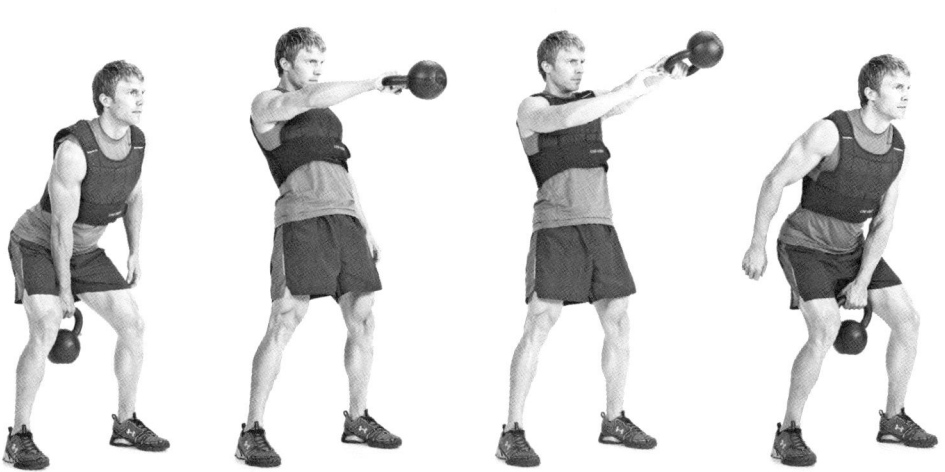

Einarmiges Reißen (Snatch) mit Kettlebell

Sie können für das Reißen eine oder zwei Kettlebells benutzen. Halten Sie die Kettlebell mit einer Hand am Griff, der Arm ist dabei nach unten ausgestreckt. Die Füße stehen etwas mehr als schulterbreit auseinander, sodass sich die Kettlebell auf der Innenseite des Oberschenkels befindet. Nehmen Sie die Power-Position ein: Ihr Oberkörper ist leicht nach vorn gebeugt, die Hüften nach hinten geschoben. Gehen Sie nun in eine leichte Kniebeuge, beim Hochkommen schieben Sie die Hüften nach vorn und ziehen die Kettlebell mit Schwung nach vorn hoch. Nutzen Sie den Schwung aus den Hüften zum Hochziehen. Am höchsten Punkt lassen Sie die Kettlebell nach hinten kippen, sodass das schwere Ende auf der Vorderseite des Unterarms landet, und drücken gleichzeitig den Arm kraftvoll über den Kopf nach oben. Senken Sie dann das Gewicht wieder ab und kommen Sie zurück in die Ausgangsposition.

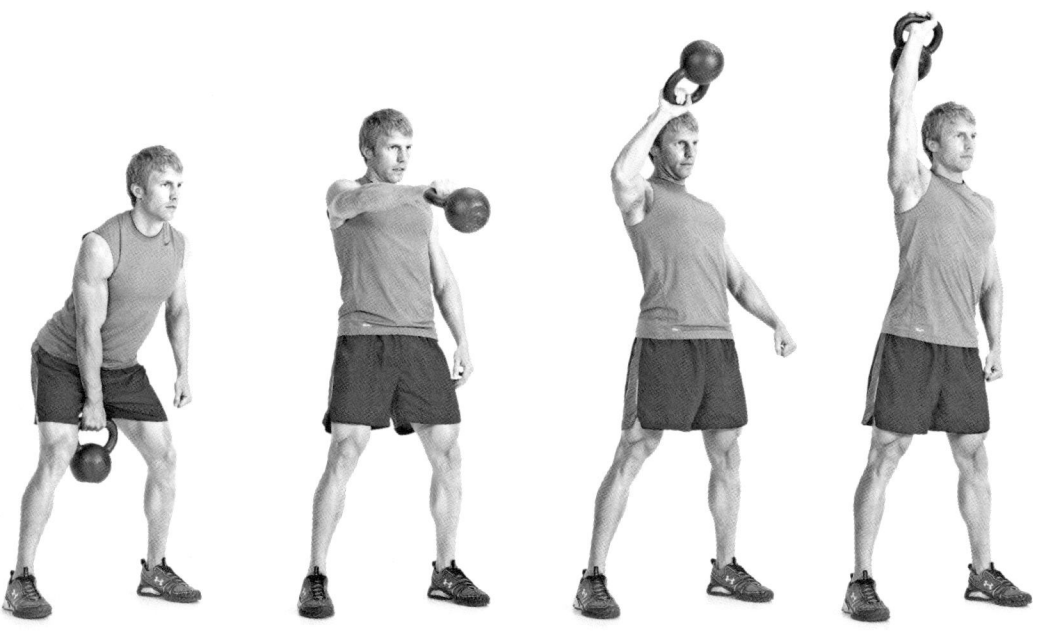

Sprung mit Schulterheben aus dem Hang mit Langhantel

Halten Sie die Stange in der Power-Position. Springen Sie dann kraftvoll mit Schwung nach oben und ziehen Sie beim Abheben die Schultern so hoch wie möglich neben die Ohren. Landen Sie mit gebeugten Knien und auf dem ganzen Fuß.

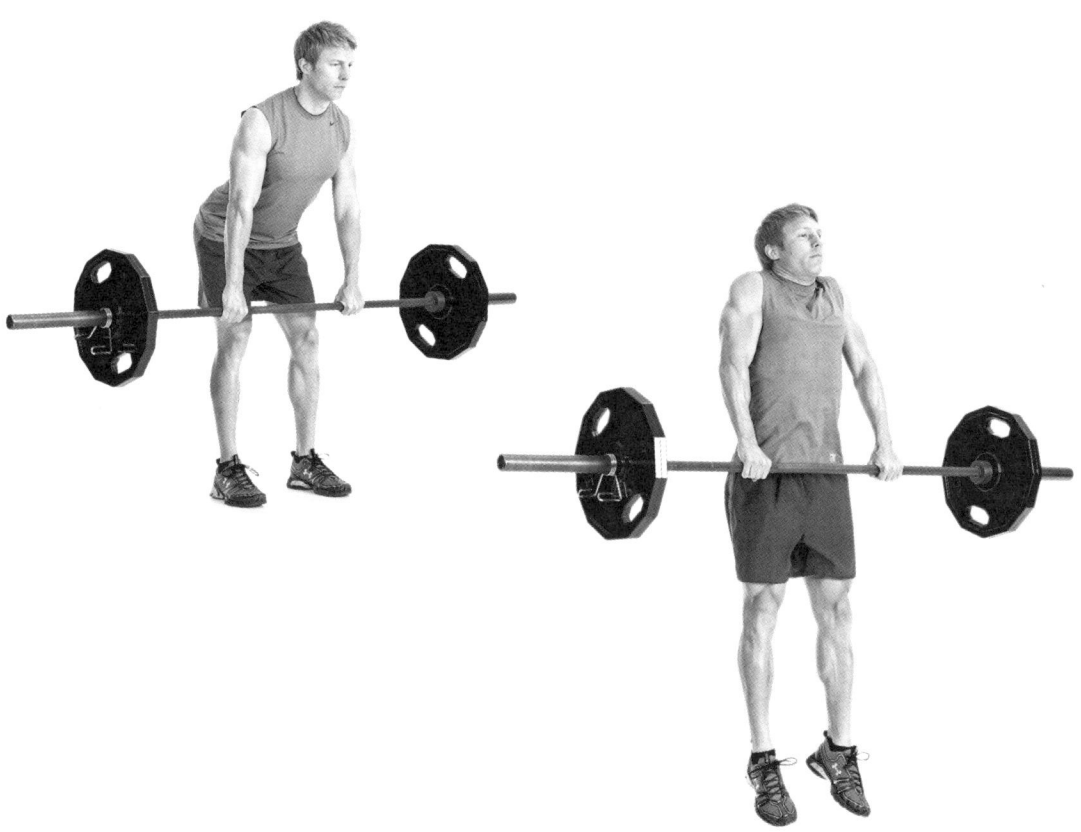

Standumsetzen aus dem Hang (Hang Power Clean) mit Langhantel

Sie beginnen in derselben Ausgangsposition wie gerade beschrieben und ziehen die Langhantel so weit wie möglich nach oben, bis unter das Kinn. Am höchsten Punkt des Ziehens senken Sie die Ellbogen unter die Langhantel ab und setzen die Langhantel auf der Vorderseite der Schultern ab. Die Knie sind dabei leicht gebeugt.

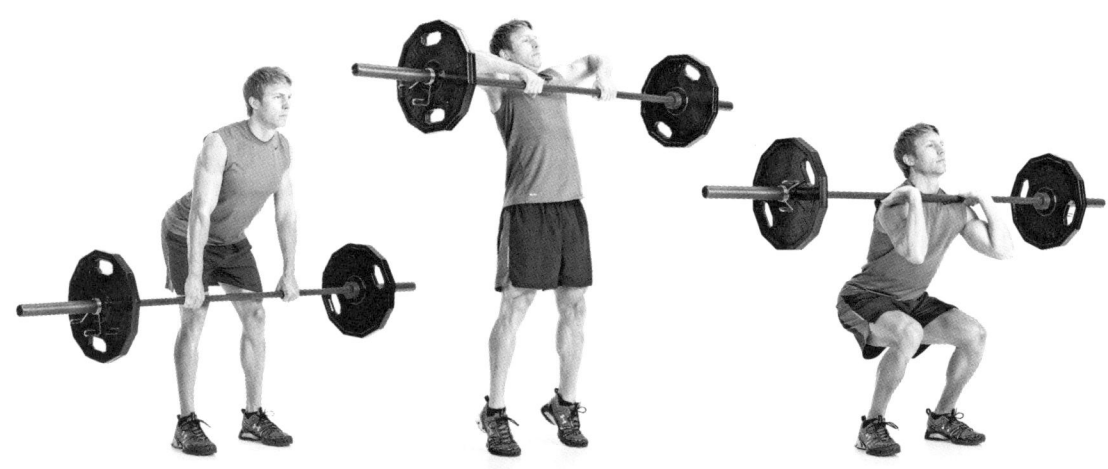

Reißen aus dem Hang (Hang Snatch) mit Langhantel

Beginnen Sie in der Power-Position und greifen Sie die Stange der Langhantel weiter als schulterbreit. Ziehen Sie die Hantel mit Kraft so weit wie möglich nach oben, auch wenn die Stange schon an den Hüften vorbei ist. Am höchsten Punkt reißen Sie mit Schwung die Hantel hoch über den Kopf, strecken dabei gleichzeitig die Arme und senken die Hüften zu einer Viertelkniebeuge ab – beides muss im selben Moment passieren.

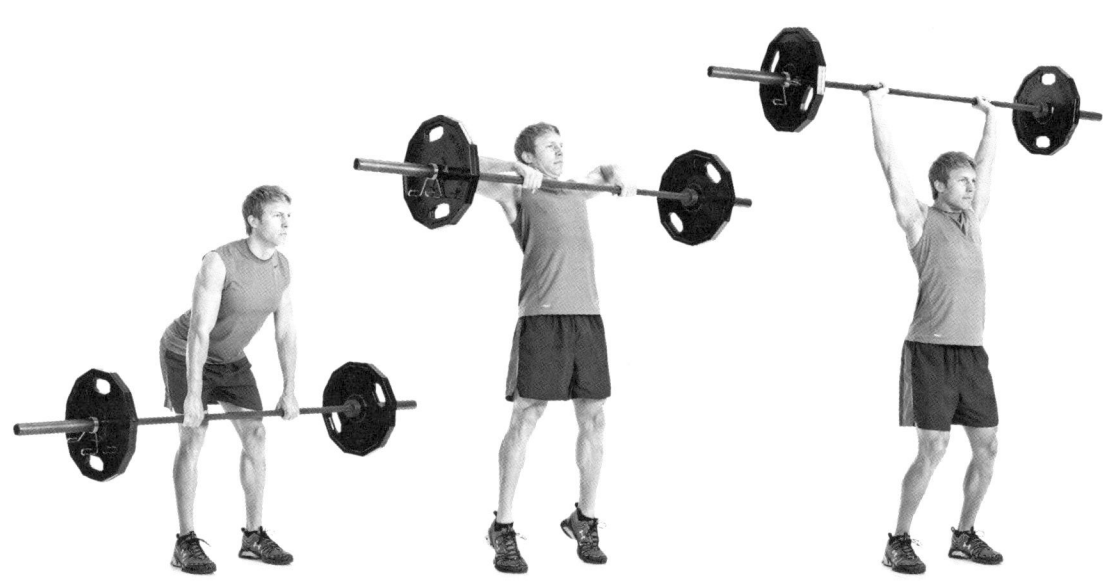

Burpee mit Kurzhanteln

Stellen Sie sich mit hüftbreit auseinanderstehenden Füßen aufrecht hin, die Arme mit jeweils einer Hantel in der Hand sind seitlich am Körper. Kommen Sie nun in die Hocke und legen Sie die Hanteln vor sich auf dem Boden ab, die Handflächen zeigen zueinander. Springen Sie mit beiden Beinen nach hinten in die hohe Liegestützposition, dann sofort wieder nach vorn in die Hocke und direkt so hoch wie möglich in die Luft. Ziehen Sie dabei am höchsten Punkt die Schultern hoch.

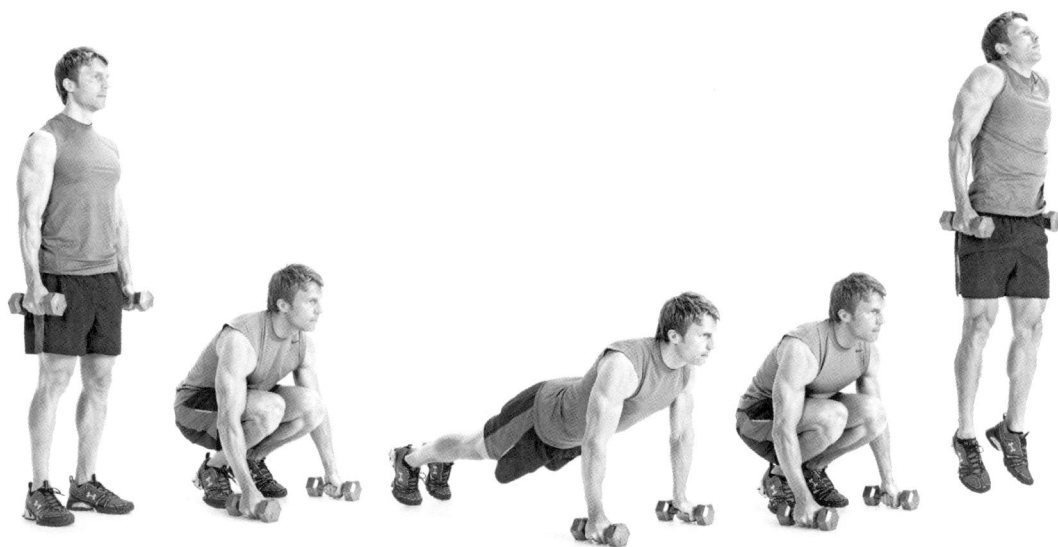

Bulgarischer Ausfallschrittsprung

Stellen Sie sich mit dem Rücken zu einer Bank und legen Sie eine Fußspitze auf der Sitzfläche ab. Der andere Fuß befindet sich einen großen Schritt von der Bank entfernt. Kommen Sie nun tief in den Ausfallschritt. Nun drücken Sie sich kraftvoll nach oben und springen mit Schwung so hoch wie möglich in die Luft. Versuchen Sie dabei, das vordere Knie zur Brust zu ziehen. Landen Sie wieder im tiefen Ausfallschritt und gehen Sie sofort zum nächsten Sprung über. Führen Sie zuerst alle Wiederholungen mit einem Bein aus, bevor Sie die Seite wechseln.

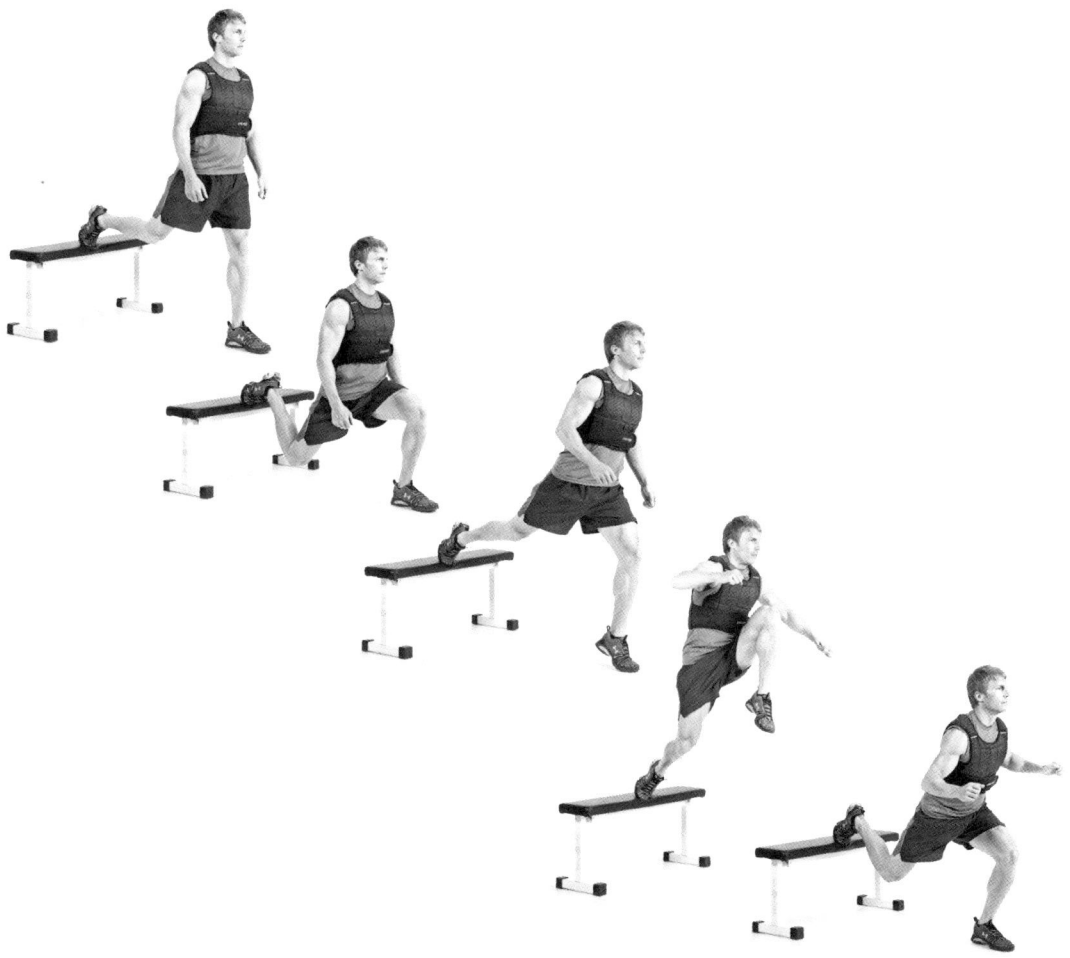

Frontkniebeuge mit Langhantel

Greifen Sie die Stange wie beim Umsetzen (Clean), über Kreuz oder benutzen Sie Gurte. Beginnen Sie in einer aufrechten Position mit schulterbreit auseinanderstehenden Füßen. Halten Sie die Ellbogen so hoch wie möglich, während Sie in eine tiefe Kniebeuge kommen. Versuchen Sie, die ganze Zeit über die Fersen fest auf dem Boden zu lassen, und schieben Sie die Knie nicht über die Fußspitzen hinaus. Der Schwerpunkt ruht auf den Fersen. Halten Sie den Rücken gerade.

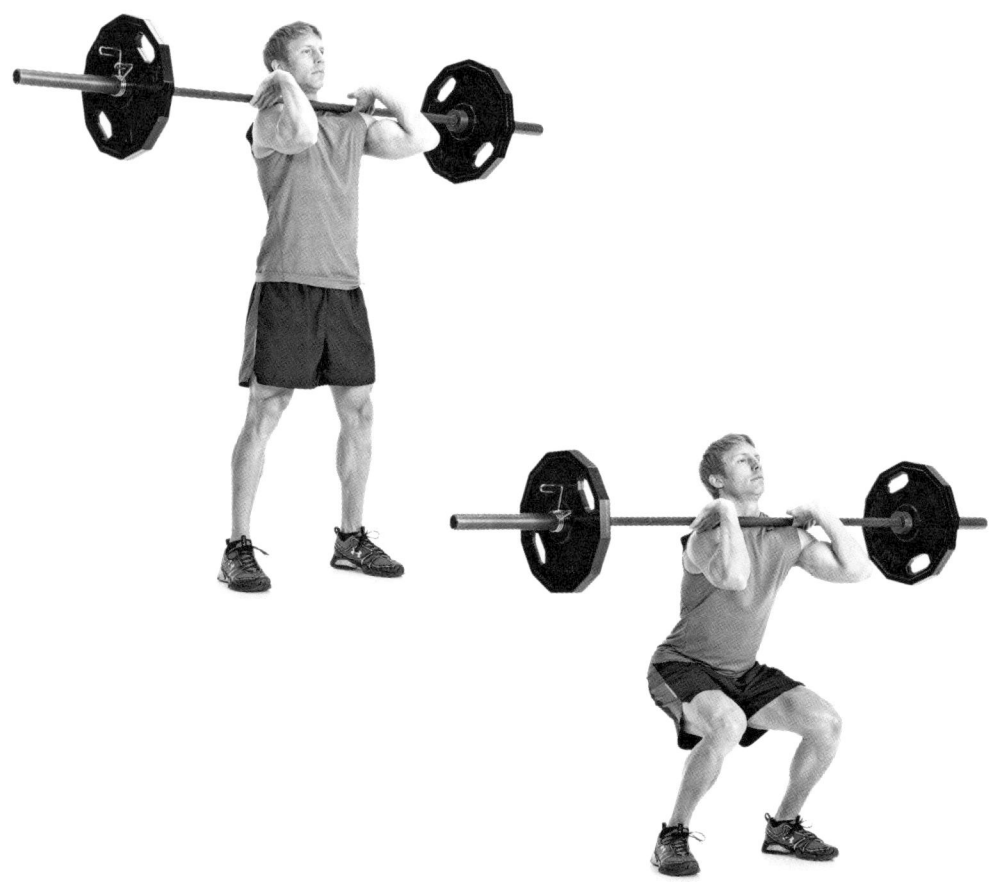

Kniebeuge mit Langhantel im Nacken

Stellen Sie sich mit mehr als hüftbreit auseinanderstehenden Füßen aufrecht hin und platzieren Sie die Langhantel auf der Rückseite Ihrer Schultern. Gehen Sie nun in eine möglichst tiefe Kniebeuge. Der Rücken bleibt gerade, der Oberkörper aufrecht und die Füße fest auf dem Boden. Das Hauptgewicht ruht auf den Fersen.

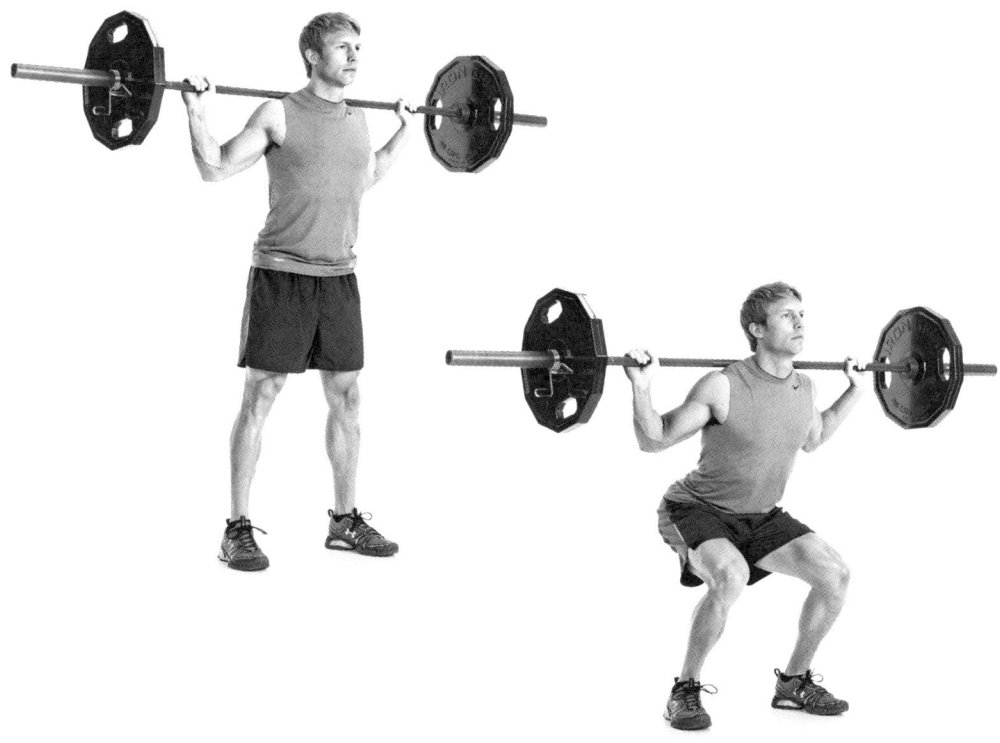

Überkopfkniebeuge mit Langhantel

Halten Sie die Langhantel in weitem Griff über dem Kopf. Die Arme sind gestreckt, die Füße stehen schulterbreit auseinander. Stehen Sie aufrecht. Jetzt kommen Sie in eine tiefe Kniebeuge, indem Sie die Hüften weit nach hinten schieben. Ihr Oberkörper wird sich dabei etwas nach vorn neigen. Achten Sie darauf, die Rumpfmuskeln angespannt zu lassen. Das Brustbein bleibt aufgerichtet, der Blick ist nach vorn gerichtet und die Fersen sind fest auf dem Boden.

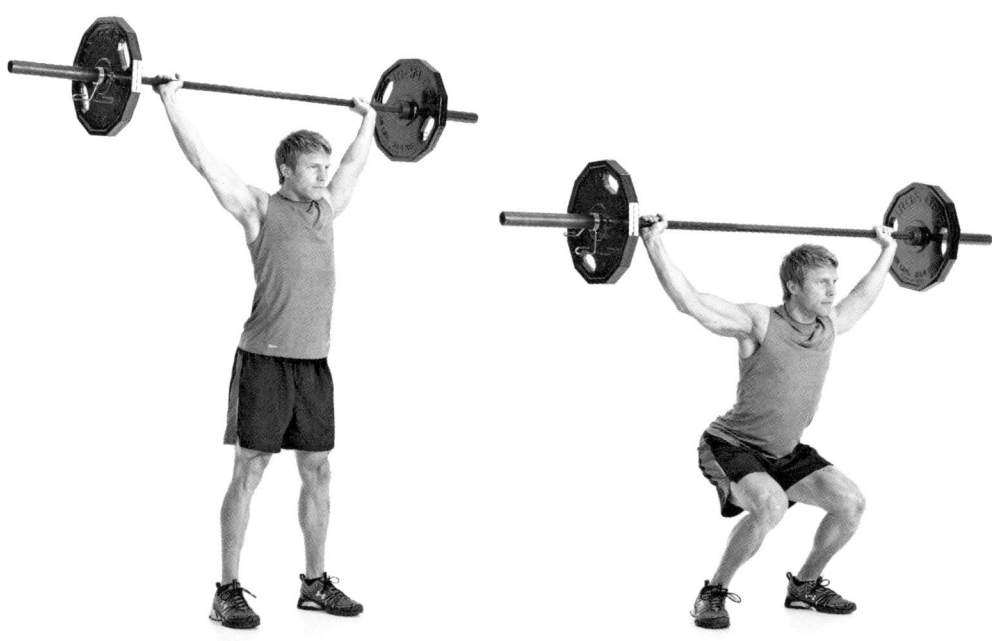

Bulgarische Kniebeuge mit Langhantel

Stellen Sie sich mit dem Rücken zu einer Bank und platzieren Sie die Langhantel mit weitem Griff im Nacken auf den Schultern. Legen Sie eine Fußspitze auf der Bank ab, der andere Fuß ist einen großen Ausfallschritt von der Bank entfernt. Beugen Sie nun die Knie tief, bis das hintere Knie fast den Boden berührt, und halten Sie den Oberkörper aufrecht. Beim Hochstemmen drücken Sie sich mit der vorderen Ferse kräftig vom Boden ab. Absolvieren Sie zuerst alle Wiederholungen auf einer Seite, bevor Sie das Bein wechseln.

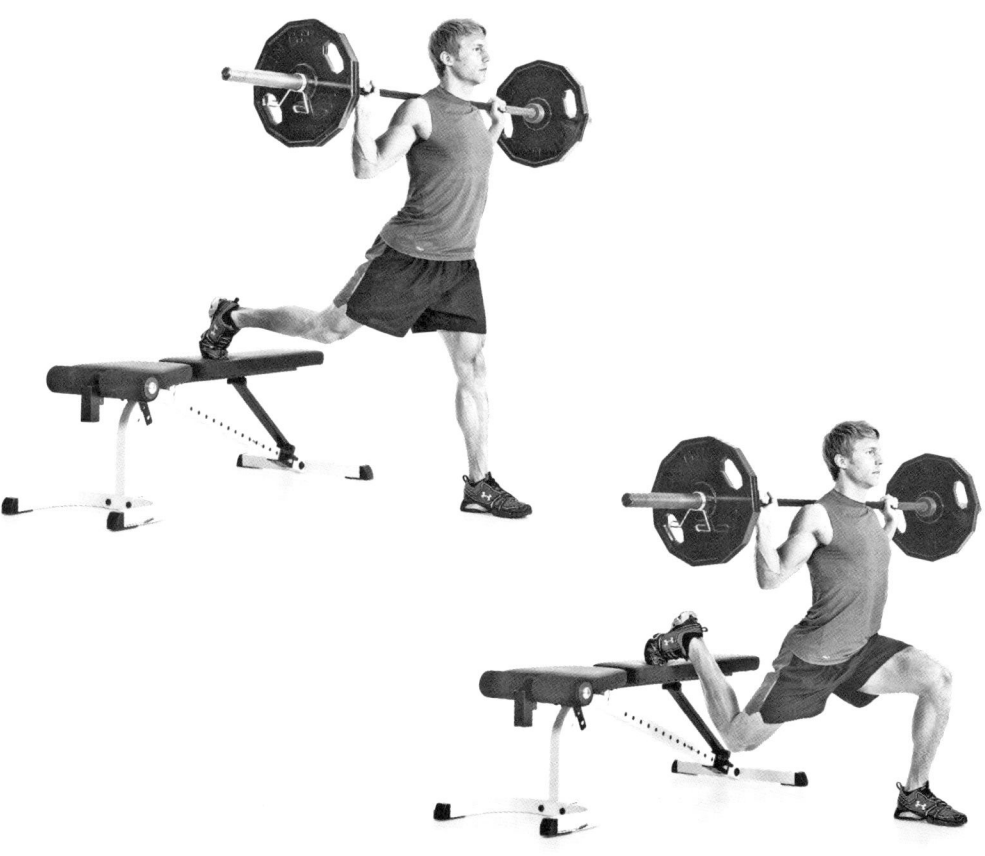

Gekreuzter Ausfallschritt mit Langhantel

Platzieren Sie die Langhantel im Nacken auf den Schultern, die Füße stehen etwas weniger als hüftbreit auseinander. Führen Sie nun einen Kreuzschritt aus: Wenn Sie mit dem linken Bein beginnen, kreuzen Sie das rechte Bein hinten und machen einen großen Schritt zur rechten Seite. Beugen Sie dabei das rechte Knie so weit wie möglich, um möglichst tief gehen zu können. Kommen Sie anschließend wieder in die Ausgangsposition zurück, bevor Sie die Übung mit dem anderen Bein ausführen. Achten Sie darauf, die Schultern in einer Linie zu halten. Während der Bewegung zeigt die Fußspitze des vorderen Fußes die ganze Zeit nach vorn. Die Drehung kommt nur aus der Hüfte. Eine Wiederholung umfasst je einen Ausfallschritt mit einem Bein.

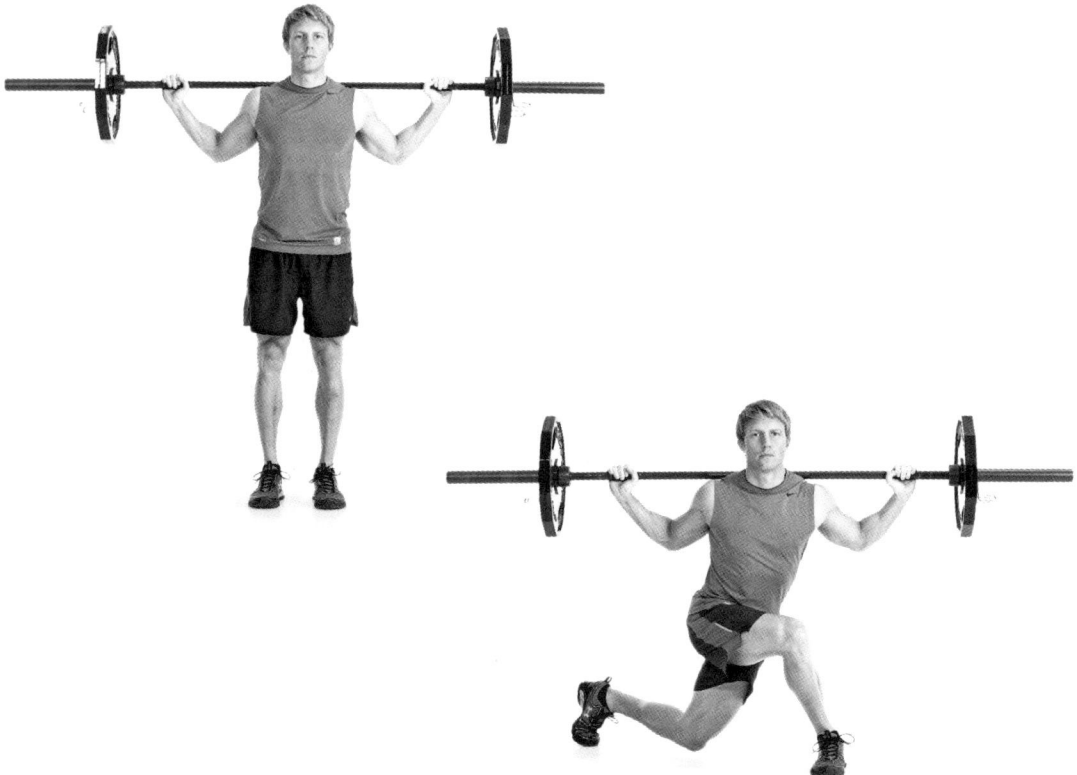

Einbeinige Kniebeuge

Stellen Sie sich so an den Rand einer stabilen Bank oder Kiste, dass ein Fuß in der Luft ist. Während Sie nun mit dem Standbein so tief wie möglich in die Kniebeuge gehen, strecken Sie die Arme auf Schulterhöhe nach vorn aus. Das Bein, das in der Luft ist, wird ebenfalls nach vorn gestreckt. Schieben Sie die Hüften nach hinten und neigen Sie den Oberkörper leicht nach vorn, um das Gleichgewicht zu bewahren. Die Ferse des Standbeins bleibt fest auf dem Untergrund. Zum besseren Ausbalancieren und um tiefer in die Kniebeuge zu kommen, können Sie auch eine kleine Hantel halten. Mit jeder Wiederholung werden Sie immer tiefer kommen, irgendwann schaffen Sie es, alle Wiederholungen in der tiefen Kniebeuge auszuführen. Dann können Sie beginnen, die Übung schwieriger zu gestalten.

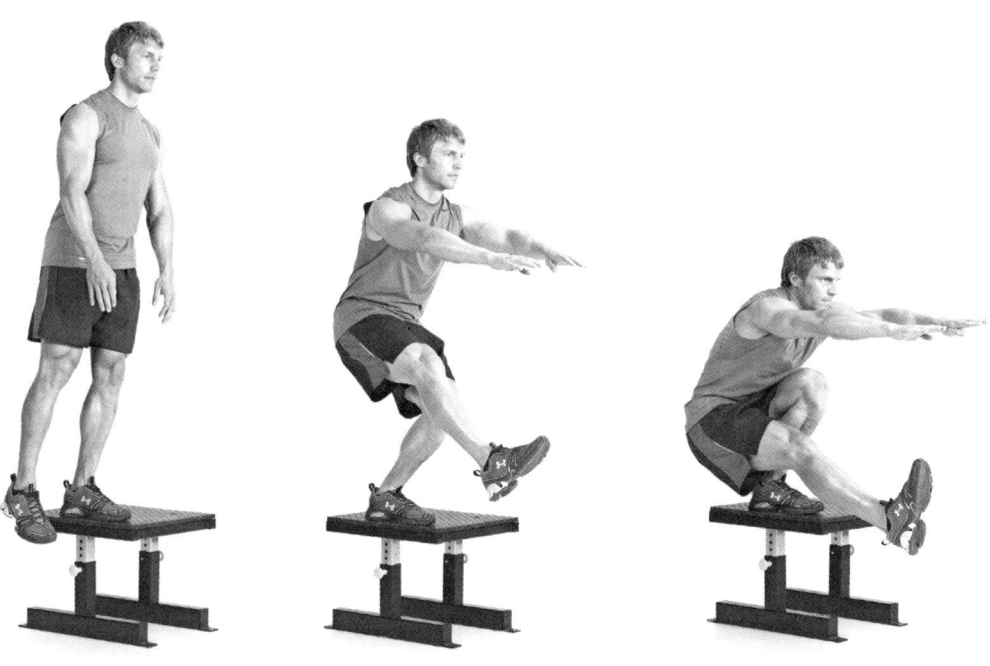

Ausfallschritt mit Langhantel

Platzieren Sie die Langhantel mit weitem Griff im Nacken auf den Schultern. Machen Sie mit einem Fuß einen großen Schritt nach vorn, die Fußspitzen sind leicht nach außen gedreht. Die hintere Ferse ist vom Boden angehoben und das Bein gestreckt. Beugen Sie nun die Knie und kommen Sie mit geradem Rücken in einen tiefen Ausfallschritt. Die vordere Ferse bleibt fest auf dem Boden. Drücken Sie sich wieder hoch und kommen Sie zurück in die Ausgangsposition. Jetzt machen Sie mit dem anderen Fuß einen großen Ausfallschritt nach vorn und wiederholen die Bewegung auf der anderen Seite.

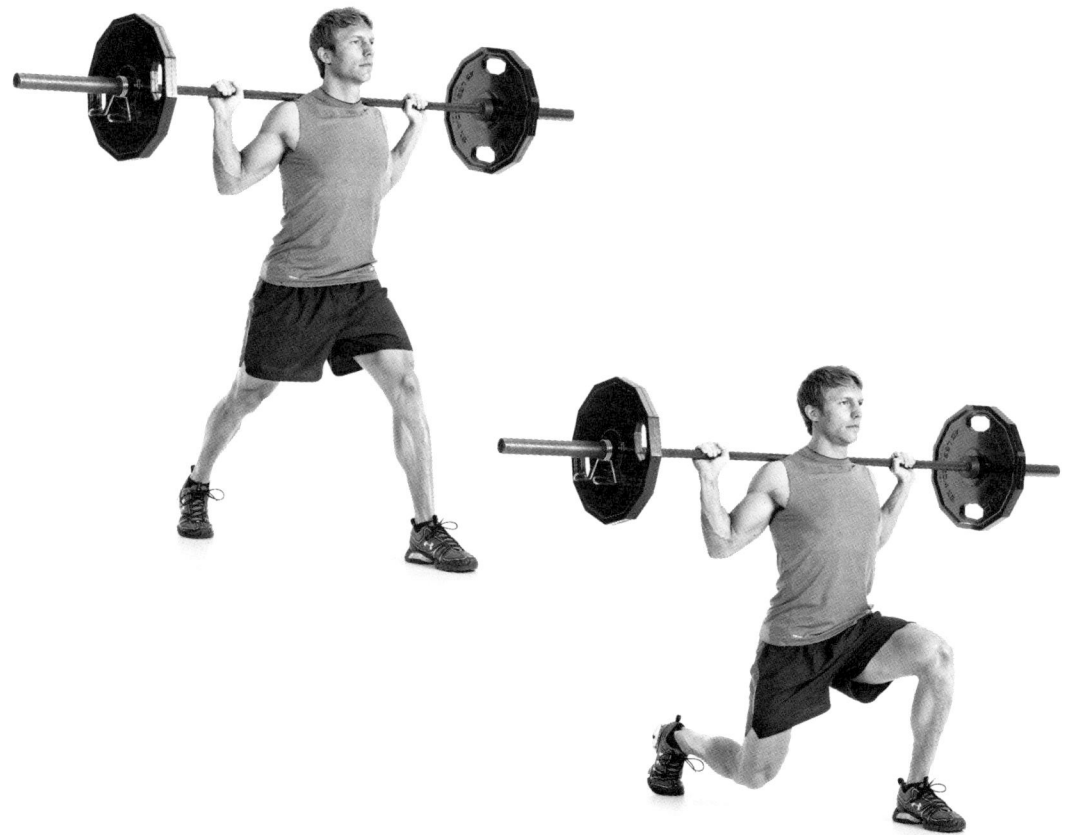

Bankdrücken

Führen Sie das Standard-Bankdrücken entweder mit Kurzhanteln oder einer Langhantel aus. Legen Sie sich dabei mit dem Rücken flach auf eine Bank und nutzen Sie den gesamten Bewegungsspielraum.

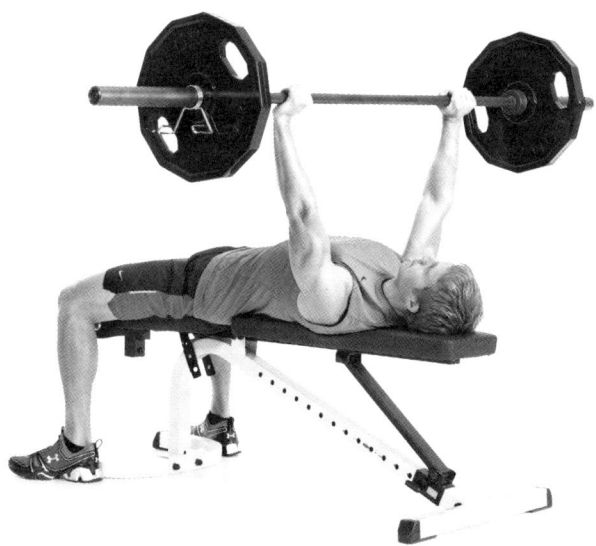

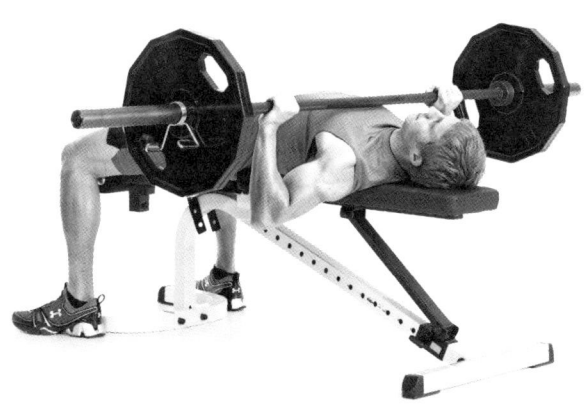

Schrägbankdrücken

Für das Schrägbankdrücken können Sie eine Langhantel oder Kurzhanteln wählen. Stellen Sie dabei die Lehne der Bank etwa im 30-Grad-Winkel auf.

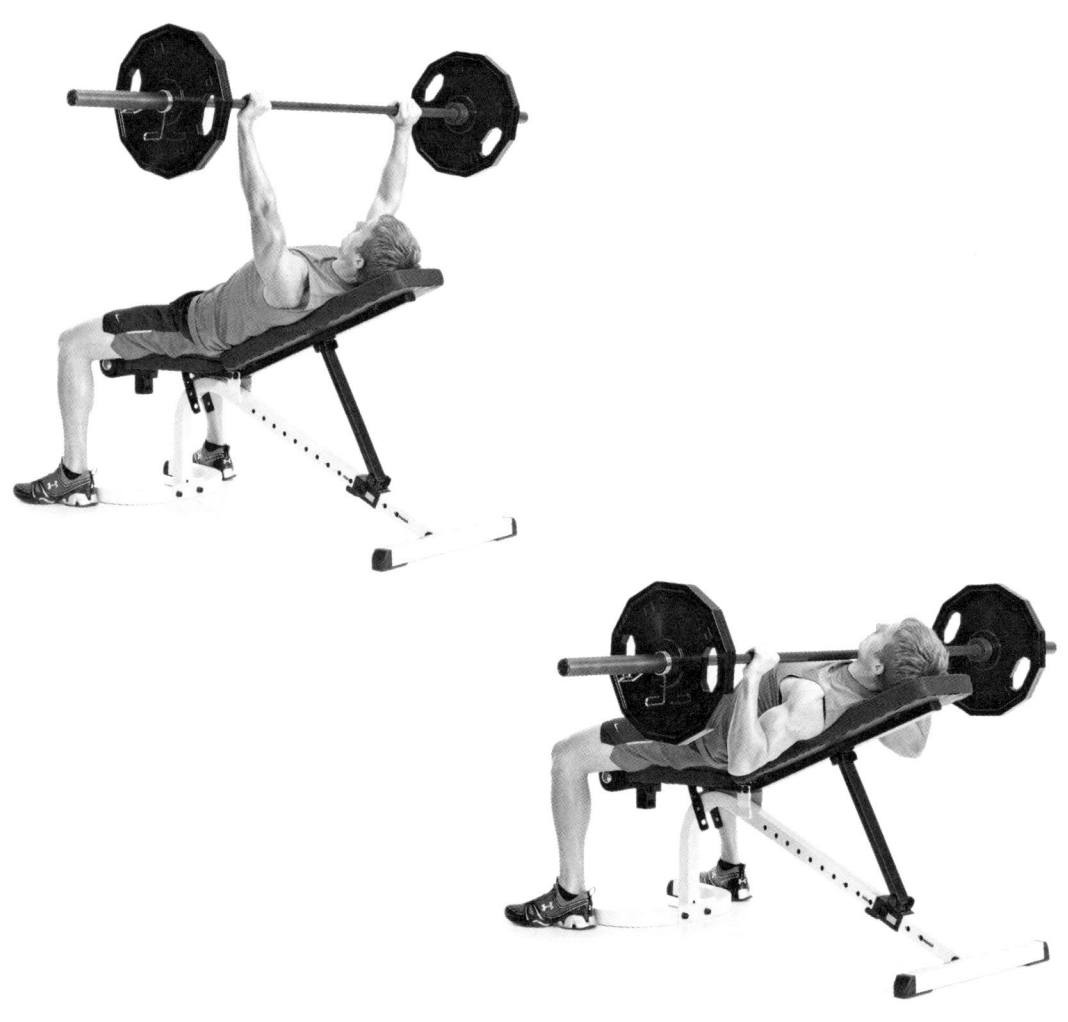

Bankdrücken im Wechsel mit Kurz-hanteln

Wählen Sie entweder eine flache oder eine schräge Rückenlage und Kurzhanteln. Stemmen Sie nun die Hanteln abwechselnd nach oben: Während Sie eine Hantel nach oben drücken, senken Sie zeitgleich die andere ab.

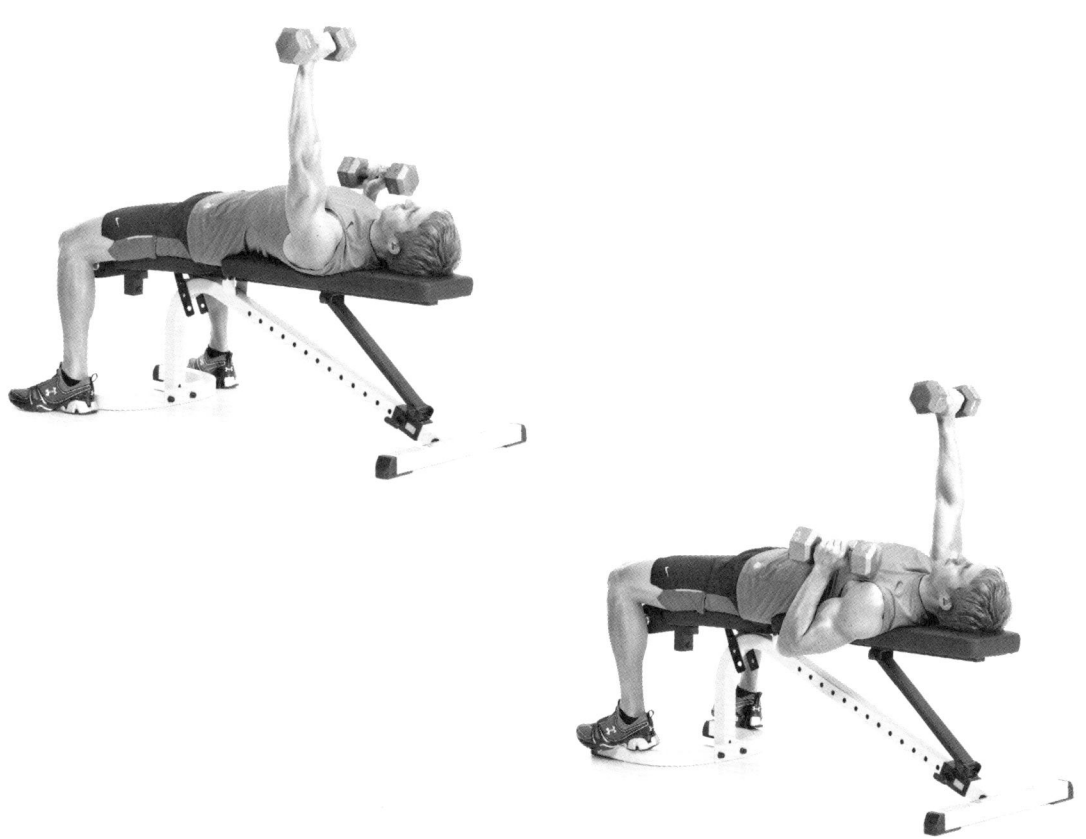

Halbseitiges Bankdrücken mit Kurzhantel

Halten Sie mit einer Hand eine Kurzhantel und legen Sie sich so auf die Bank, dass die Körperhälfte, auf deren Seite Sie die Hantel halten, in der Luft ist. Es sind nur Hüfte, Schulter und halber Kopf der anderen Körperhälfte auf der Bank. Halten Sie sich mit der freien Hand am Kopfende der Bank fest und stemmen Sie den Fuß auf der Hantelseite fest in den Boden, sodass der ganze Körper stabil und angespannt bleibt, während Sie die Hantel stemmen.

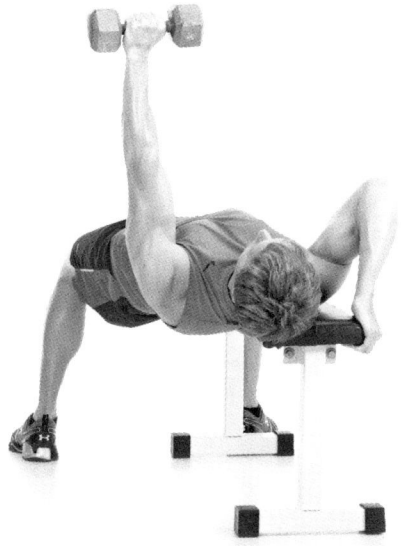

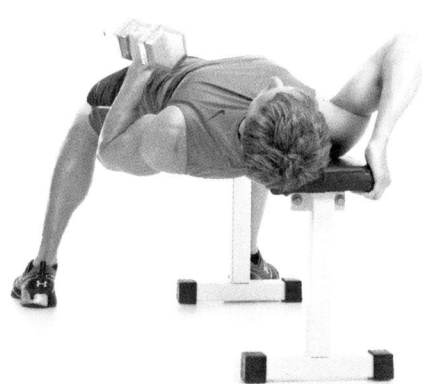

Schwungdrücken (Push Press) mit Langhantel

Platzieren Sie die Langhantel vorn auf den Schultern, kommen Sie in eine Viertelkniebeuge und drücken Sie sich anschließend kraftvoll nach oben. Nutzen Sie den Schwung aus den Beinen und stemmen Sie die Langhantel über den Kopf. Arme und Beine sollten exakt im selben Augenblick gestreckt werden. Ziehen Sie das Kinn leicht zur Brust, wenn Sie die Hantel an Ihrem Gesicht vorbei nach oben stemmen. Wenn Sie die Hantel wieder absenken und auf den Schultern aufsetzen, achten Sie darauf, die Knie zu beugen.

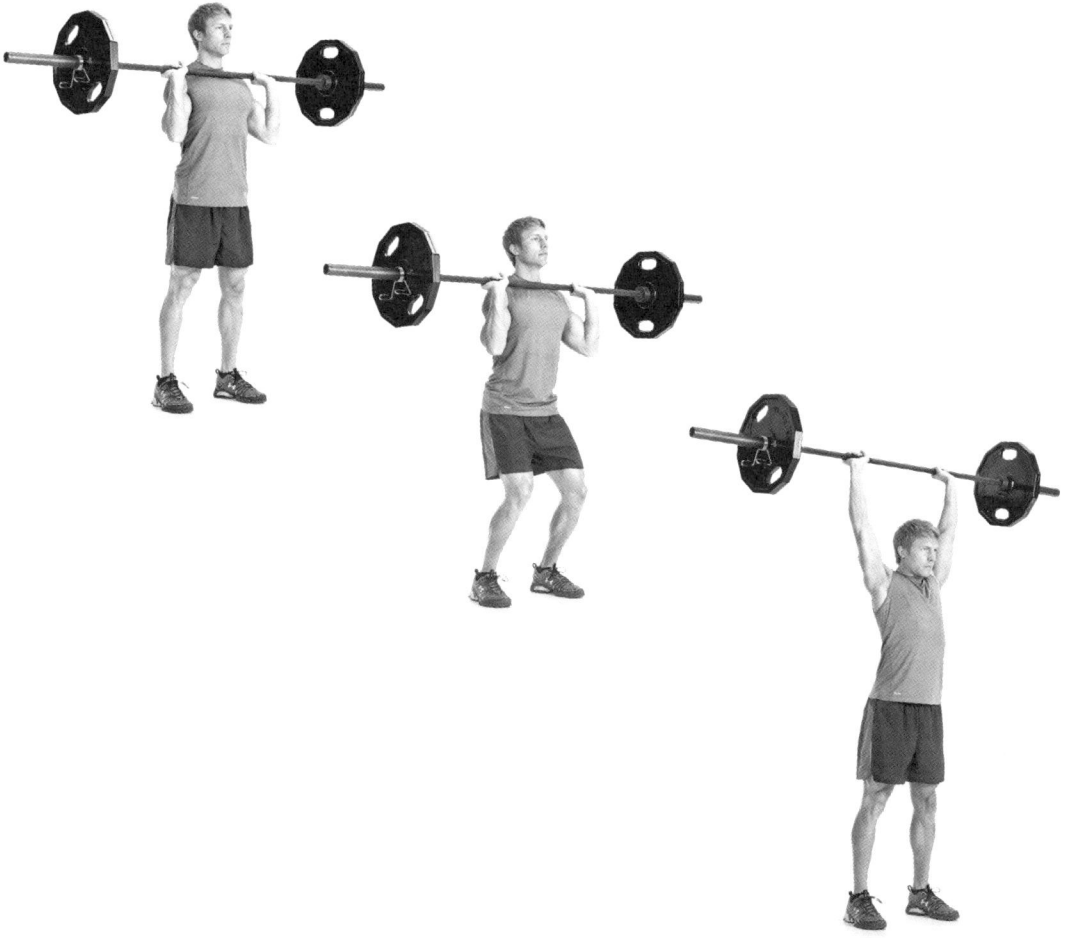

Standausstoßen (Push Jerk) mit Langhantel

Platzieren Sie die Langhantel auf der Vorderseite der Schultern und stellen Sie sich mit schulterbreit auseinanderstehenden Füßen hin. Beugen Sie nun die Knie und stoßen Sie die Hantel hoch über den Kopf, während Sie sich aufrichten. Wenn Sie die Hantel am Gesicht vorbei stemmen und die Arme noch oben strecken, ziehen Sie das Kinn leicht zur Brust.

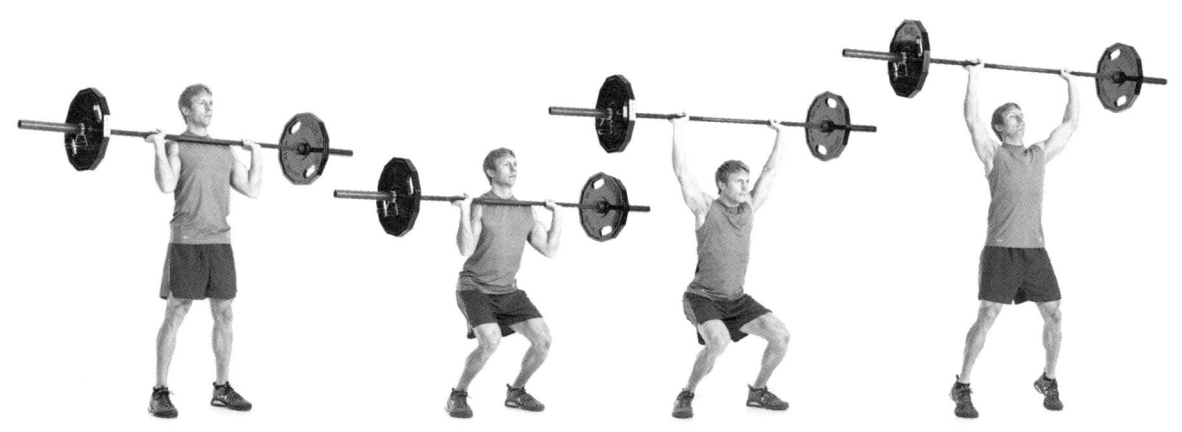

Schwungdrücken (Push Press) mit Kurzhanteln

Stellen Sie sich aufrecht hin, die Füße stehen schulterbreit auseinander. Nehmen Sie zwei Kurzhanteln mit flachen Enden so in die Hand, dass die flachen Enden vorn an Ihren Schultern ruhen. Die Handflächen sind nach innen gerichtet, die Ellbogen zeigen nach vorn unten und nicht nach außen zu den Seiten. Dann gehen Sie etwa eine Viertelkniebeuge tief. Wenn Sie sich nun kraftvoll nach oben drücken, stemmen Sie beim Aufrichten die Hanteln hoch über den Kopf. Beine und Arme strecken sich in exakt demselben Augenblick. Drehen Sie die Hanteln in der Aufwärtsbewegung so, dass die Handflächen nach vorn zeigen. Beugen Sie unbedingt die Knie, wenn Sie die Hanteln wieder zurück in die Ausgangsposition bringen.

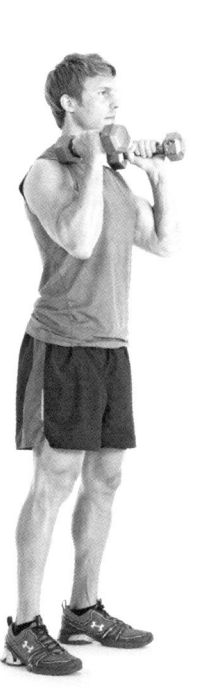 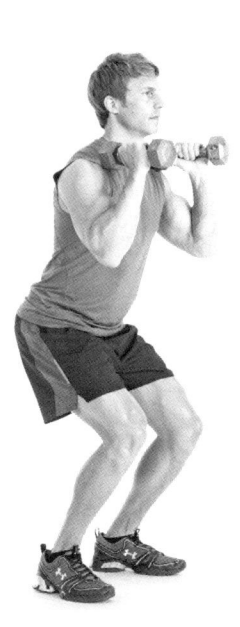 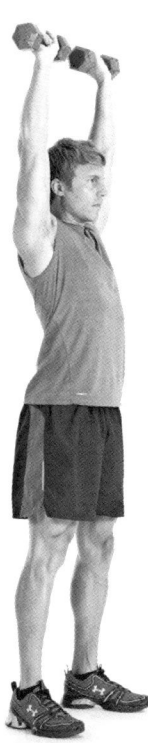

Trizeps-Dip

Stellen Sie an der Dip-Station einen schulterbreiten Abstand ein und lassen Sie sich so weit wie möglich herabsinken. Dann stemmen Sie sich hoch, bis die Arme komplett gestreckt sind.

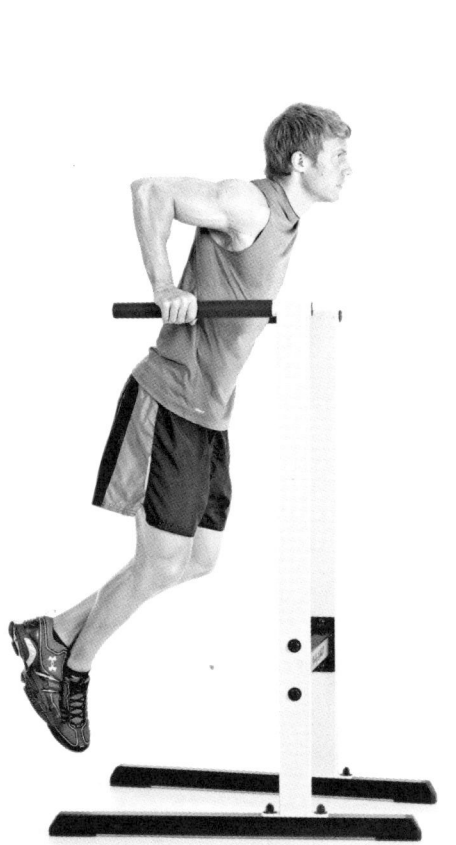
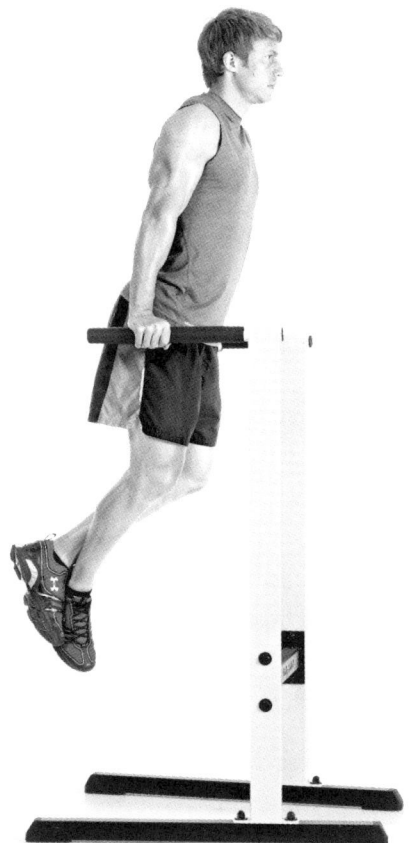

Liegestütz mit Suspension Trainer

Nehmen Sie am Suspension Trainer die hohe Liegestützposition ein. Die Riemen führen an den Achseln vorbei. Achten Sie darauf, dass die Handflächen anfangs nach innen zum Körper zeigen. Beim Tiefgehen und Hochstemmen drehen Sie die Handgelenke so, dass die Daumen zum Körper zeigen. Um die Übung schwieriger zu gestalten, stellen Sie die Fußspitzen erhöht auf. Wenn Sie die Fußspitzen auf einem Gymnastikball absetzen, wird sie sehr viel schwieriger.

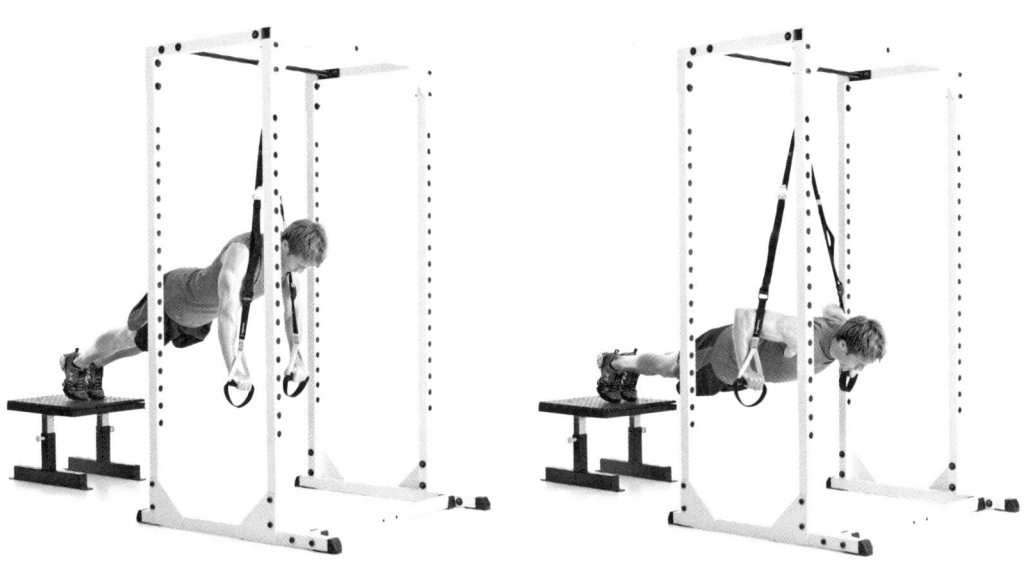

Klimmzug

Greifen Sie die Klimmzugstange in einem mehr als schulterbreiten Obergriff (die Handflächen zeigen nach vorn) und absolvieren Sie Klimmzüge. Achten Sie darauf, dass Sie den gesamten Bewegungsspielraum nutzen und die Arme vor jeder weiteren Wiederholung komplett strecken.

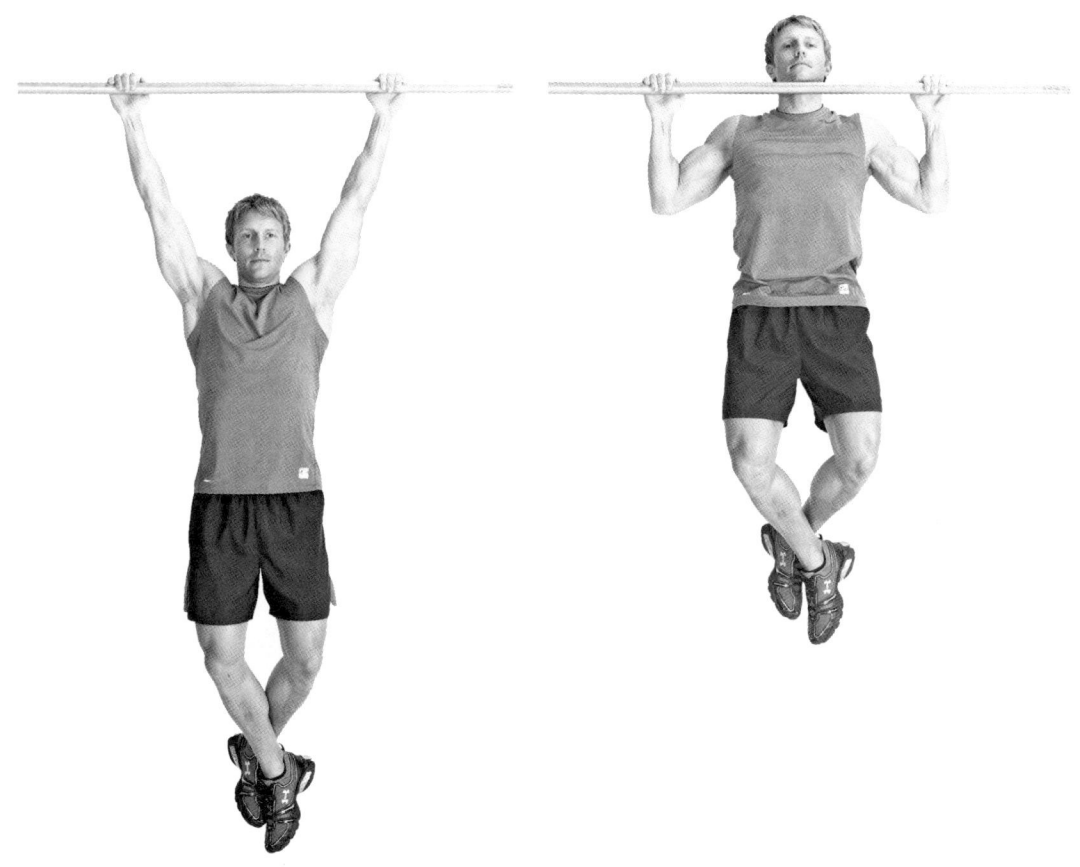

Chin-up (Klimmzug im Untergriff)

Greifen Sie die Stange schulterbreit im Untergriff (die Handflächen zeigen zum Körper) und ziehen Sie sich so weit nach oben, bis Ihr Kinn sich über der Stange befindet. Achten Sie darauf, dass Sie den ganzen Bewegungsspielraum nutzen und die Arme vor jeder weiteren Wiederholung komplett strecken.

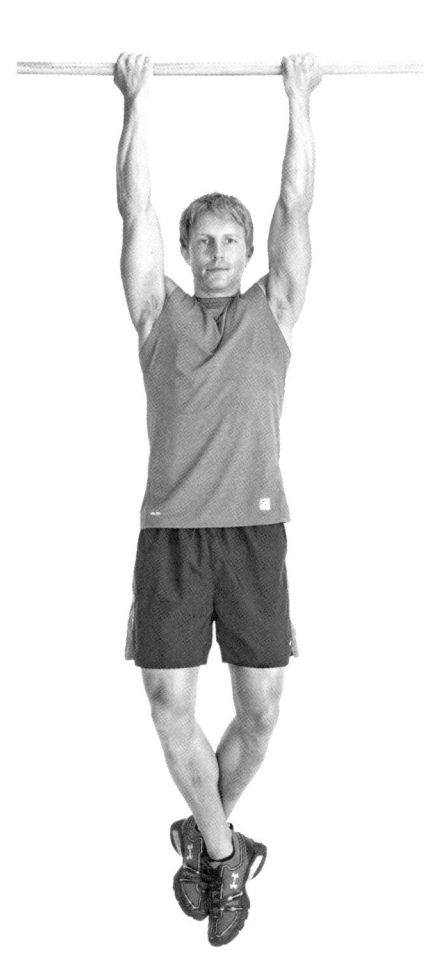 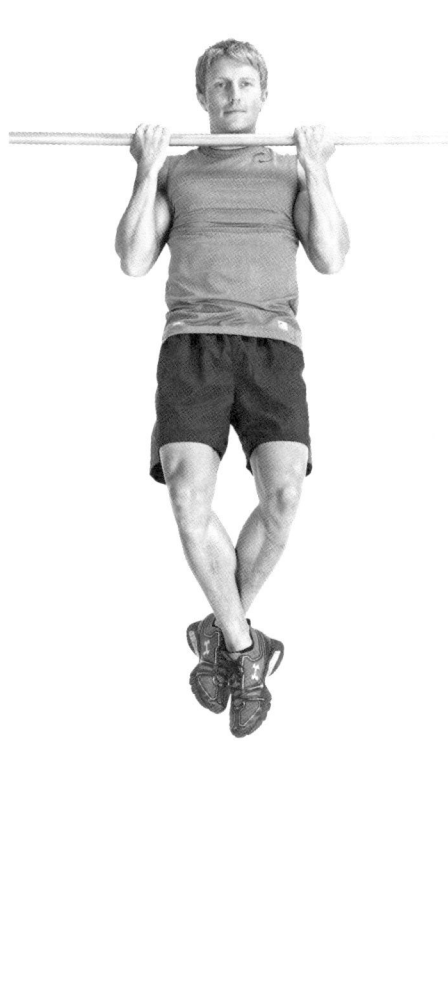

Seitlicher Klimmzug

Greifen Sie die Stange mehr als schulterbreit im Obergriff und absolvieren Sie Klimmzüge. Versuchen Sie beim Hochziehen, den Körper in Richtung der einen Hand zu ziehen, als ob Sie versuchen, Ihr Kinn auf dieser Hand abzulegen. Senken Sie sich wieder so weit ab, dass die Arme gestreckt sind, bevor Sie sich zur anderen Seite hochziehen. Jeder Klimmzug zählt als eine Wiederholung.

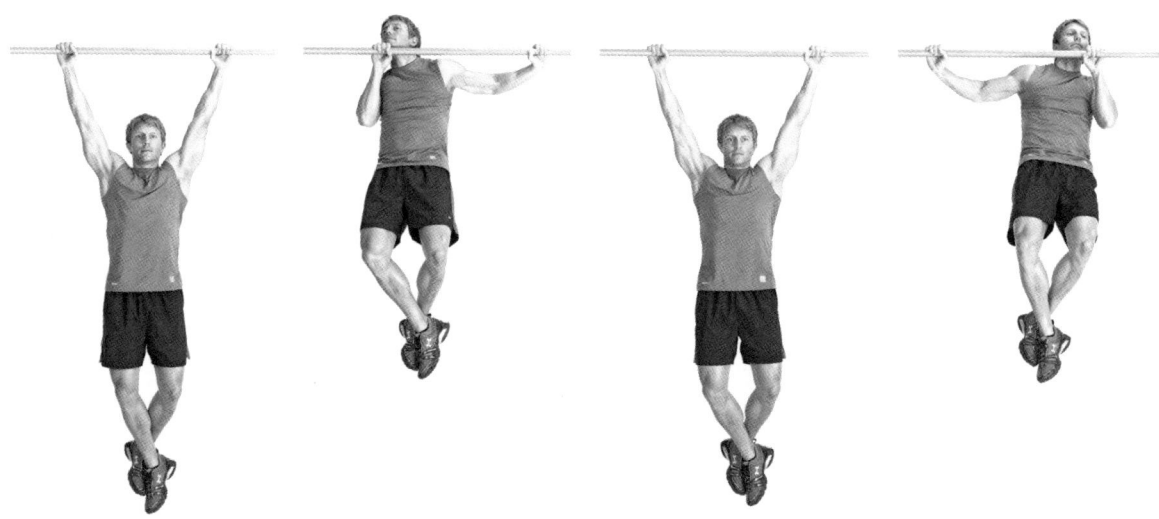

Horizontaler Klimmzug

Legen Sie sich unter eine Stange und greifen Sie sie mit gestreckten Armen etwas mehr als schulterbreit. Ihr Körper ist gestreckt, die Fersen sind auf dem Boden. Spannen Sie die Rumpfmuskeln fest an. Nun ziehen Sie sich hoch, bis Ihre Brust die Stange berührt. Sie können bei dieser Übung jeden Griff benutzen, der Ihnen angenehm ist. Um die Übung schwieriger zu gestalten, legen Sie die Fersen erhöht ab, beispielsweise auf einer Bank oder einem Gymnastikball.

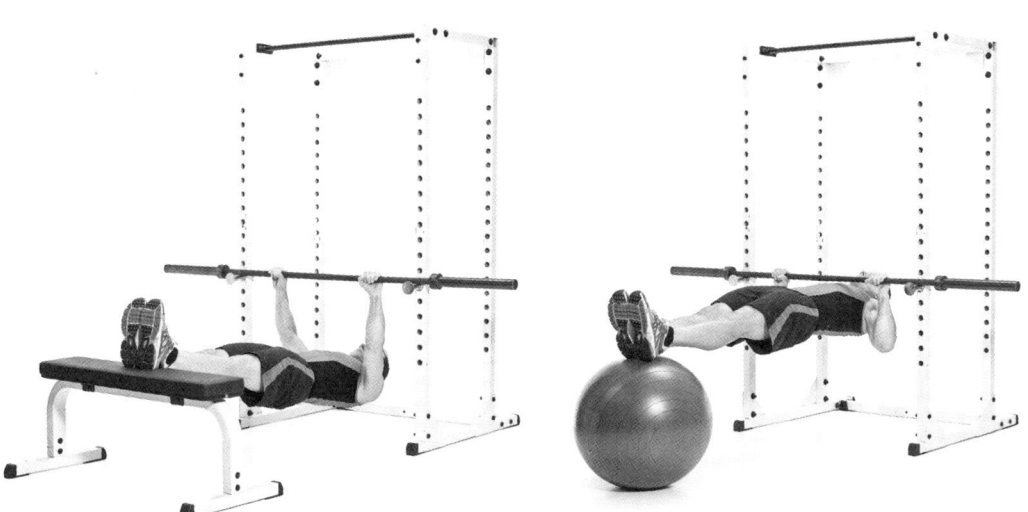

Horizontales Rudern mit Suspension Trainer

Legen Sie sich so unter den Suspension Trainer, dass Sie mit gestreckten Armen die Griffe fassen können. Ihr Körper ist nun etwa in einem 10-Grad-Winkel vom Boden angehoben, nur die Fersen berühren den Boden. Machen Sie sich ganz steif, indem Sie sämtliche Muskeln anspannen. Die Daumen zeigen am Anfang der Bewegung nach innen. Während Sie sich nach oben ziehen, drehen Sie die Hände so, dass die Handflächen zum Körper zeigen, sobald die Ringe Ihren Brustkorb berühren.

Einarmiger horizontaler Klimmzug

Legen Sie sich unter eine Stange und greifen Sie sie mit gestreckten Armen im Obergriff. Ihre Hände sind nah beieinander. Ihr Körper ist gestreckt, die Fersen sind auf dem Boden, die Beine weit geöffnet und leicht gebeugt. Spannen Sie die Rumpfmuskeln fest an. Lösen Sie nun eine Hand von der Stange und winkeln Sie den Arm an. Während Sie sich mit dem anderen Arm hochziehen, strecken Sie den freien Arm nach oben und ziehen sich ganz nah an die Stange heran

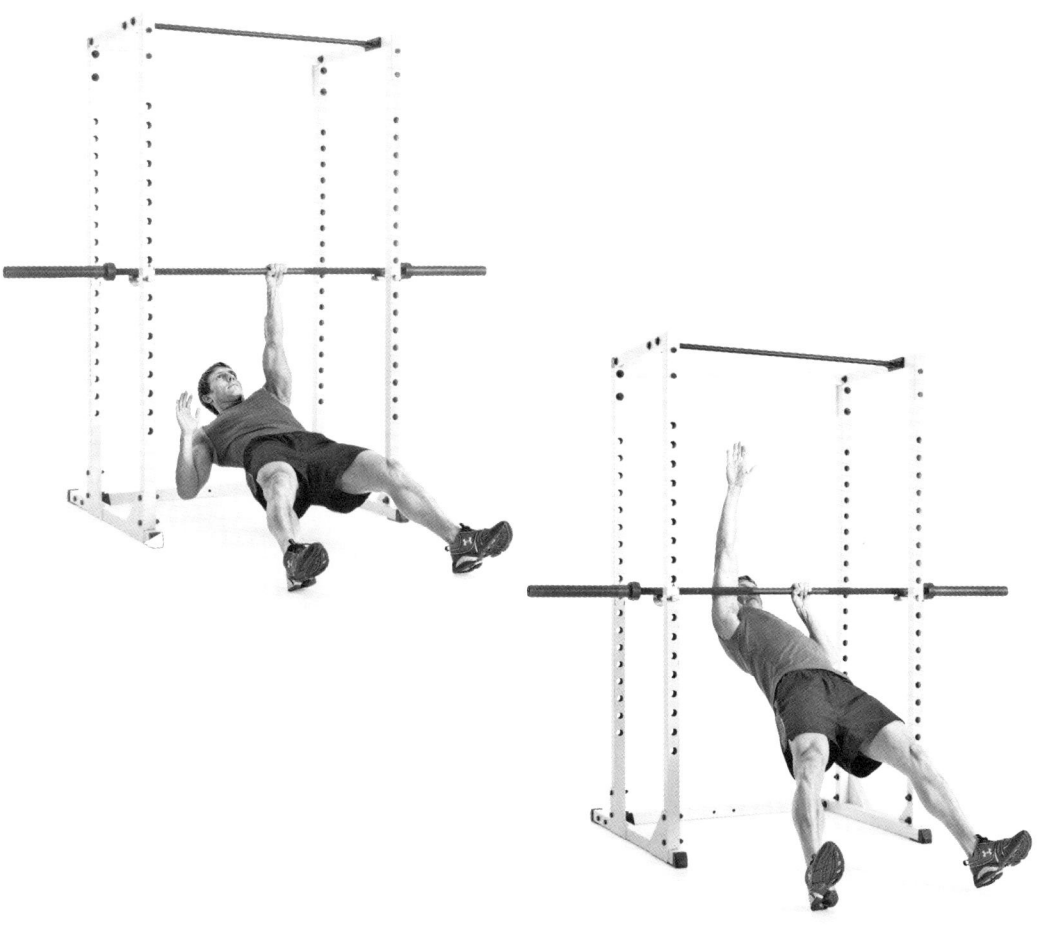

Vorgebeugtes Rudern mit Langhantel

Stellen Sie sich mit schulterbreit geöffneten Beinen hin und nehmen Sie eine vornübergebeugte Position ein. Die Knie sind dabei leicht gebeugt, die Hüften nach hinten geschoben. Halten Sie die Langhantel mit gestreckten Armen vor den Schienbeinen. Spannen Sie die Rumpfmuskeln an (vor allem Bauch- und Rückenmuskeln), während Sie die Stange so weit nach oben ziehen, bis sie den Bereich der unteren Rippen berührt. Sie können die Übung auch mit Kurzhanteln ausführen.

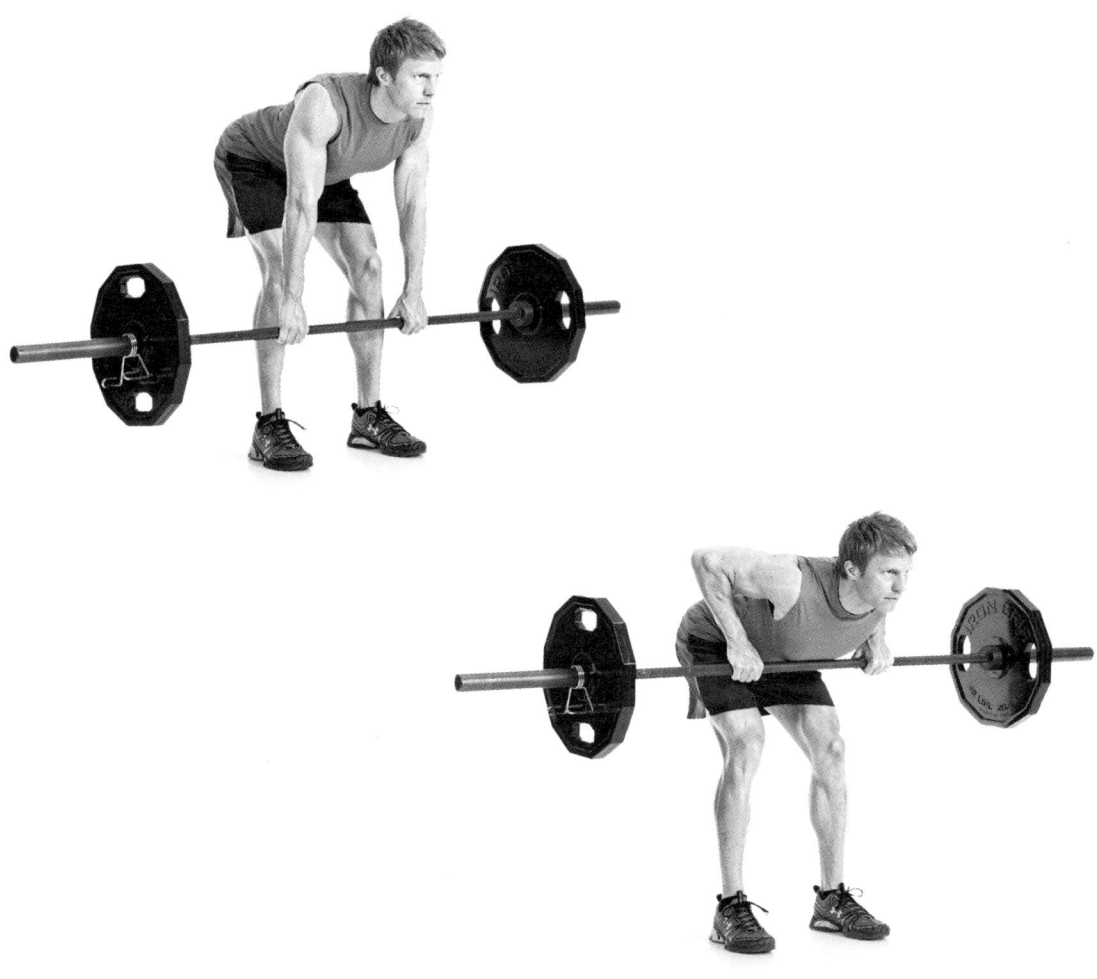

Face Pull mit Kabelzug

Für diese Übung benötigen Sie einen Kabelzug. Bringen Sie die Seilrolle in eine Startposition, die etwas höher ist als Ihr Kopf. Stellen Sie sich aufrecht vor den Kabelzug und fassen Sie die Griffe mit gestreckten Armen auf Schulterhöhe. Spannen Sie die Bauchmuskeln fest an, während Sie das Kabel so weit zu sich heranziehen, bis Ihre Daumen die Schläfen oder Ohren berühren. Achten Sie darauf, den ganzen Bewegungsspielraum zu nutzen und die Arme wieder vollständig zu strecken, wenn Sie in die Ausgangsposition zurückkehren. Die Schulterblätter werden dabei auseinandergezogen.

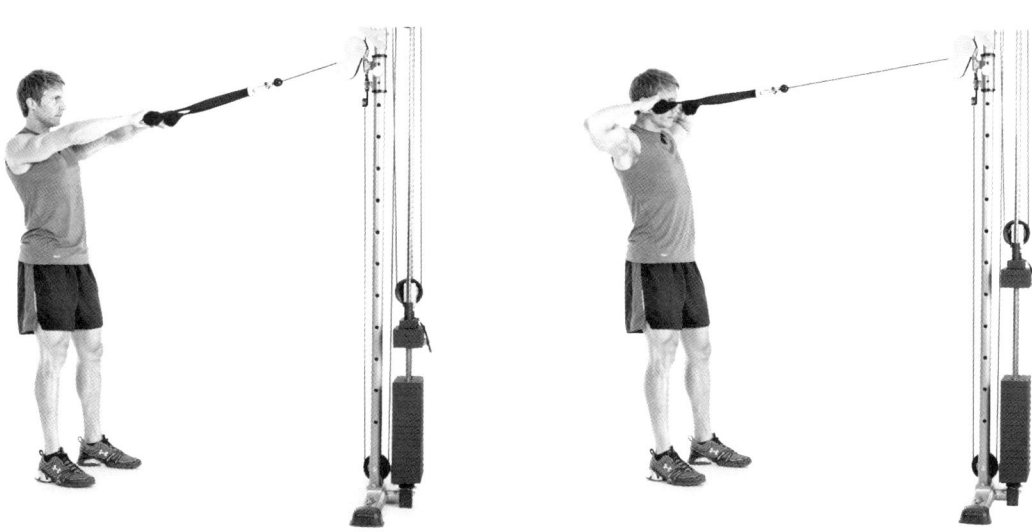

Einarmiges Rudern in der Planke mit Kurzhantel

Stützen Sie sich so auf einer Bank ab, dass Sie die Position einer schrägen Planke einnehmen. Ihre eine Hand ist dabei direkt unter der Brust platziert, in der anderen halten Sie eine Kurzhantel, die zum Boden weist. Ihr Körper bildet vom Scheitel bis zur Ferse eine Linie und die Muskeln sind angespannt, nur die Fußspitzen sind fest auf dem Boden. Ziehen Sie nun die Kurzhantel mit einer Ruderbewegung zu den Rippen hoch. Ihr Körper bleibt dabei gestreckt und die Muskeln sind weiterhin angespannt.

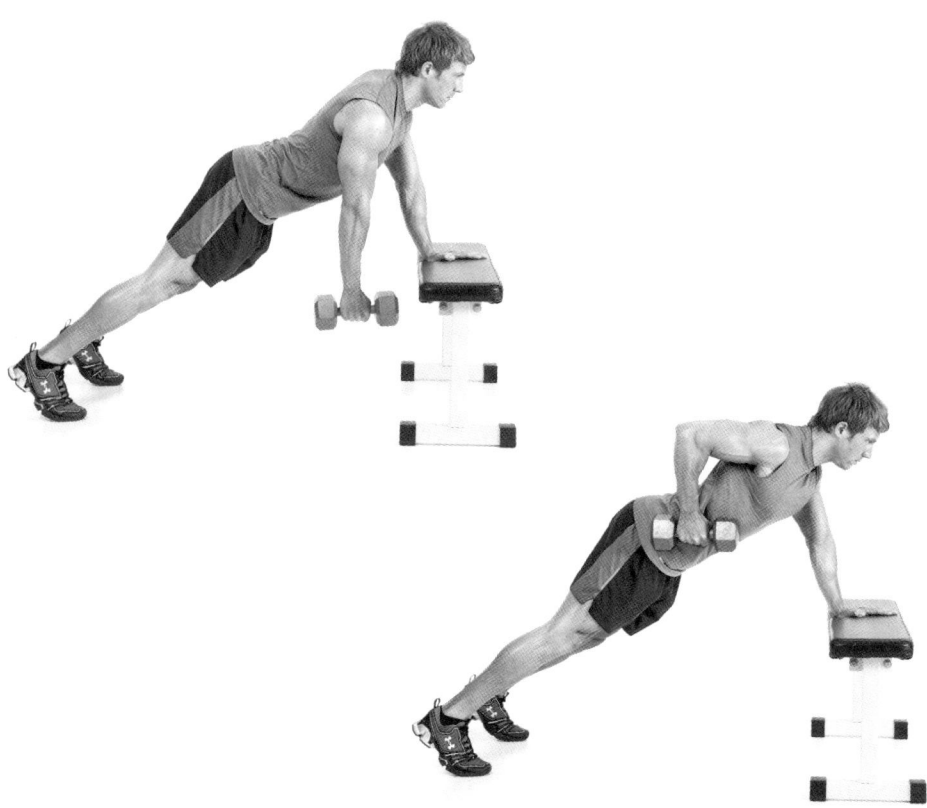

Spiderman-Liegestütz

Für diese Übung brauchen Sie Valslides oder Handtücher und einen glatten Boden. Nehmen Sie die Liegestützposition ein. Schieben Sie nun die linke Hand so weit wie möglich nach vorn und beugen Sie den Arm dabei nur minimal. Währenddessen beugen Sie den rechten Arm, sodass Sie sich in die tiefe Liegestützposition absenken. Gleichzeitig ziehen Sie Ihr rechtes Knie zum rechten Ellbogen.

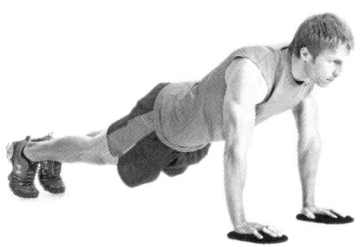

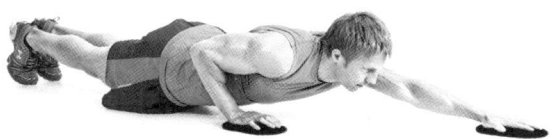

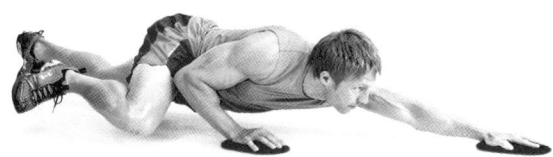

Stehende Armrotation mit Langhantel

Am besten funktioniert diese Übung wie abgebildet mit einer Befestigung für die Langhantel. Sie können die Übung aber auch ohne diese durchführen. Umfassen Sie entweder die Befestigung oder das Ende der Stange mit beiden Händen. Stellen Sie sich aufrecht hin, spannen Sie die Bauchmuskeln an und beugen Sie die Knie leicht. Drehen Sie nun beide Arme in eine Richtung, als ob Sie mit dem Ende der Stange einen großen Kreis in die Luft malen wollten. Bewegen Sie sich so schnell wie möglich, ohne dass die Körperspannung nachlässt. Wiederholen Sie die kreisförmige Bewegung in die andere Richtung.

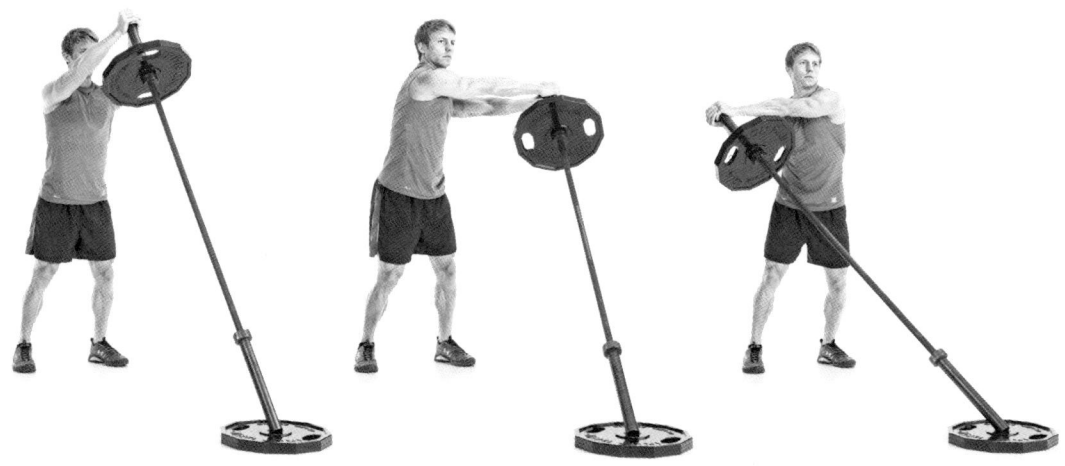

Sit-up mit Langhantelstange

Legen Sie sich mit dem Rücken flach auf den Boden und halten Sie die Lang-hantelstange in schulterbreitem Griff mit gestreckten Armen über den Kopf. Ihre Beine sind ausgestreckt. Spannen Sie die Bauchmuskeln fest an und rich-ten Sie Ihren Oberkörper auf. Währenddessen schieben Sie die Stange nach vorn oben. Wenn Sie im aufrechten Sitz angekommen sind, ziehen Sie die Stange leicht hinter den Kopf. In der Endposition sollten Sie mit gestreckten Beinen aufrecht sitzen und die Stange sollte über dem Kopf hinter Ihren Ohren sein. Die Beine bleiben die ganze Zeit gestreckt und die Fersen am Boden. Senken Sie sich kontrolliert wieder in die Ausgangsposition ab.

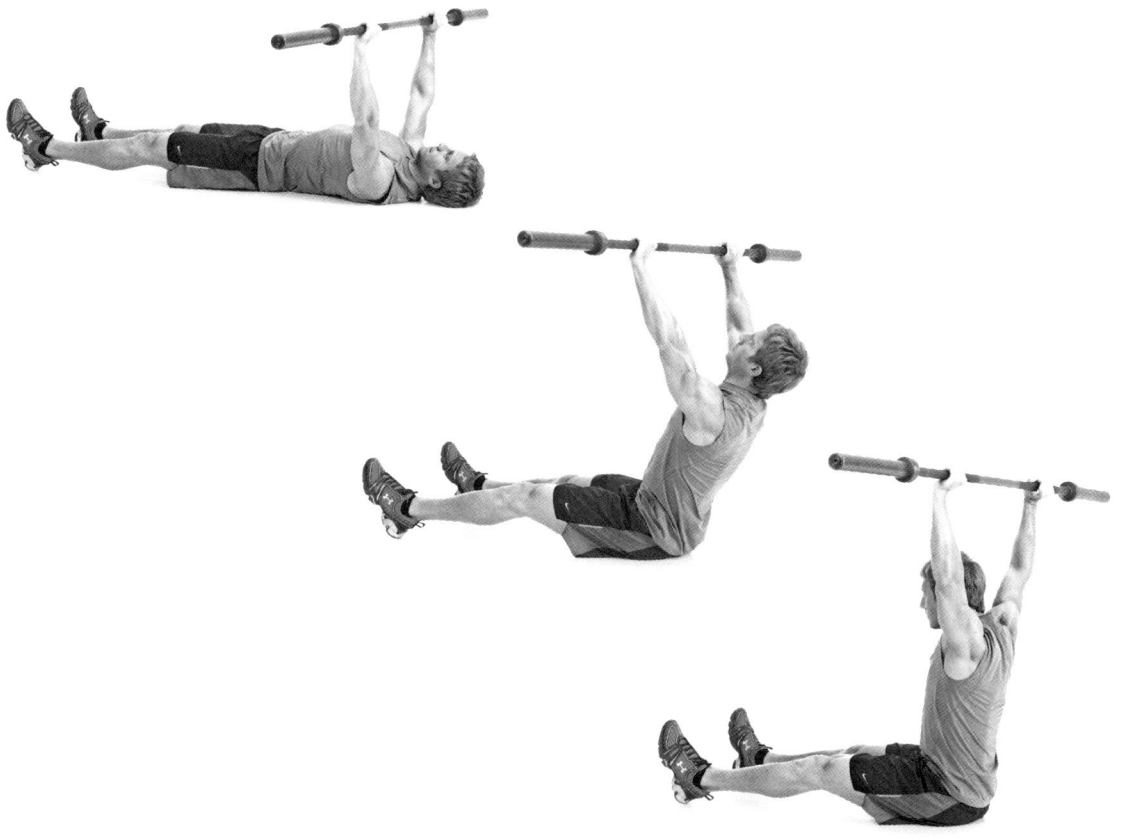

Holzhacken mit Kabelzug (von unten nach oben)

Halten Sie einen Einhandgriff oder das befestigte Seil mit beiden Händen und stellen Sie sich seitlich zum Kabelzug. Das Kabel sollte etwa in Kniehöhe angebracht sein. Ihre Arme sind vollständig gestreckt und die Schultern zeigen in Richtung des Kabelzugs. Ziehen Sie mit voller Kraft an dem Kabel und drehen Sie dabei Schultern und Hüften weg von dem Kabelzug. Achten Sie darauf, den hinteren Fuß mitzudrehen, damit Sie mehr Bewegungsspielraum haben. Am Ende der Bewegung strecken Sie die Arme in Richtung Decke und blicken nach oben. Führen Sie zuerst alle Wiederholungen auf einer Seite aus, bevor Sie die Seite wechseln.

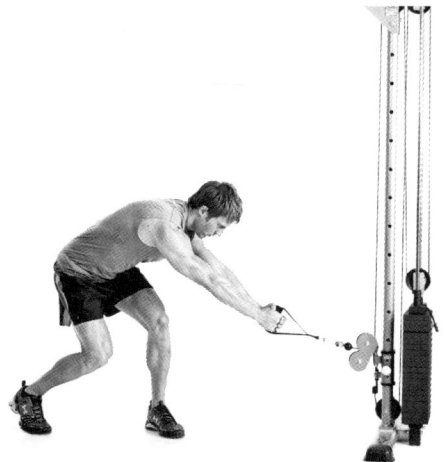
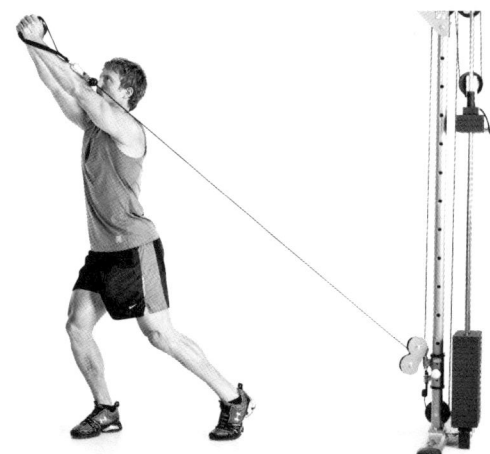

Holzhacken mit Kabelzug (von oben nach unten)

Halten Sie einen Einhandgriff oder das befestigte Seil mit beiden Händen und stellen Sie sich seitlich zum Kabelzug. Das Kabel sollte mindestens in Kopfhöhe angebracht sein. Ihre Arme sind vollständig gestreckt und die Schultern zeigen in Richtung des Kabelzugs. Ziehen Sie mit voller Kraft an dem Kabel und drehen Sie dabei Schultern und Hüften weg von dem Kabelzug. Achten Sie darauf, den hinteren Fuß mitzudrehen, damit Sie mehr Bewegungsspielraum haben. Am Ende der Bewegung strecken Sie die Arme in Richtung Boden und blicken nach unten. Führen Sie zuerst alle Wiederholungen auf einer Seite aus, bevor Sie die Seite wechseln.

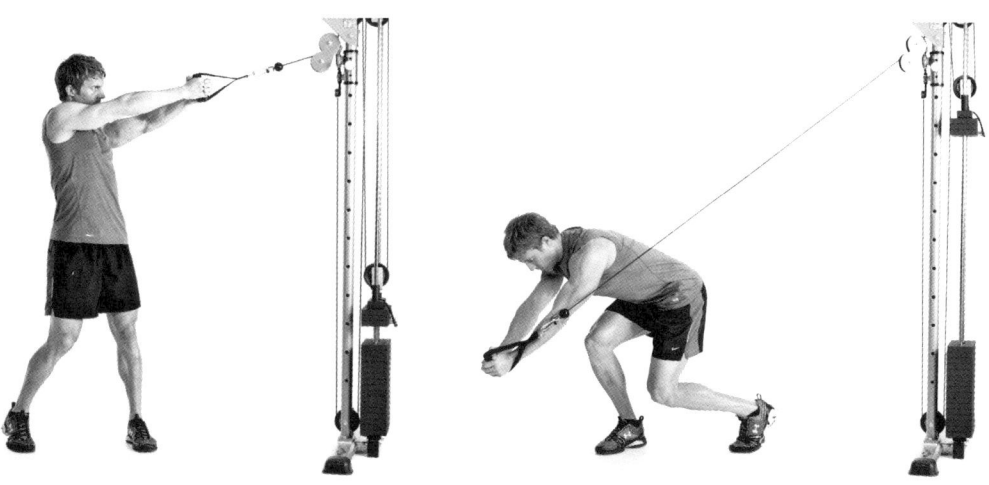

Ziehen und Drücken im Wechsel mit Kabelzug

Stellen Sie sich zwischen zwei Kabelzüge oder an einen Multi-Functional-Trainer. Die Füße sind gerade ausgerichtet und der Körper aufrecht. Spannen Sie die Core-Muskeln an. Fassen Sie die Griffe und strecken Sie einen Arm nach vorn aus (zum Ziehen), den anderen bringen Sie angewinkelt an Ihren Körper, sodass die Hand auf Höhe des Brustkorbs ist (zum Drücken). Dann ziehen und drücken Sie beide Kabel gleichzeitig und versuchen, den Körper dabei die ganze Zeit über aufrecht zu halten. Je mehr Gewicht Sie ziehen und nach vorn drücken, desto stärker müssen die Core-Muskeln arbeiten.

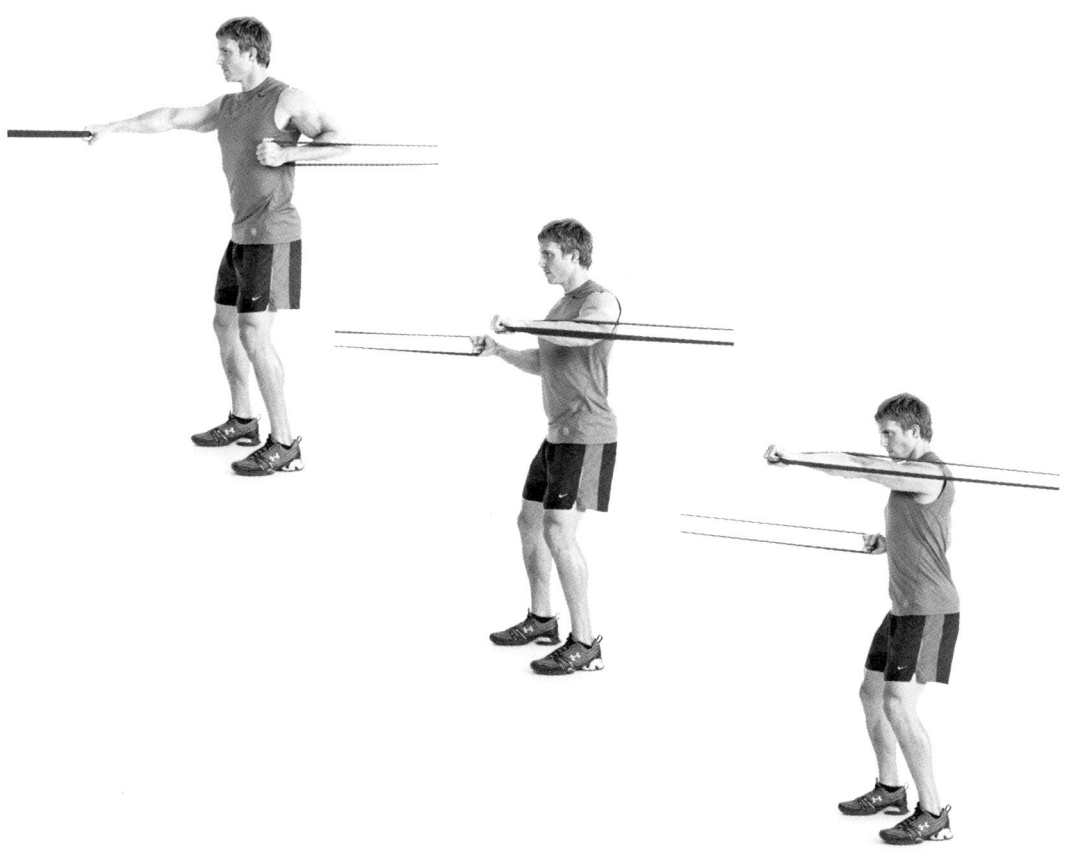

Langhantelrollen

Legen Sie die Langhantel auf den Boden und knien Sie sich davor. Polstern Sie die Knie mit einem Kissen oder einer gerollten Matte. Umfassen Sie die Stange in schulterbreitem Griff. Drücken Sie die Hantel von sich weg und strecken Sie dabei die Arme nach vorn aus, die Hüften folgen. Rollen Sie die Langhantel so weit wie möglich nach vorn, bevor Sie sie wieder zu sich heranziehen.

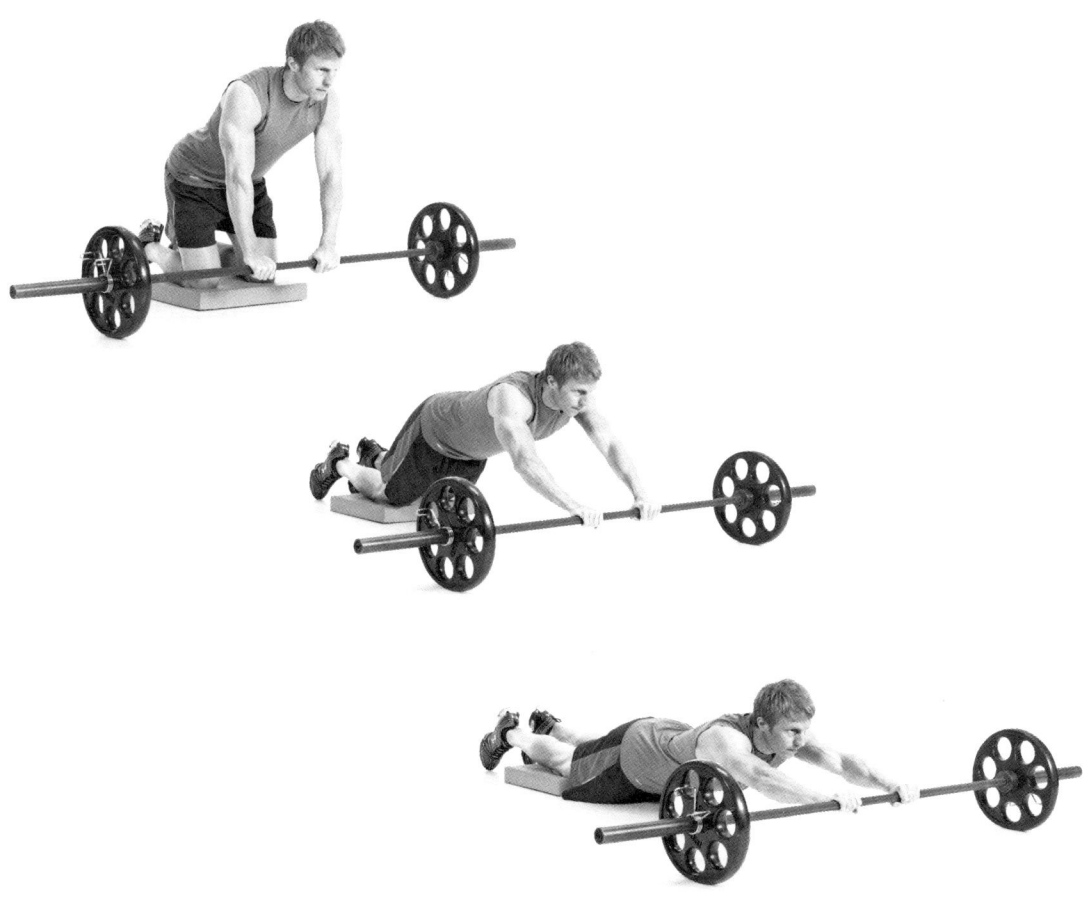

Windmühle

Stemmen Sie die Kettlebell über den Kopf, das Gewicht liegt auf der Außenseite des Unterarms. Die Füße stehen mehr als schulterbreit auseinander, die Knie sind fast durchgestreckt. Schieben Sie nun die Hüfte, auf deren Seite Sie die Kettlebell halten, nach hinten. Ihr Oberkörper dreht sich dabei zur Seite auf, der Blick geht zur Hantel und die andere Hand so weit nach unten, dass Sie mit den Fingerspitzen den Boden zwischen den Füßen berühren können. Führen Sie zuerst alle Wiederholungen auf einer Seite aus, bevor Sie zur anderen Seite wechseln.

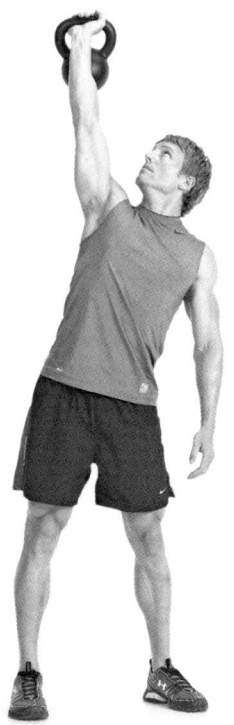
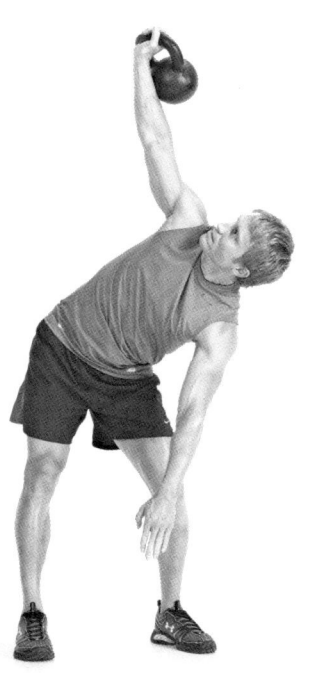
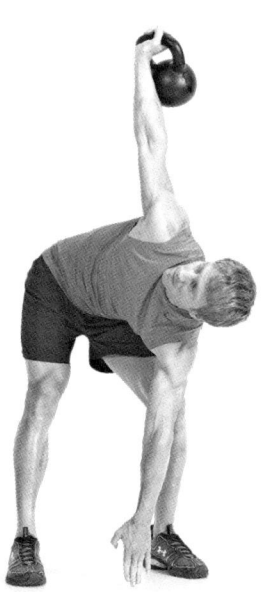

Rumänisches Kreuzheben mit Langhantel

Greifen Sie die Langhantel schulterbreit, die Handflächen zeigen zum Körper. Beugen Sie die Knie leicht und schieben Sie die Hüften nach hinten. Die Brust bleibt aufgerichtet, der Rücken gerade. Senken Sie die Langhantel nun so tief wie möglich ab. Sie sollten das Gefühl haben, die Brust in Richtung Boden zu bringen, anstatt sich nach vorn zu beugen, um die Hantel abzusenken.

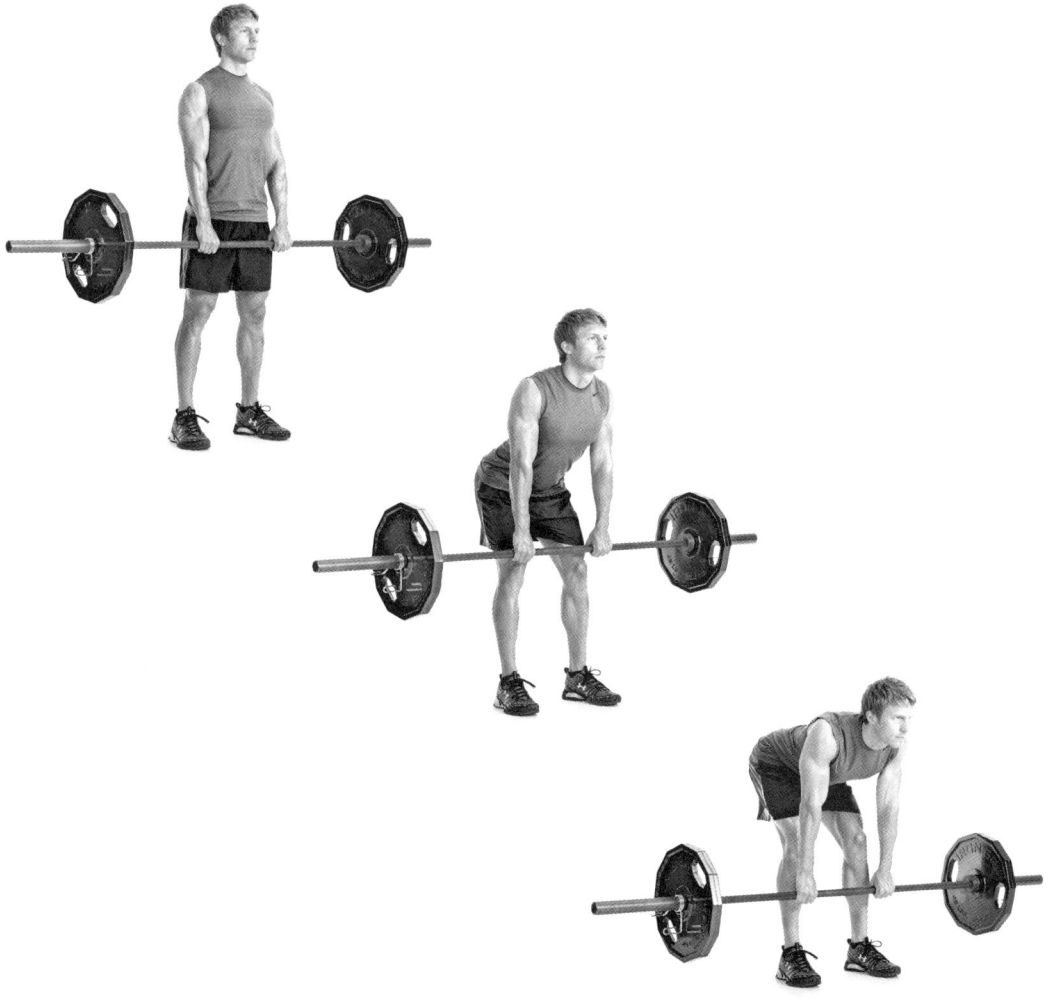

Good Morning mit Langhantel

Platzieren Sie die Langhantel im Nacken auf den Schultern, die Füße stehen hüftbreit auseinander. Ziehen Sie die Schultern zurück und halten Sie den unteren Rücken etwas durchgedrückt oder gerade. Beugen Sie leicht die Knie und behalten Sie die Position der Beine während des gesamten Satzes bei. Beginnen Sie die Bewegung, indem Sie die Hüften weit nach hinten schieben und mit den Schultern nach vorn kommen. Neigen Sie den Oberkörper so weit wie möglich nach vorn. Ihr Rücken ist gerade und der Blick geradeaus nach vorn gerichtet.

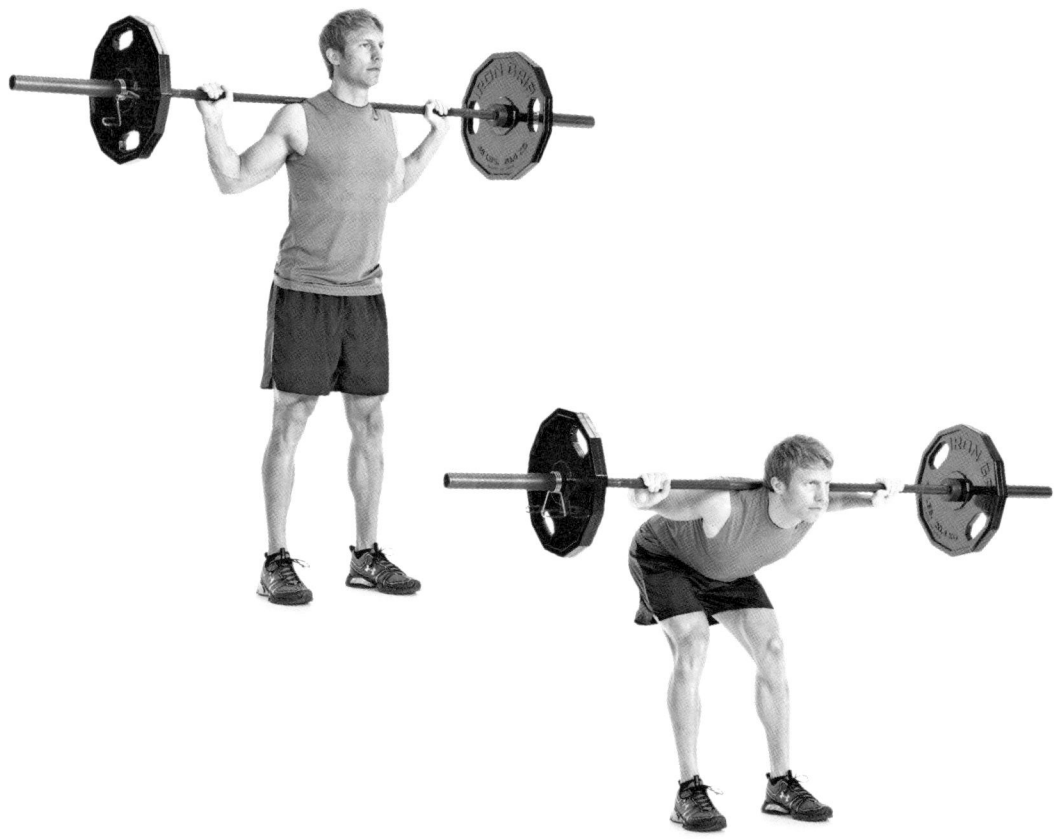

Einbeiniger Rückenstrecker

Legen Sie sich auf eine Extensionsbank und verankern Sie nur einen Fuß in der Fußhalterung. Das fixierte Bein bleibt gestreckt. Wenn Sie jedoch den Oberkörper auf- und abbewegen, können Sie trotzdem versuchen, das Knie leicht zu beugen, um den Druck auf das Kniegelenk zu verringern.

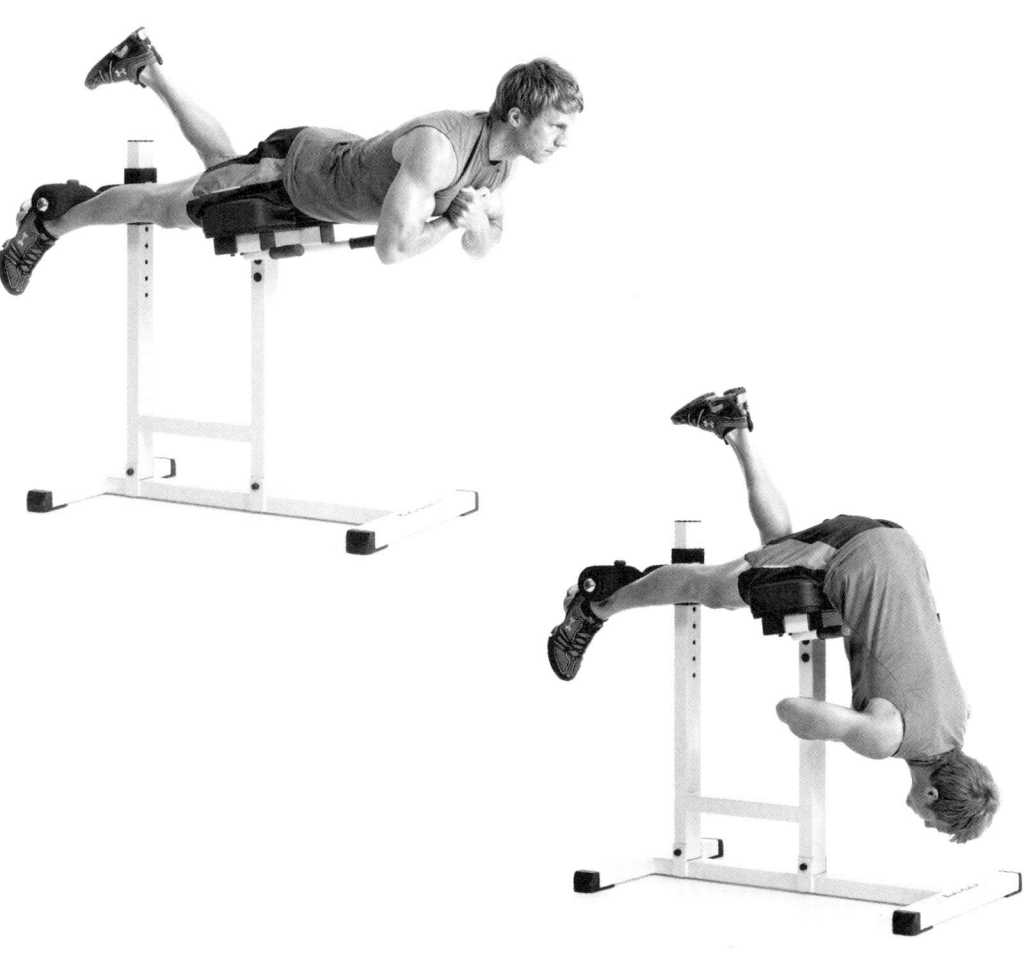

Einbeiniges Rumänisches Kreuz-heben mit Kurzhantel

Balancieren Sie auf einem Bein und halten Sie dabei eine Kurzhantel in der gegenüberliegenden Hand. Wenn Sie nun die Hantel zum Fuß absenken, schieben Sie die Hüften nach hinten, kommen mit geradem Rücken weit nach vorn und beugen dabei das Standbein leicht. Am tiefsten Punkt ist das hintere Bein waagerecht ausgestreckt, Oberkörper und gestrecktes Bein bilden annähernd eine Linie. Lassen Sie den freien Arm eng am Körper, während Sie sich nach vorn neigen. Fixieren Sie einen Punkt schräg vor Ihnen auf dem Boden, um die Balance besser halten zu können. Absolvieren Sie zuerst alle Wiederholungen auf einer Seite, bevor Sie zur anderen Seite wechseln und die Hantel in die andere Hand nehmen.

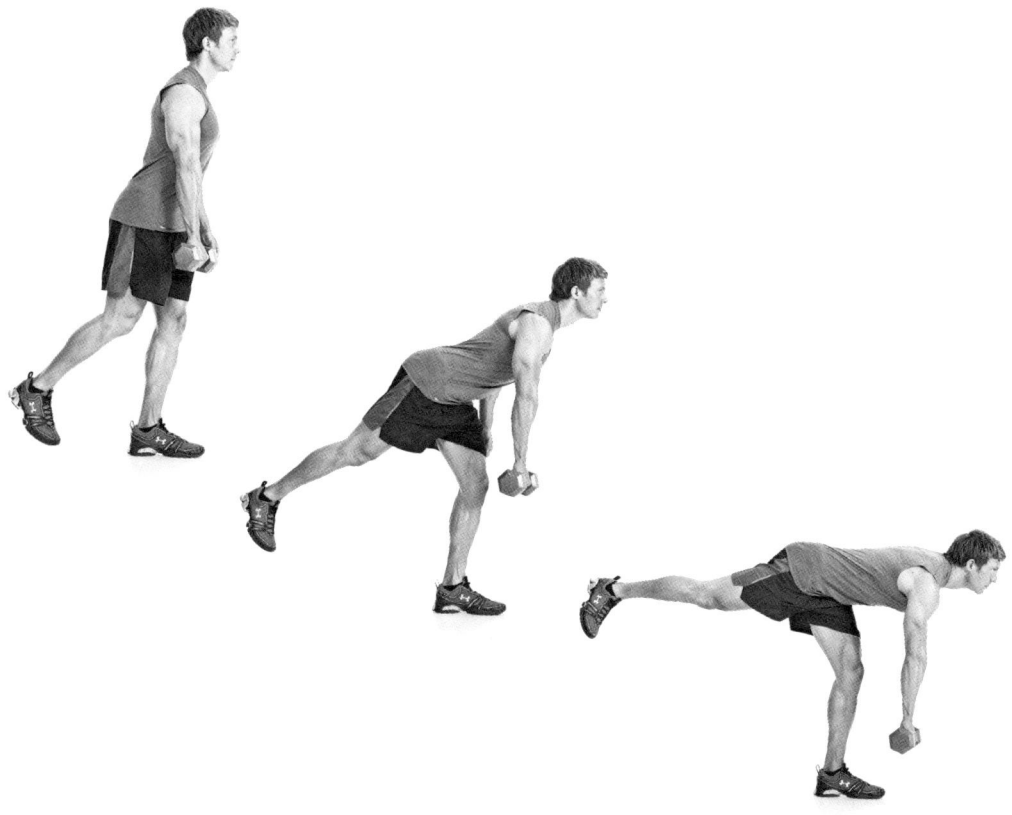

Good Morning im Sitzen

Setzen Sie sich mit ausgestreckten Beinen auf eine Trainingsbank und platzieren Sie mit einem weiten Griff eine Langhantel im Nacken auf den Schultern. Ihr Blick ist nach vorn gerichtet und der untere Rücken durchgedrückt. Senken Sie nun die Brust so tief wie möglich in Richtung Bank ab. Dabei bleibt der Rücken gerade und der Blick weiterhin nach vorn gerichtet. Achten Sie darauf, dass der untere Rücken bei dieser Bewegung nicht rund wird.

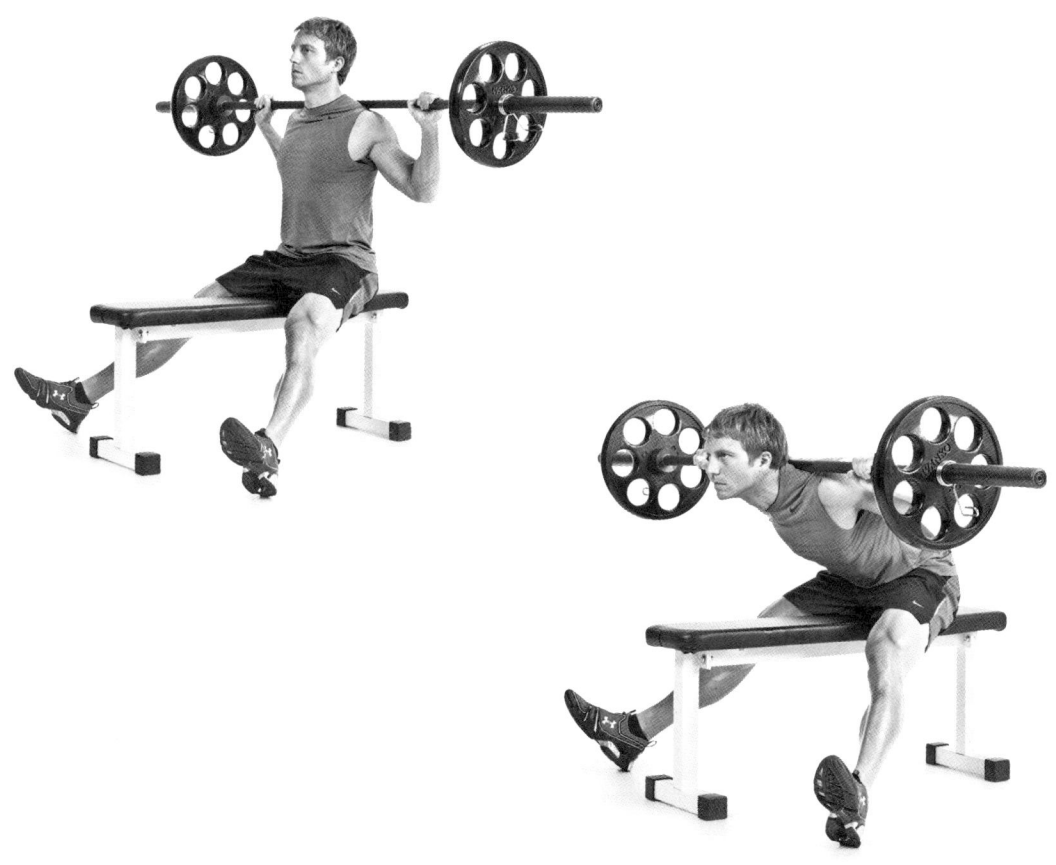

Beincurl mit Gymnastikball

Legen Sie sich auf den Rücken und platzieren Sie die gestreckten Beine so auf einem Gymnastikball, dass Fersen und Waden den Ball berühren. Die Arme sind seitlich eng am Körper mit den Handflächen am Boden. Heben Sie nun die Hüften so weit an, dass der ganze Körper eine gerade Linie bildet. Es sind nur noch Schultern, Arme und Kopf auf dem Boden. Dann beugen Sie die Knie, pressen die Fußsohlen in den Ball, heben die Hüften noch höher an und rollen mit den Füßen den Ball in Richtung Ihres Körpers. Strecken Sie anschließend die Beine langsam wieder aus und kommen Sie zurück in die Ausgangsposition, indem Sie die Hüften wieder zum Boden absenken. Sie können die Übung schwieriger gestalten, indem Sie nur ein Bein auf dem Ball ablegen und das andere nach oben strecken.

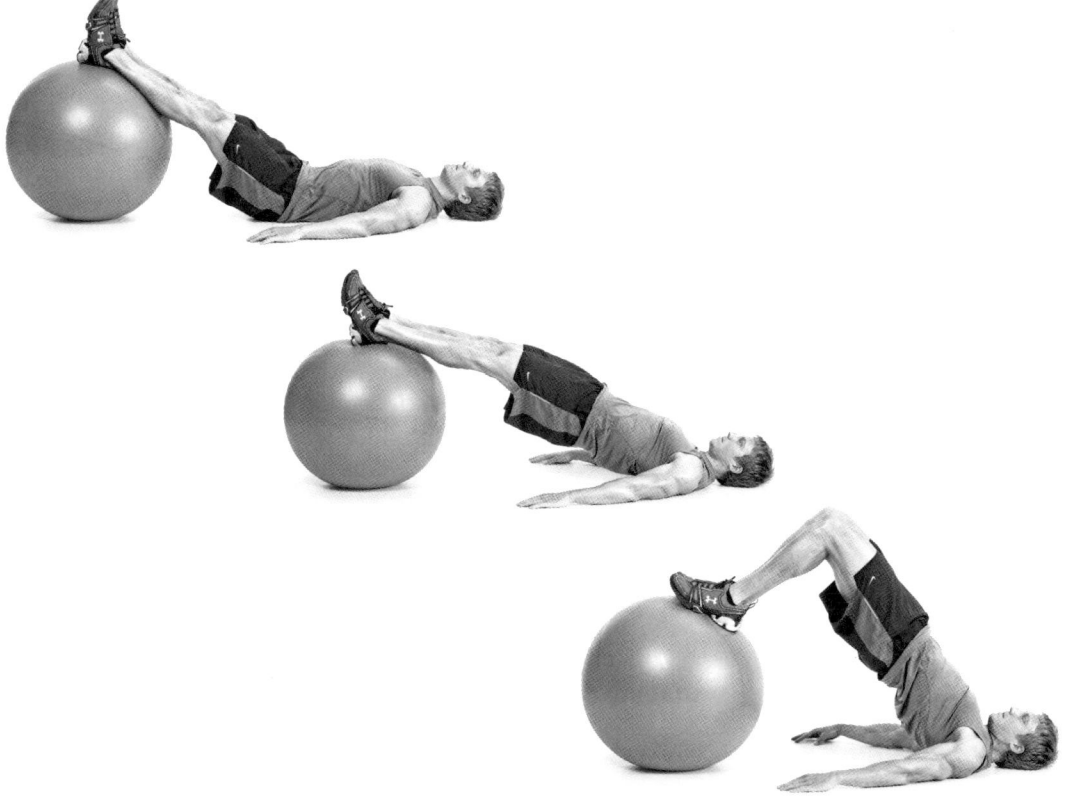

Beincurl mit Valslides

Für diese Übung benötigen Sie Valslides oder ein Handtuch und einen glatten Boden. Legen Sie sich auf den Rücken und platzieren Sie eventuell ein zusammengerolltes Handtuch unter Ihren Hüften. Die Beine sind gestreckt, die Fersen auf den Valslides abgelegt. Heben Sie nun die Hüften an, sodass sie das Handtuch nicht mehr berühren. Jetzt beginnen Sie, die Füße in Richtung Hüfte zu ziehen. Dabei beugen Sie die Knie mehr und mehr, sodass sich die Hüften noch weiter anheben. Diese Übung ist schwerer als der Beincurl auf dem Gymnastikball. Wenn Sie die Übung mit einem Bein machen, wird sie noch schwieriger.

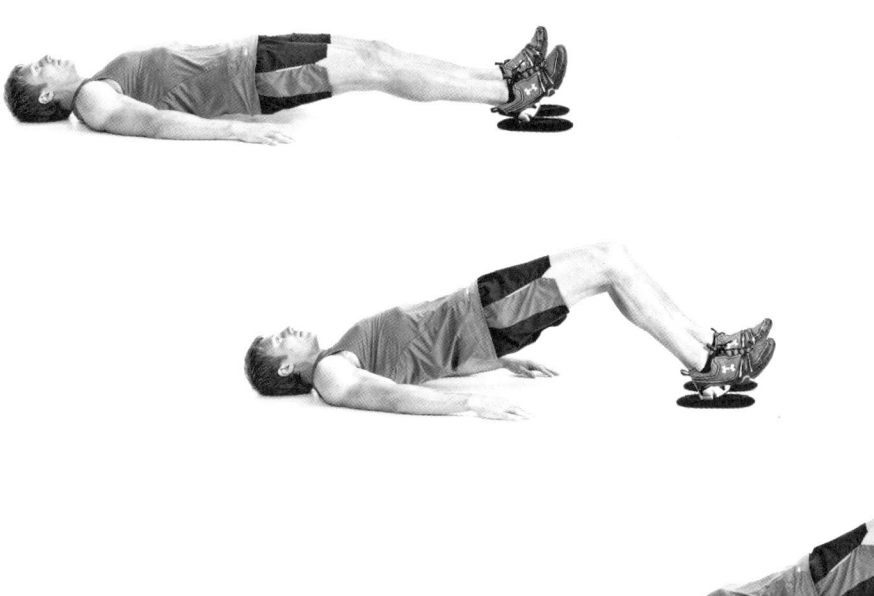

BEISPIEL ZIRKELTRAINING 1 FÜR ANFÄNGER	BEISPIEL ZIRKELTRAINING 2 FÜR FORTGESCHRITTENE
1. Ausfallschritt nach hinten	1. Ausfallschritt mit Langhantel (am tiefsten Punkt 3 Sekunden halten)
2. Liegestütz	2. Ausfallschritt mit Langhantel (anderes Bein)
3. Ellbogenstütz mit Liegestütz im Wechsel	3. Liegestütz (am tiefsten Punkt 3 Sekunden halten)
4. Ausfallschrittsprung	4. Ellbogenstütz mit Kurzhantel
	5. Sprungkniebeuge (am tiefsten Punkt 3 Sekunden halten)

Ausfallschritt nach hinten

Stellen Sie sich aufrecht hin, die Füße stehen nur hüftbreit auseinander. Machen Sie mit einem Bein einen möglichst großen Ausfallschritt nach hinten und beugen Sie dabei das vordere Bein. Der Oberkörper bleibt aufrecht. Drücken Sie sich wieder nach oben in die Ausgangsposition und führen Sie einen Ausfallschritt mit dem anderen Bein aus. Beide Seiten zusammen sind eine Wiederholung.

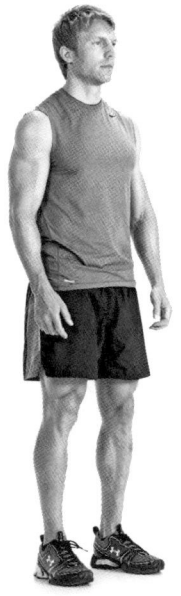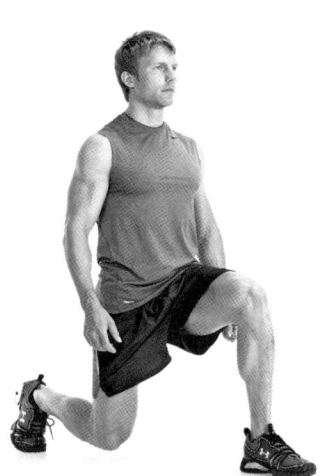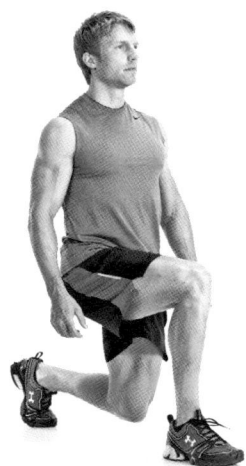

Ellbogenstütz mit Liegestütz im Wechsel

Kommen Sie in den Ellbogenstütz mit gestreckten Beinen und Fußspitzen auf dem Boden (Planke). Stemmen Sie sich aus dieser Position hoch in die Liegestützposition. Stützen Sie zuerst eine Hand auf, dann die andere. Ihr Körper bewegt sich dabei so wenig wie möglich, halten Sie die Ganzkörperspannung. Halten Sie die Liegestützposition für einen Moment, dann senken Sie sich wieder ab in den Ellbogenstütz, zuerst mit einem Arm, dann mit dem anderen. Wechseln Sie nach jeder Wiederholung den Arm, mit dem Sie die Bewegung beginnen.

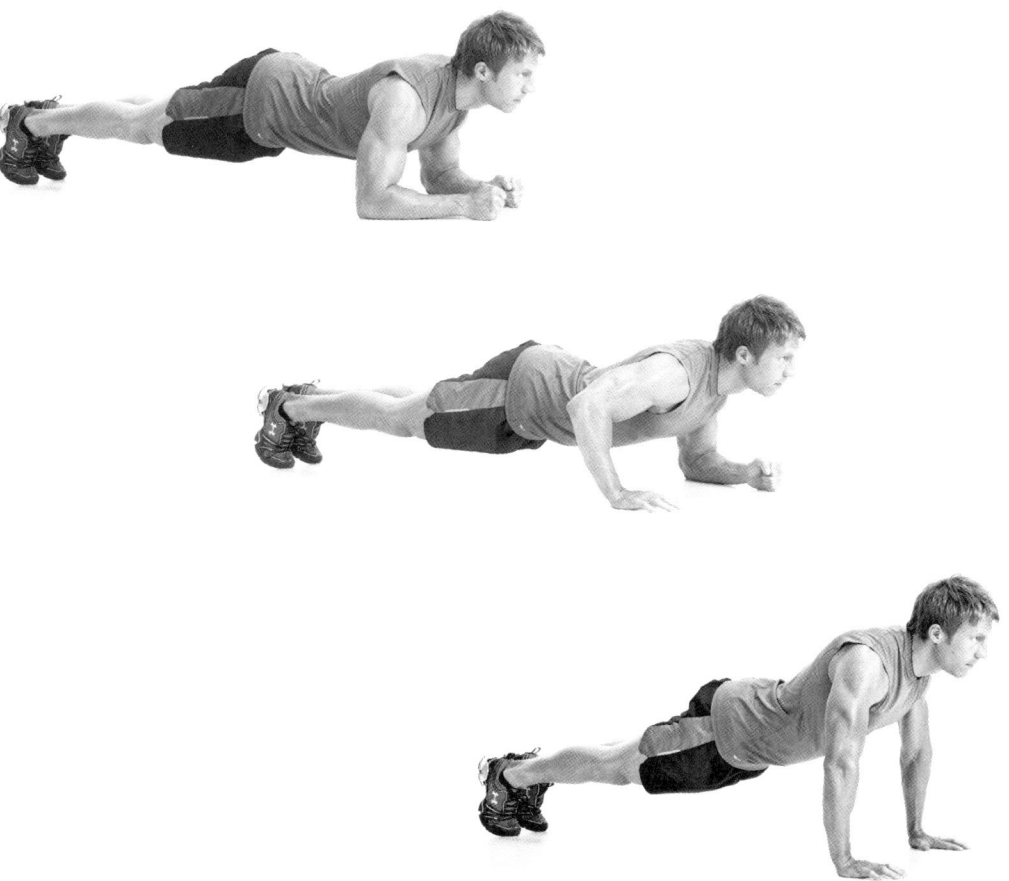

Ausfallschrittsprung

Machen Sie einen großen Schritt nach vorn und sinken Sie in einen tiefen Ausfallschritt, das hintere Bein ist gebeugt. Aus dieser Position springen Sie mit Schwung so hoch wie möglich und wechseln in der Luft die Beine. Beim Landen ist jetzt der andere Fuß vorn. Springen Sie ohne Pause direkt nach der Landung wieder in die Luft.

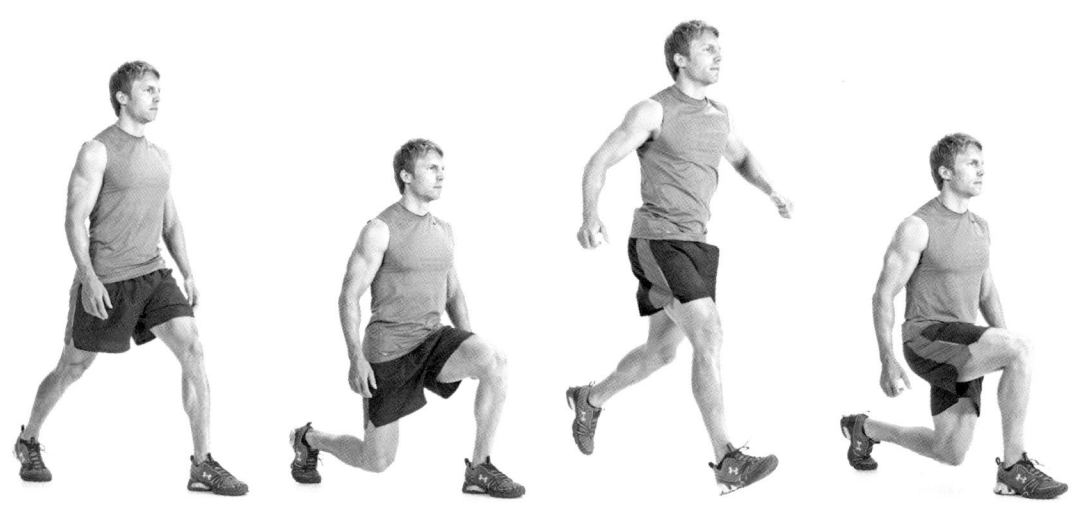

Ellbogenstütz mit Kurzhantel

Kommen Sie in einen stabilen Ellbogenstütz auf Ellbogen und Fußspitzen (Planke) und legen Sie eine kleine Hantel neben Ihren rechten Arm. Ohne den Körper stark zu bewegen, nehmen Sie die Hantel mit der rechten Hand, reichen sie in Ihre linke Hand, kommen mit dem rechten Arm wieder in den Ellbogenstütz zurück und legen mit der linken Hand die Hantel so weit wie möglich entfernt auf der linken Seite ab. Halten Sie die Position und wiederholen Sie die Übung, indem Sie die Hantel wieder von der linken in die rechte Hand geben.

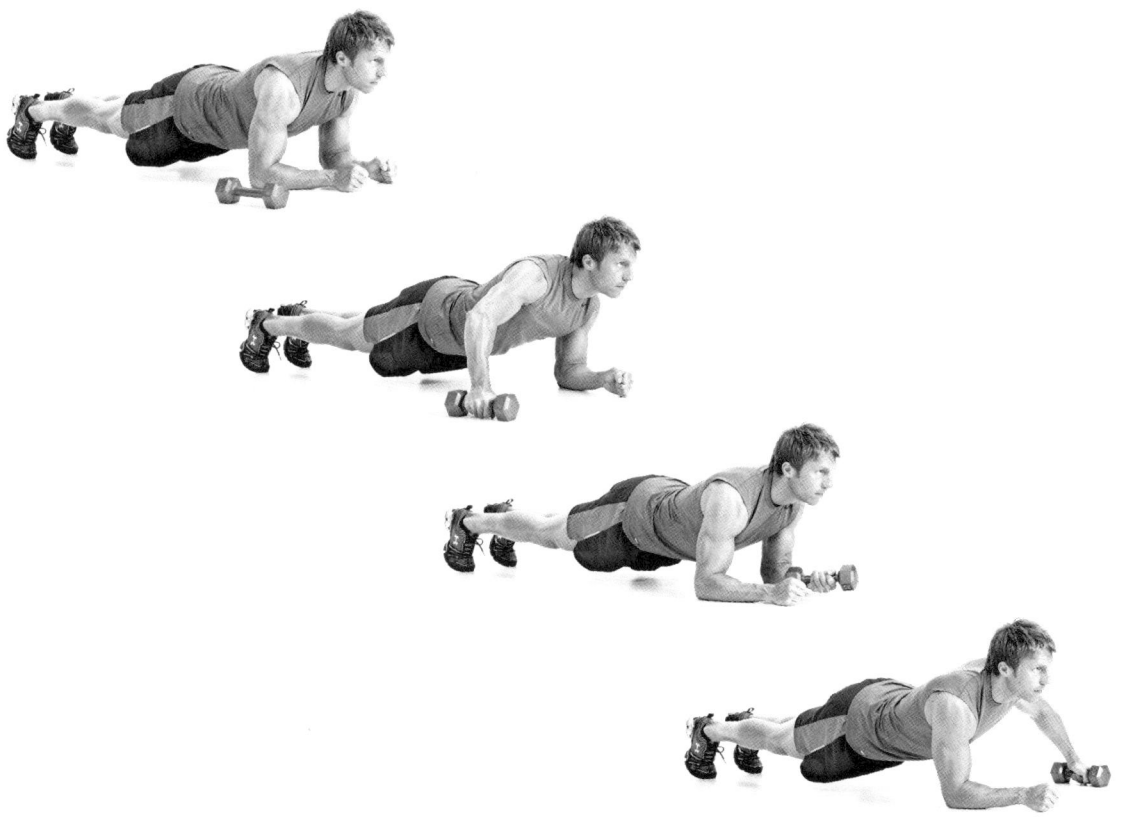

KETTLEBELL	LANGHANTEL	KÖRPERGEWICHT
Einarmiges Kettlebellschwingen im Wechsel	Sprung mit Schulterheben aus dem Hang mit Langhantel	Burpee
Reißen mit Kettlebell (jede Seite)	Schwungdrücken (Push Press) mit Langhantel	Ausfallschritt im Wechsel
Windmühle (jede Seite)	Good Morning mit Langhantel	Liegestütz
Einseitige Frontkniebeuge mit Kettlebell (jede Seite)	Vorgebeugtes Rudern mit Langhantel	Bergsteiger
Schwungdrücken mit Kettlebell (jede Seite)	Frontkniebeuge mit Langhantel	Sprungkniebeuge
Sumo-Sprungkniebeuge mit Kettlebell		
10 Minuten = 1 Runde	10 Minuten = 2 Runden	10 Minuten = 2 Runden
20 Minuten = 2 Runden	20 Minuten = 4 Runden	20 Minuten = 4 Runden

Einseitige Frontkniebeuge mit Kettlebell

Halten Sie eine Kugelhantel umgesetzt zwischen Unterarm und Schulter, der andere Arm ist auf Schulterhöhe zur Seite ausgestreckt. Öffnen Sie die Beine etwas mehr als schulterbreit und stellen Sie sich aufrecht hin. Kommen Sie nun in eine möglichst tiefe Kniebeuge. Den anderen Arm können Sie nutzen, um das Gewicht auszubalancieren. Versuchen Sie, aufrecht zu bleiben und sich nicht dem Gewicht entgegenzulehnen. Diese Übung ist auch ein großartiges Core-Training.

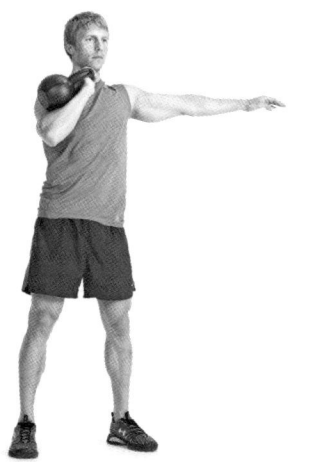
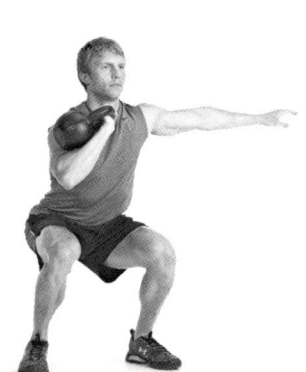

Sumo-Sprungkniebeuge mit Kettlebell

Halten Sie die Kettlebell mit beiden Händen und nach unten gestreckten Armen vor Ihrem Körper. Die Beine sind wie in der Sumo-Position weit gegrätscht, die Zehenspitzen zeigen leicht nach außen. Beugen Sie nun die Knie so weit wie möglich, halten Sie dabei den Oberkörper aufrecht und die Fersen fest auf dem Boden. Die Hantel befindet sich zwischen den Beinen. Stoßen Sie sich nun kraftvoll vom Boden ab und springen Sie in die Luft. Fangen Sie das Gewicht bei der Landung ab und senken Sie sich wieder in die Kniebeuge ab für die nächste Wiederholung.

ÜBUNGEN DES 40-20-INTERVALLS

WORKOUT 1	WORKOUT 2	WORKOUT 3
Liegestütz-Hocke mit Valslides	Liegestütz-Hocke mit Suspension Trainer	Ausfallschrittsprung mit Medizinball
Kettlebellschwingen	180-Grad-Sprungkniebeuge mit Suspension Trainer	Liegestütz mit Medizinball
Bauchmuskeltrainer mit Valslides	Einbeinige Sprungkniebeuge mit Suspension Trainer	Sit-up mit gestreckten Beinen und Medizinball
Einarmiges Kettlebellschwingen im Wechsel	Superman mit Suspension Trainer	Überkopfkniebeuge mit Medizinball
Schlittenschieben mit Valslides		Burpee mit Medizinball

Liegestütz-Hocke mit Valslides

Kommen Sie in die Liegestützposition, die Fußspitzen stehen auf Valslides. Führen Sie einen Liegestütz aus. Wenn Sie wieder nach oben kommen, ziehen Sie an der höchsten Position die Knie zur Brust, indem Sie Ihre Füße auf den Valslides nach vorn ziehen. Anschließend schieben Sie die Füße wieder nach hinten für den nächsten Liegestütz.

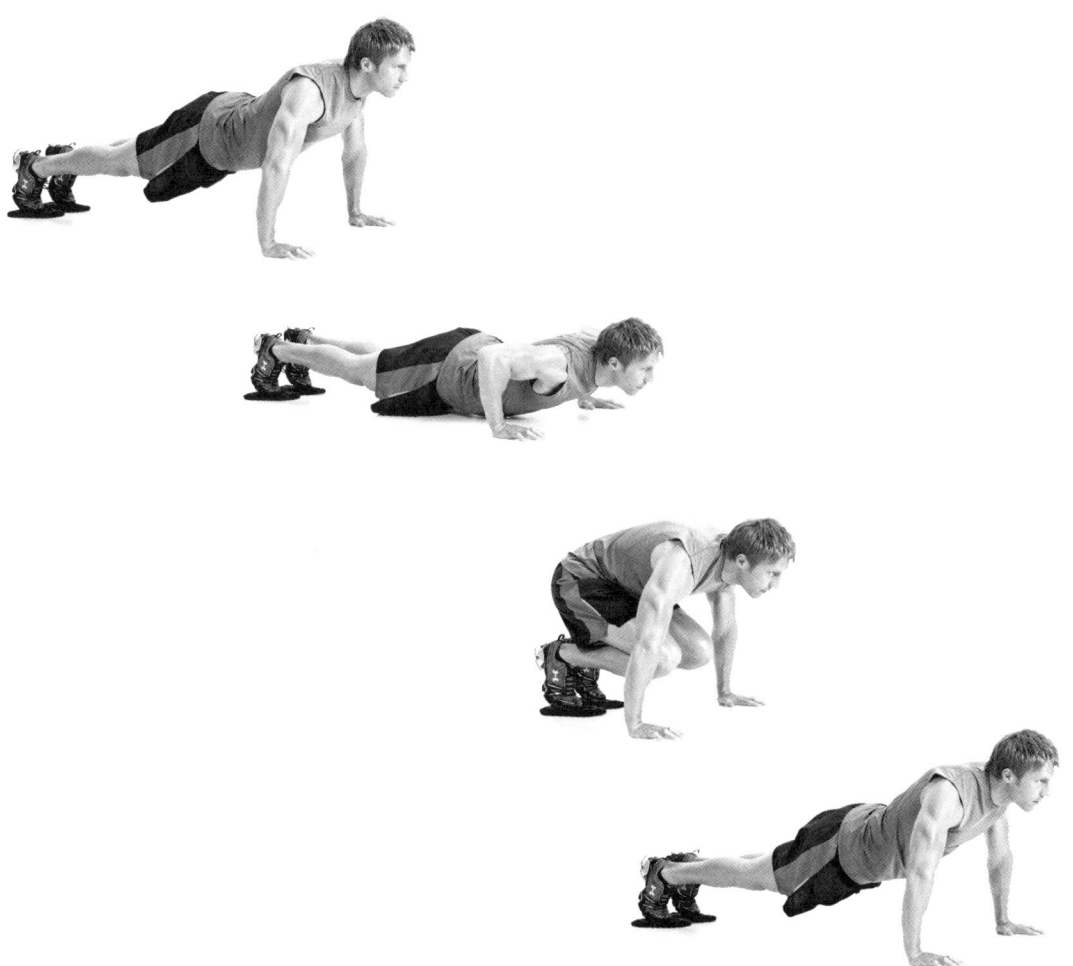

Kettlebellschwingen

Halten Sie die Kettlebell mit beiden Händen gut fest. Stellen Sie sich mit leicht gebeugten Knien und mehr als schulterbreit auseinanderstehenden Füßen hin, die Kettlebell befindet sich zwischen den Beinen. Lehnen Sie den Oberkörper leicht nach vorn, sodass Ihre Unterarme die Innenseiten der Oberschenkel berühren. Jetzt schwingen Sie die Hantel nach oben und nutzen beim Aufrichten die Streckung der Hüften, um Schwung zu holen und die Kettlebell nach vorn zu wuchten. Dann senken Sie die Kettlebell wieder in die Ausgangsposition ab.

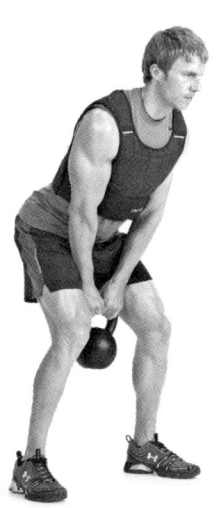 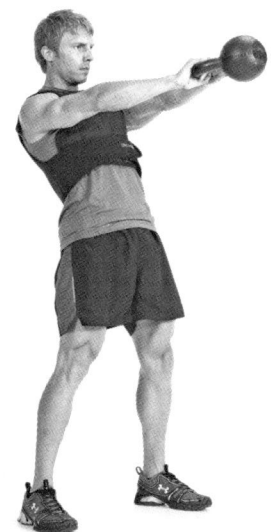

Bauchmuskeltrainer mit Valslides

Kommen Sie in den Vierfüßlerstand und platzieren Sie die Hände auf den Valslides. Lassen Sie die Hände auf den Valslides nun so weit wie möglich nach vorn gleiten und schieben Sie gleichzeitig die Hüften nach vorn. Die Knie bleiben auf dem Boden. Ziehen Sie sich anschließend wieder in die Ausgangsposition zurück.

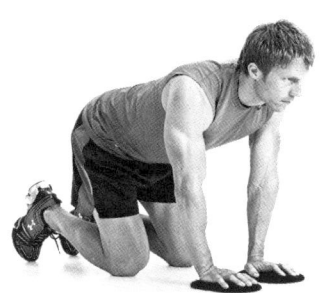

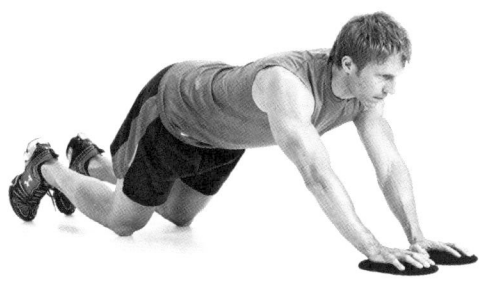

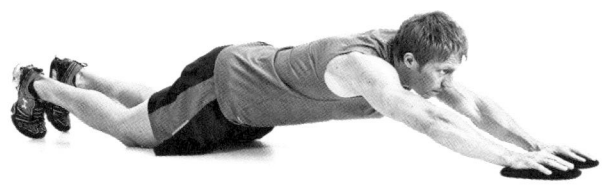

Einarmiges Kettlebellschwingen im Wechsel

Halten Sie eine Kettlebell in einer Hand und kommen Sie in die Power-Position: Neigen Sie den Oberkörper leicht nach vorn und schieben Sie die Hüften nach hinten. Ihr Unterarm mit der Kettlebell berührt die Innenseite des Oberschenkels. Schieben Sie die Hüften nach vorn und nutzen Sie den Schwung, um die Kettlebell kraftvoll nach oben zu schwingen. Am höchsten Punkt fühlt sich die Hantel fast schwerelos an. An diesem Punkt wechseln Sie die Kettlebell von der einen in die andere Hand und lassen den anderen Arm mit der Kettlebell wieder sinken. Eine Wiederholung umfasst einen Schwung mit beiden Armen.

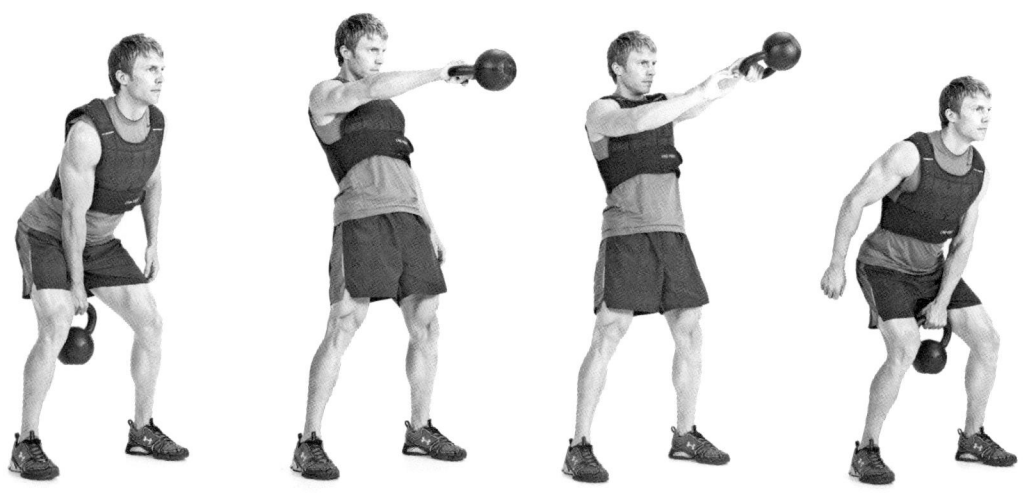

Schlittenschieben mit Valslides

Kommen Sie in die Startposition eines Schnellläufers mit dem Unterschied, dass Ihre Hände auf Valslides am Boden positioniert sind. Beginnen Sie nun vorwärtszugehen und schieben Sie die Valslides für die Dauer des Intervalls auf dem glatten Boden umher, die Hüften bleiben dabei tief.

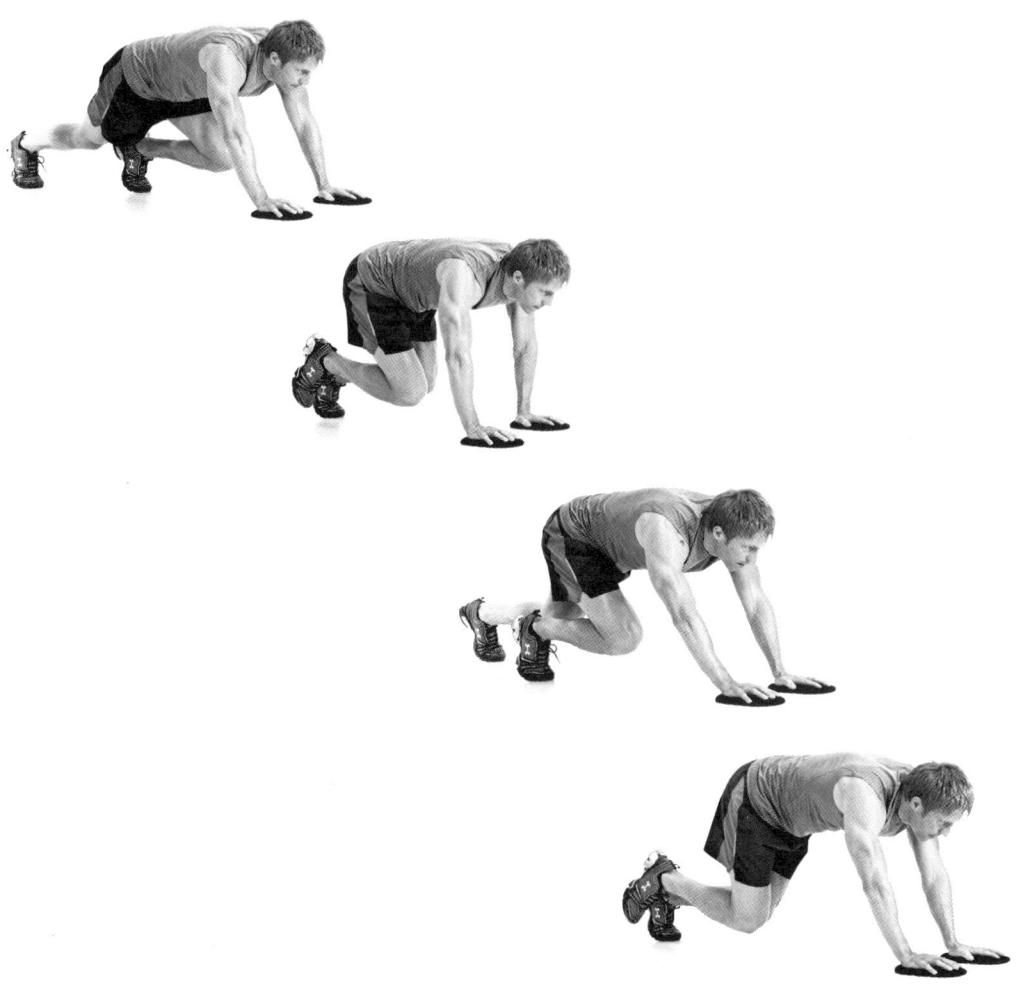

Liegestütz-Hocke mit Suspension Trainer

Kommen Sie in die hohe Liegestützposition und fixieren Sie Ihre Füße in den Schlaufen des Suspension Trainer. Führen Sie einen Liegestütz aus. Wenn Sie wieder nach oben kommen, ziehen Sie an der höchsten Position die Füße nach vorn und bringen die Knie zur Brust. Anschließend schieben Sie die Füße wieder nach hinten für den nächsten Liegestütz.

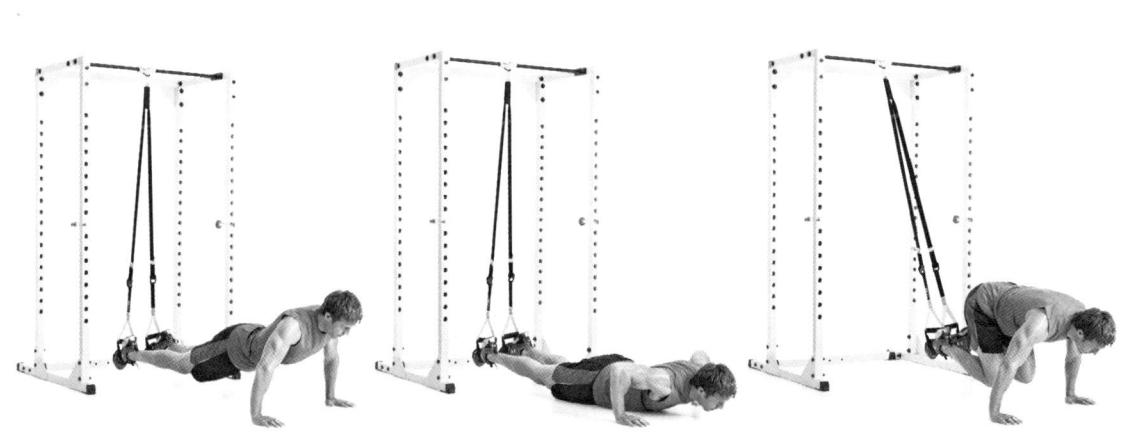

180-Grad-Sprungkniebeuge mit Suspension Trainer

Drehen Sie in der Ausgangsposition die Hüften im Verhältnis zu den Schultern um 90 Grad zur Seite und kreuzen Sie einen Fuß hinter dem anderen. Ihre Füße sind nun mit den Fußkanten zum Trainingsgerät gedreht und etwa in einer Linie. Die Schultern und Ihr Blick sind während des Sprungs die ganze Zeit über in Richtung Suspension Trainer gerichtet. Beugen Sie nun die Beine und springen Sie so hoch wie möglich vom Boden ab. Dabei drehen Sie am höchsten Punkt die Hüften um 180 Grad in die entgegengesetzte Richtung. Landen Sie wieder so mit den Füßen wie anfangs beschrieben, nur in die andere Richtung positioniert.

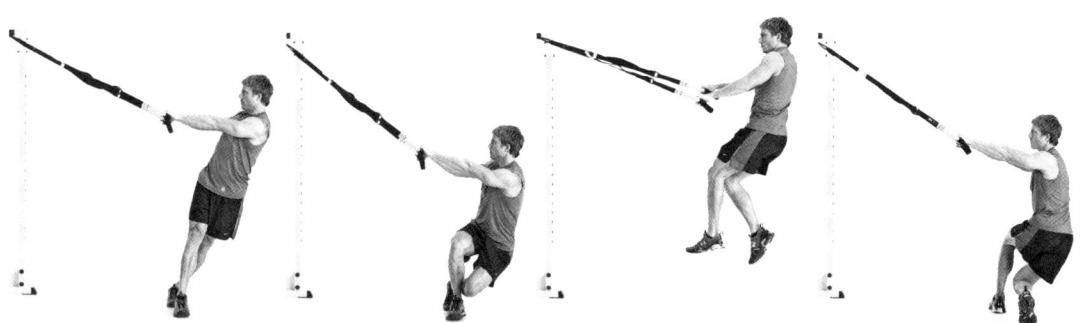

Einbeinige Sprungkniebeuge mit Suspension Trainer

Stellen Sie sich auf einem Bein vor den Suspension Trainer, greifen Sie mit gestreckten Armen die Griffe und lehnen Sie sich leicht zurück, sodass die Füße näher am Gerät sind. Kommen Sie nun auf dem Standbein in eine tiefe Kniebeuge, das andere Bein ist nach vorn ausgestreckt, die Arme bleiben ebenfalls gestreckt. Stoßen Sie sich vom Boden ab und springen Sie dann so hoch wie möglich in die Luft. Am höchsten Punkt wechseln Sie die Beine und landen auf dem anderen Fuß. Benutzen Sie Ihre Arme, um das Gleichgewicht zu halten und sich abzubremsen, wenn nötig.

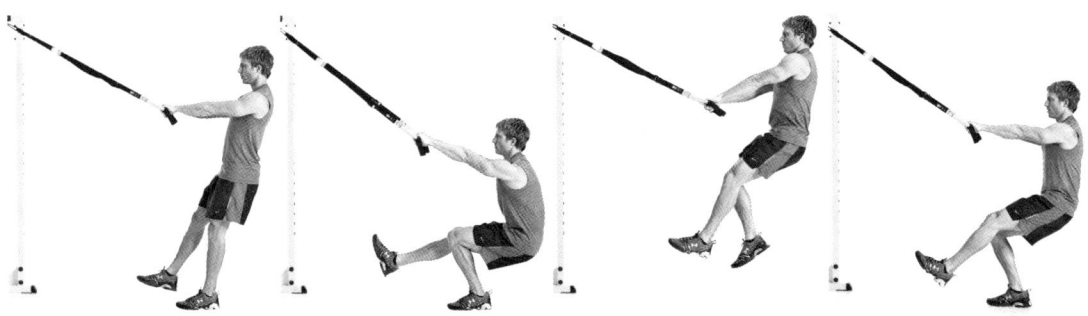

Superman mit Suspension Trainer

Platzieren Sie Ihre Hände in den Schlaufen des Suspension Trainer und kommen Sie in eine schräge Liegestützposition. Bringen Sie Ihren Körper tiefer, indem Sie die gestreckten Arme kontrolliert so weit wie möglich nach vorn schieben. Anschließend kommen Sie wieder zurück in die Ausgangsposition. Sie können die Übung schwieriger gestalten, indem Sie die Schlaufen tiefer hängen oder die Füße auf einem erhöhten stabilen Gegenstand, wie einer Bank oder Kiste, absetzen.

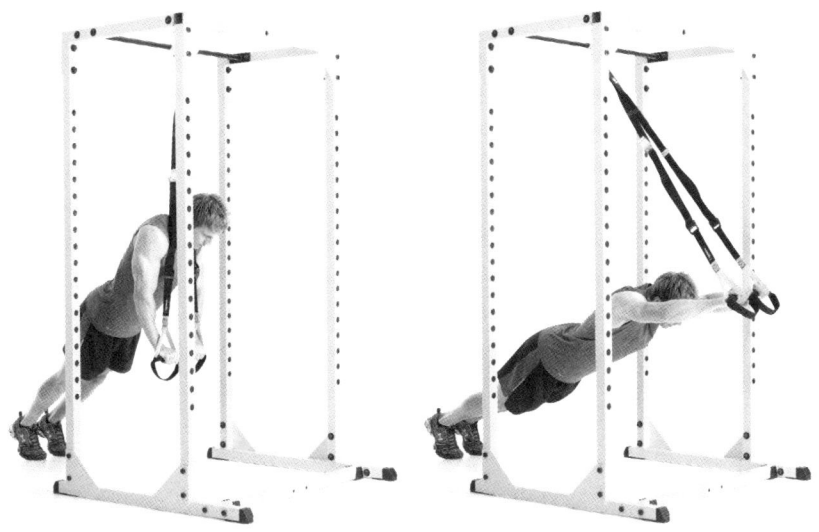

Ausfallschrittsprung mit Medizinball

Halten Sie den Medizinball mit beiden Händen dicht an der Brust und kommen Sie in einen tiefen Ausfallschritt mit gebeugten Beinen. Stoßen Sie sich kraftvoll vom Boden ab und springen Sie so hoch wie möglich in die Luft. Wechseln Sie am höchsten Punkt des Sprungs die Beine und landen Sie wieder im Ausfallschritt.

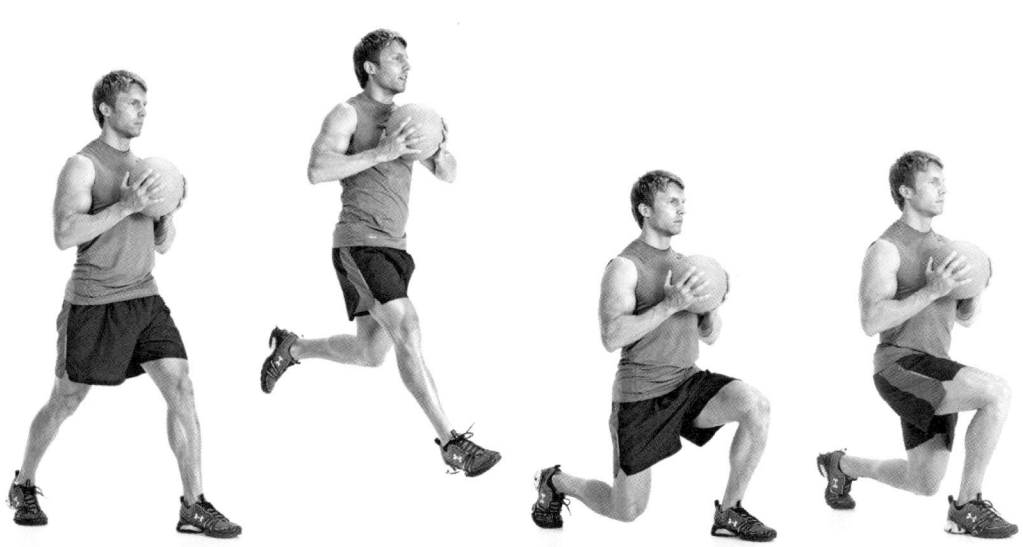

Liegestütz mit Medizinball

Beginnen Sie in der tiefen Liegestützposition mit gebeugten Armen, eine Hand ist dabei auf den Medizinball gestützt. Stemmen Sie sich nun kraftvoll nach oben in die hohe Liegestützposition und wechseln Sie in der höchsten Position die Hände über den Ball zur anderen Seite. Jetzt kommen Sie wieder in die tiefe Liegestützposition. Diesmal ist die andere Hand auf dem Ball abgestützt.

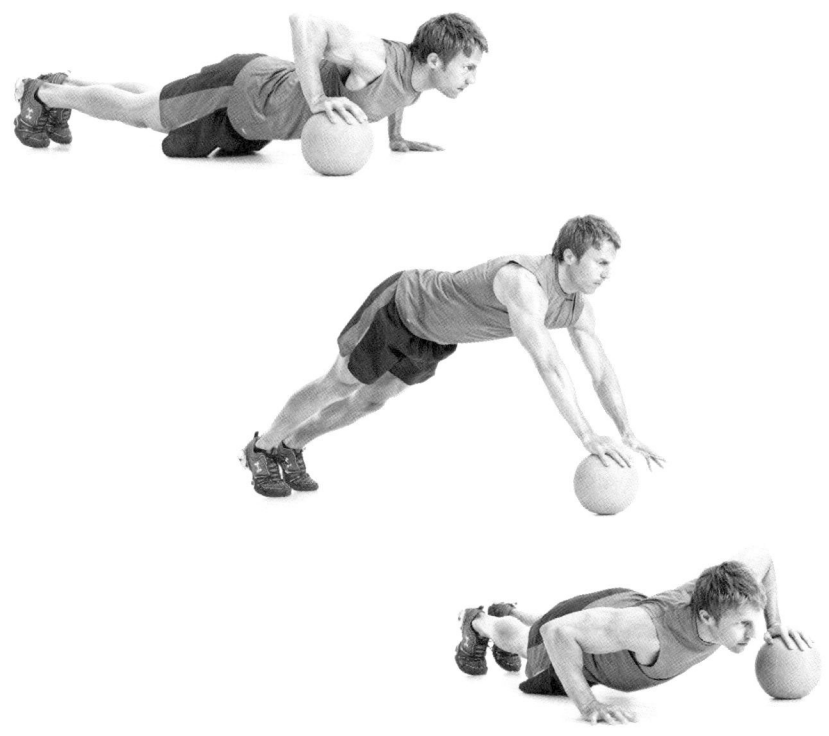

Sit-up mit gestreckten Beinen und Medizinball

Legen Sie sich mit gestreckten Beinen auf den Rücken und halten Sie mit senkrecht nach oben gestreckten Armen einen Medizinball über Ihrer Brust. Spannen Sie die Bauchmuskeln fest an und kommen Sie mit geradem Rücken nach oben. Schieben Sie den Ball dabei leicht nach vorn, lassen Sie das Brustbein aufrecht und die Beine am Boden. In der Endposition sitzen Sie aufrecht und halten den Ball mit gestreckten Armen direkt über Ihrem Kopf.

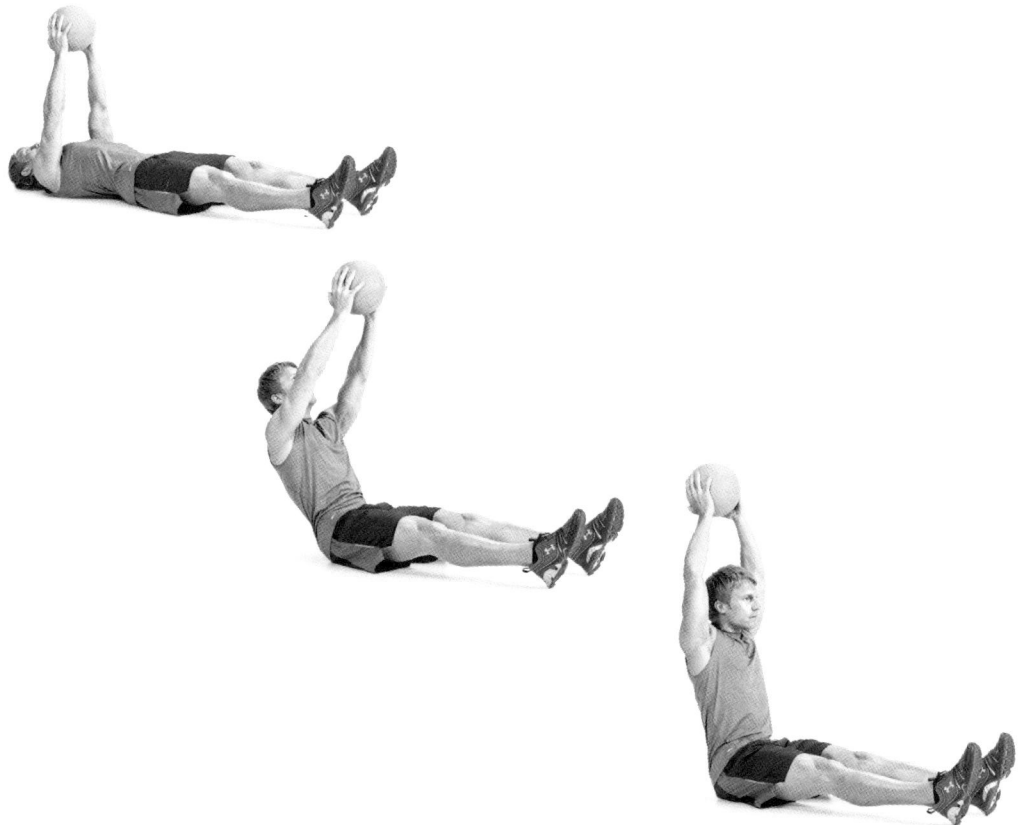

Überkopfkniebeuge mit Medizinball

Stellen Sie sich mit mehr als hüftbreit auseinanderstehenden Füßen aufrecht hin und halten Sie den Medizinball mit gestreckten Armen über den Kopf. Dann sinken Sie so tief wie möglich in die Kniebeuge. Versuchen Sie, den Ball möglichst über ihrem Kopf zu halten und die Arme nicht nach vorn zu nehmen.

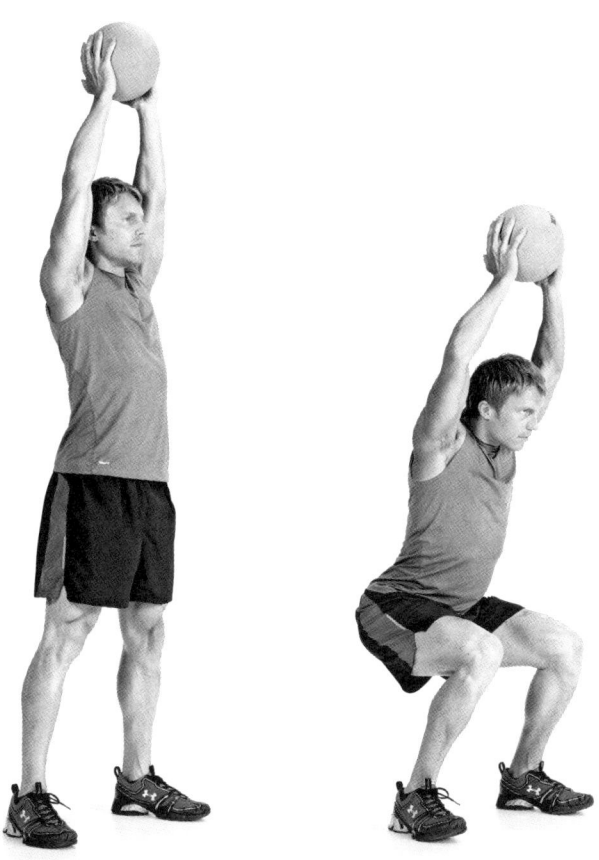

Burpee mit Medizinball

Stellen Sie sich aufrecht hin, die Füße stehen hüftbreit auseinander, und halten Sie einen Medizinball mit beiden Händen vor der Brust. Kommen Sie dann in die Hocke und legen Sie den Ball vor sich auf dem Boden ab. Stützen Sie sich mit beiden Händen auf den Ball und springen Sie mit beiden Füßen gleichzeitig zurück in die hohe Liegestützposition. Kommen Sie anschließend sofort wieder nach vorn in die Hocke, stoßen Sie sich kraftvoll vom Boden ab und springen Sie mit Schwung hoch in die Luft. Strecken Sie dabei den ganzen Körper und halten Sie den Medizinball so hoch wie möglich über den Kopf.

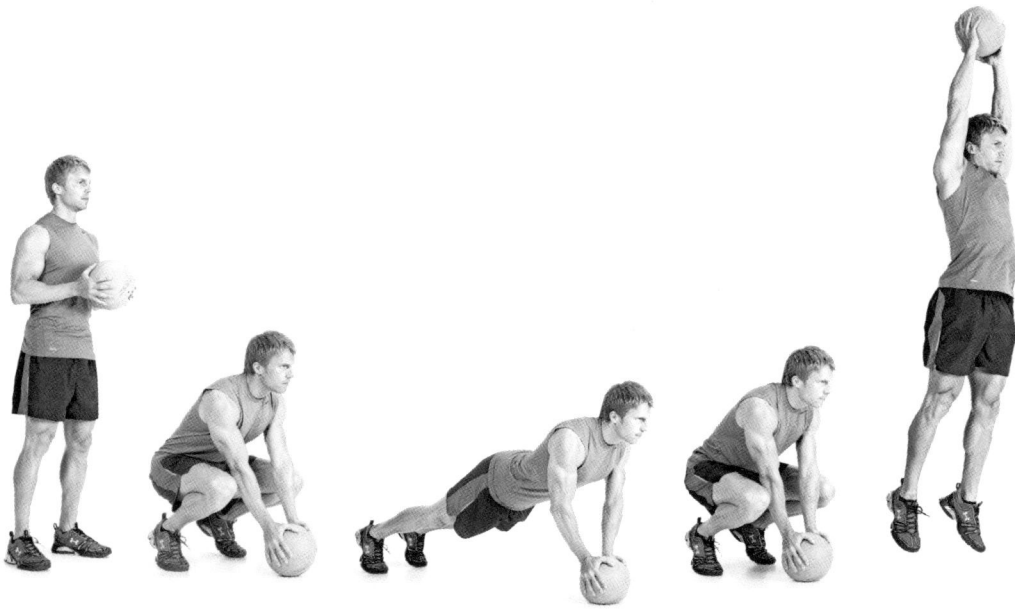

Kettlebellschwingen

Halten Sie die Kettlebell mit beiden Händen gut fest. Stellen Sie sich mit leicht gebeugten Knien und mehr als schulterbreit geöffneten Füßen hin, die Kettlebell befindet sich zwischen den Beinen. Lehnen Sie den Oberkörper leicht nach vorn, sodass Ihre Unterarme die Innenseiten der Oberschenkel berühren. Jetzt schwingen Sie die Hantel nach oben und nutzen beim Aufrichten die Streckung der Hüften, um Schwung zu holen und die Kettlebell nach vorn zu wuchten. Dann senken Sie die Kettlebell wieder in die Ausgangsposition ab.

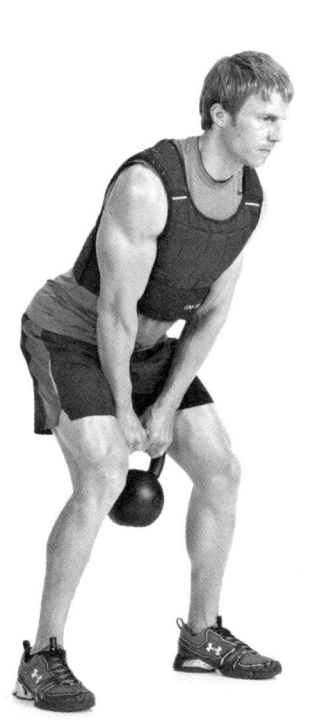 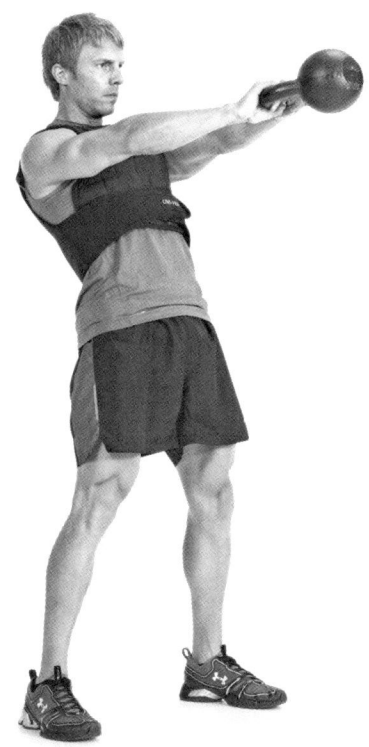

Frontkniebeuge und Schwungdrücken (Push Press) mit Langhantelstange

Beginnen Sie diese kombinierte Übung, indem Sie die Langhantelstange vorn auf Ihren Schultern platzieren. Kommen Sie nun in eine tiefe Kniebeuge. Wenn Sie sich anschließend fast wieder aufgerichtet haben, stemmen Sie die Hantelstange mit Schwung über den Kopf (Push Press). Während Sie die Stange wieder absenken, beugen Sie gleichzeitig die Knie und kommen in Ihre nächste Kniebeuge.

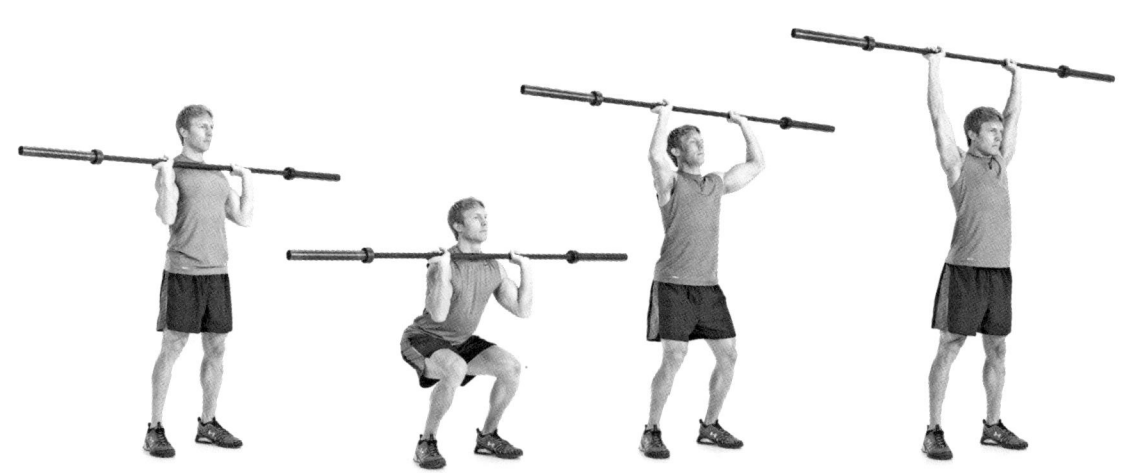

Sumo-Kniebeuge mit Kurzhanteldrücken

Auch diese Übung besteht aus einer Kombination von zwei Bewegungen. Nehmen Sie mit den Beinen die Sumo-Position ein: Die Füße stehen weit auseinander, die Fußspitzen sind leicht nach außen gedreht. Gehen Sie tief in die Knie und halten Sie jeweils eine Kurzhantel in Ihren Händen. Die Arme sind dabei nach unten ausgestreckt, sodass sich die Hanteln zwischen Ihren Beinen befinden. Sinken Sie nun so tief in die Sumo-Kniebeuge, dass die Hanteln fast den Boden berühren. Während Sie sich wieder aufrichten, bringen Sie die Hanteln mit gebeugten Unterarmen vor die Brust. Sie führen also einen Bizeps-Curl aus. Anschließend drehen Sie die Hanteln so, dass die Handflächen nach vorn zeigen, und stemmen sie mit Schwung über den Kopf. Gleichzeitig strecken Sie die Beine und richten sich vollkommen auf. Führen Sie nun den Bewegungsablauf in umgekehrter Reihenfolge aus und kommen Sie auf diese Weise zurück in die Sumo-Kniebeuge.

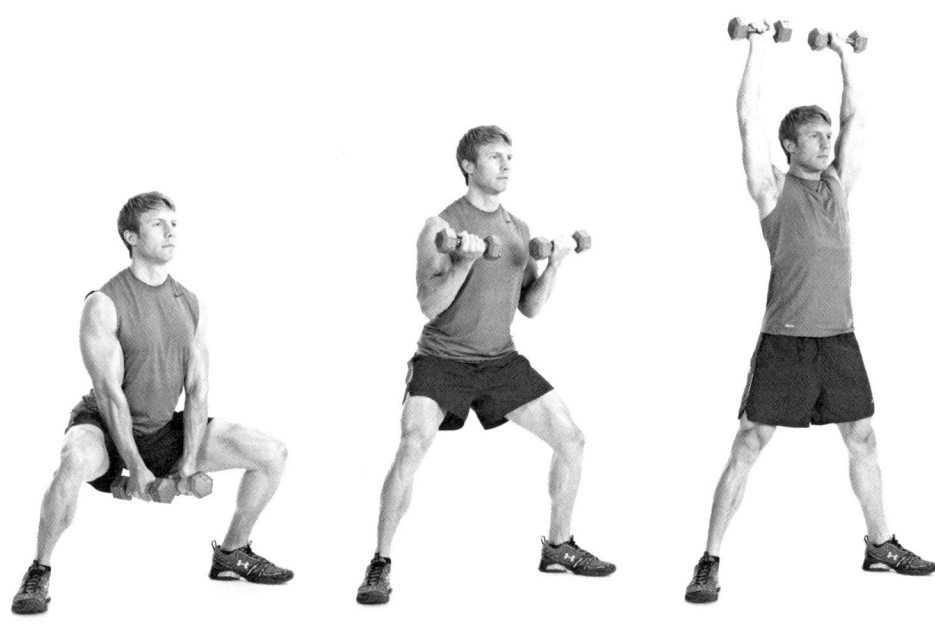

7

DAS TABATA-INTERVALL

Da stand ich nun, eine Stoppuhr in der Hand, bereit für meine erste Begegnung mit dem berüchtigten Tabata-Intervall. Mein Plan: Ich wollte 20 Sekunden lang mit voller Kraft Sprungkniebeugen absolvieren und mich dann zehn Sekunden lang ausruhen, das Ganze für insgesamt acht Runden ... magere vier Minuten meines Lebens. »Kein Problem«, sagte ich mir und legte los. Die erste Runde war gar nicht so schlimm, ich schaffte fast 20 Sprungkniebeugen und mein Selbstvertrauen wuchs. Nach der zweiten Runde allerdings ließ mein ohnehin geringes Selbstvertrauen merklich nach, genauso wie die Anzahl der Sprungkniebeugen, während meine Herzfrequenz zunahm. Meine Beine schmerzten, die zehn Sekunden dauernden Ruhephasen erschienen mir wie ein Wimpernschlag und mein Herz klopfte mir bis zum Hals. Als ich mein achtes Intervall beendet hatte und keuchend und stöhnend auf dem Boden zusammenbrach, beugten sich ein paar Leute aus dem Fitnessstudio über mich, um nachzusehen, ob ich ärztliche Hilfe brauchte.

EINES MÖCHTE ICH KLARSTELLEN

Tabata-Intervalle stellen wahrscheinlich die am meisten verfälschte Trainingsmethode überhaupt dar. Viele Leute haben ein bisschen über die Forschungsergebnisse gelesen und dann ihre eigene Variante dieser hocheffektiven Methode entwickelt. Die meisten Varianten sind einfacher und angenehmer als das Original. Wenn jemand im Fitnessstudio in gemächlichem Tempo ein paar Kniebeugen, Liegestütze und Ausfallschritte macht und dann seinen Freunden erzählt, er hätte Tabata-Intervalle trainiert, war er nicht ganz ehrlich. Verzeihung, aber das *sind keine* Tabata-Intervalle – jedenfalls nicht das, was die Forscher mit ihren Intervallen erreichen wollten.

Kehren wir kurz zu den Forschungsergebnissen zurück. Die Tabata-Intervall-Probanden absolvierten während der Studie sechs bis acht Runden mit voller Kraft. Ja, einige Testpersonen schafften noch nicht einmal die acht Runden oder insgesamt vier Minuten Training! Wenn das nicht zeigt, wie hart die Probanden trainiert haben, was dann? Mit voller Kraft bedeutet genau das: Es wird während des gesamten Intervalls so hart wie möglich trainiert. Der wahre Schlüssel zu dieser Methode und ihrer positiven Wirkung liegt im Konzept der maximalen Intensität und darin, *nicht* nachzulassen. Diese Art Intensität ist notwendig, wenn man von den Auswirkungen profitieren will, wie die Studie gezeigt hat.

WAS IST, WENN ICH KEIN TABATA-INTERVALL MIT VOLLER KRAFT SCHAFFE?

Kein Problem, denn hier helfen Ihnen meine einfachen Modifizierungen und Steigerungen. Sicher werden einige behaupten, dass ich jetzt auch diese großartige Trainingsmethode verfälscht habe. Ich glaube aber, dass meine Abwandlungen dem ursprünglichen Sinn der Methode besser gerecht werden.

Der erste Schritt der Steigerungen besteht darin, acht Runden Tabata-Intervalle mit einer zehn Sekunden langen Trainings- und einer 20 Sekunden langen Ruhephase zu absolvieren. Die Gesamtzeit beträgt immer noch vier Minuten, aber das eigentliche Workout ist nur noch halb so lang wie beim klassischen Tabata-Intervall. Meiner Meinung nach ist diese Variante nicht nur für Anfänger sehr gut geeignet (da zehn Sekunden für Einsteiger viel realistischer sind), sondern auch für bestimmte Aktivitäten wie Sprints und Geschicklichkeitsübungen, über die ich im nächsten Kapitel sprechen werde.

Im zweiten Schritt absolvieren Sie acht Runden mit 15 Sekunden langen Trainings- und Ruhephasen. Sie sehen, wir nähern uns den traditionellen Tabata-Intervallen, aber die fünf zusätzlichen Sekunden Ruhe in Kombination mit fünf Sekunden weniger Workout machen einen großen Unterschied und ermöglichen Ihnen eine höhere Intensität während der Trainingsintervalle.

Im dritten Schritt absolvieren Sie acht Runden mit 20 Sekunden langen Trainings- und zehn Sekunden langen Ruhephasen. Falls Sie bei den klassischen Tabata-Intervallen immer noch einen starken Leistungsabfall bei den letzten Runden bemerken, empfehle ich Ihnen, zu den 15-15-Intervallen zurückzugehen und die Intensität noch mehr zu steigern. Ich habe Sportler gesehen, die mit zehn Burpees in den ersten Runden begannen und dann nachließen, bis sie in den letzten Runden nur noch zwei oder drei Wiederholungen schafften – das ist nicht das Ziel dieser Trainingsmethode.

MEINE EMPFEHLUNGEN FÜR TABATA-INTERVALLE

Es gibt viele gute Übungen, mit denen man Tabata-Intervalle trainieren kann. Hier sind einige, die ich besonders empfehle:

BEISPIELÜBUNGEN FÜR TABATA-INTERVALLE
Seilspringen (schnell!)
Gegen eine schwere Tasche schlagen oder treten
Burpee
Kettlebellschwingen
Sprungkniebeuge
Ausfallschrittsprung
Temposprung
Plyometrischer Liegestütz
Bergsteiger

All diese Übungen sind einfach und können schnell auf kleinem Raum ausgeführt werden. Viele der Übungen können auch kombiniert und abgewechselt werden, damit nicht nur bestimmte Muskeln ermüden. Beispielsweise ist eine Kombination von Sprungkniebeugen mit Bergsteigern oder plyometrischen Liegestützen weniger ermüdend für die Beine, als wenn man die ganze Zeit über nur Sprungkniebeugen absolviert.

Nachfolgend habe ich einige meiner bevorzugten Übungsfolgen für die verschiedenen Varianten der Tabata-Intervalle aufgeführt.

In Kapitel 9 zeige ich Ihnen noch ein paar andere Werkzeuge, die man sich für die Tabata-Intervalle zunutze machen kann, und außerdem ein paar andere Arten des Zeit- und Zirkeltrainings. Die Möglichkeiten sind buchstäblich endlos, also bedienen Sie sich aller neuen Werkzeuge in Ihrem Cardio-Krafttrainings-Werkzeugkasten.

Meine Freunde haben (genau wie für die 30-30-Intervalle) unter www.workoutmuse.com/coach-dos-music speziell zugeschnittene Coach-Dos-Tabata-Playlists erstellt, die Sie umsonst herunterladen können.

10-10-INTERVALLE	15-15-INTERVALLE	20-10-INTERVALLE
Burpee mit Kurzhanteln	Liegestütz mit Medizinball	Seilspringen
Kniebeuge und Kurzhanteldrücken	Sprungkniebeuge mit Medizinball	
abwechselnd wiederholen	Bergsteiger mit Medizinball	Burpee
	Ausfallschrittsprung mit Medizinball	*abwechselnd wiederholen*
	alle vier Übungen wiederholen	

Seilspringen

Wählen Sie den effizientesten Rhythmus und springen Sie so schnell und kraftvoll wie möglich.

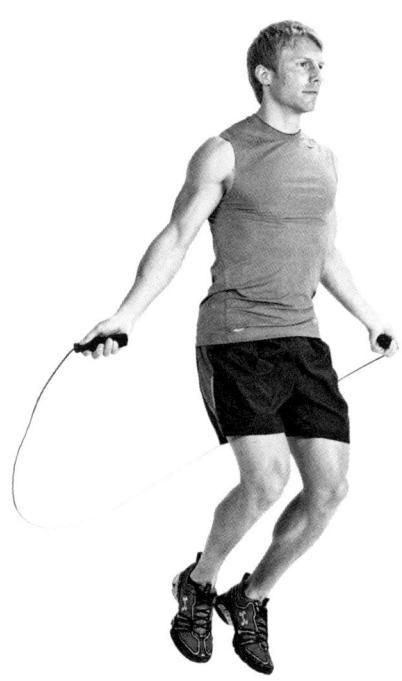

Gegen eine schwere Tasche schlagen oder treten

Machen Sie genau das, wonach es sich anhört. Sie können sämtliche Tritt- und Schlagtechniken oder deren Kombinationen anwenden. Geben Sie in den Trainingsintervallen alles.

Temposprung

Springen Sie ähnlich wie bei der Sprungkniebeuge, aber beugen Sie die Beine weniger tief und kommen Sie nur in eine Viertelkniebeuge. Das Ziel ist es, so viele Sprünge wie möglich zu schaffen und möglichst kurzen Bodenkontakt zu haben.

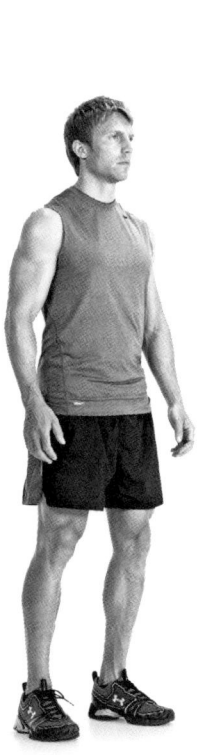
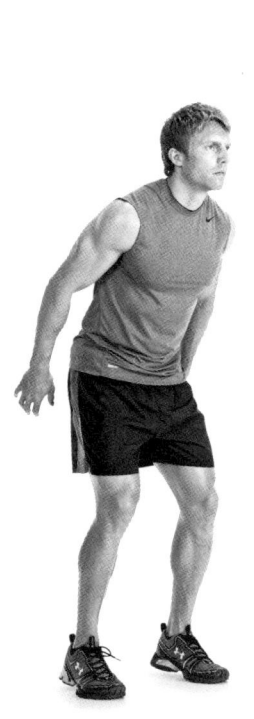
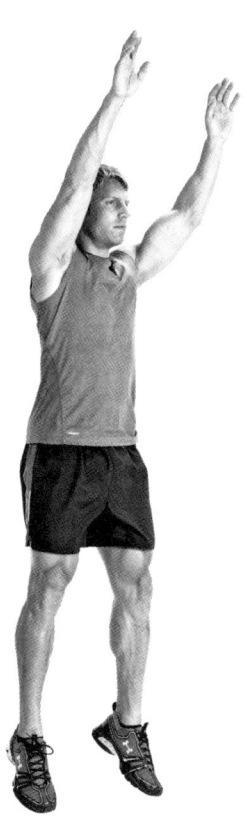

Liegestütz mit Medizinball

Beginnen Sie in der tiefen Liegestützposition mit gebeugten Armen, eine Hand ist dabei auf den Medizinball gestützt. Stemmen Sie sich nun kraftvoll nach oben in die hohe Liegestützposition und wechseln Sie mit Schwung die Hände über den Ball zur anderen Seite, sodass Sie wieder in der tiefen Liegestützposition sind. Diesmal ist die andere Hand auf dem Ball abgestützt.

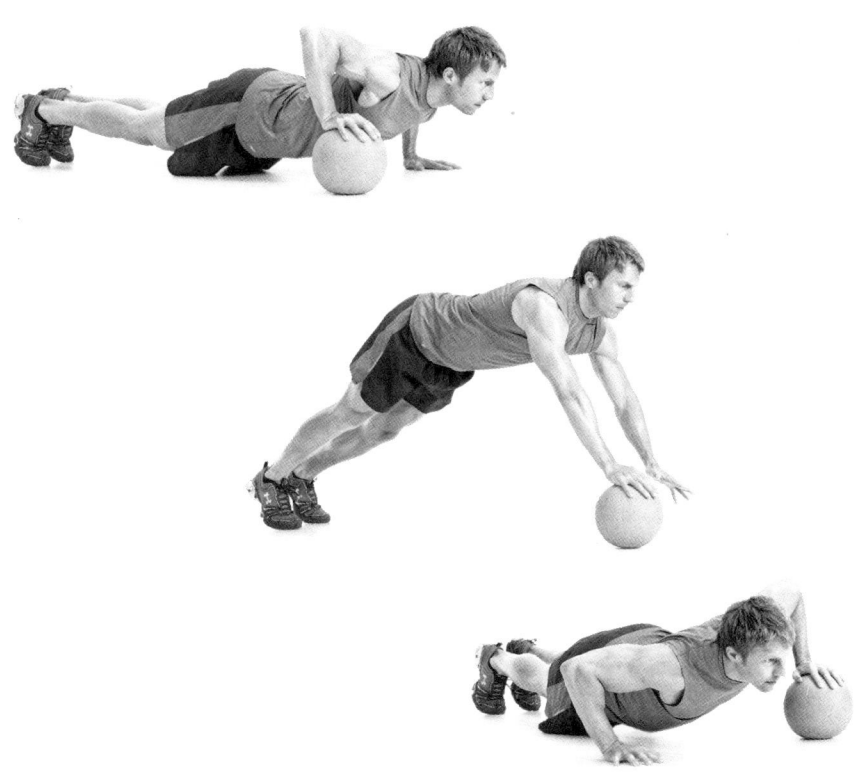

Sprungkniebeuge mit Medizinball

Sie springen genau wie bei der klassischen Sprungkniebeuge und halten dabei einen Medizinball dicht vor der Brust.

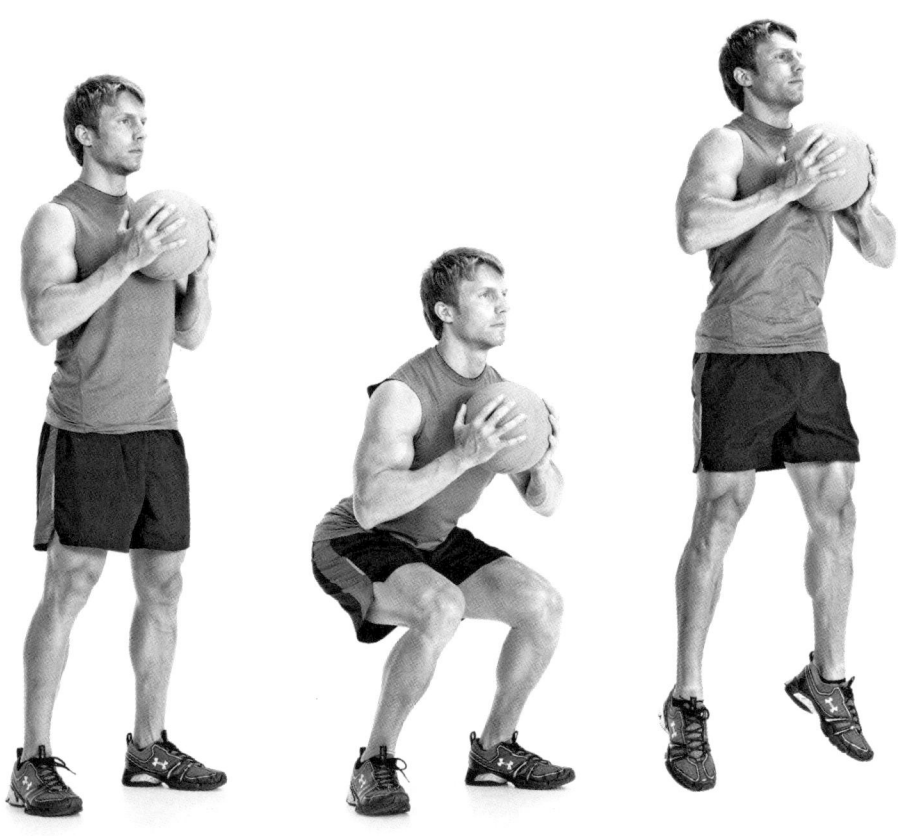

Bergsteiger mit Medizinball

Führen Sie den klassischen Bergsteiger durch. Ihre Hände sind jedoch auf einem Ball abgestützt. Diese Variante ist schwieriger, da der Ball die Tendenz hat wegzurollen und die Muskeln deshalb stärker gefordert sind.

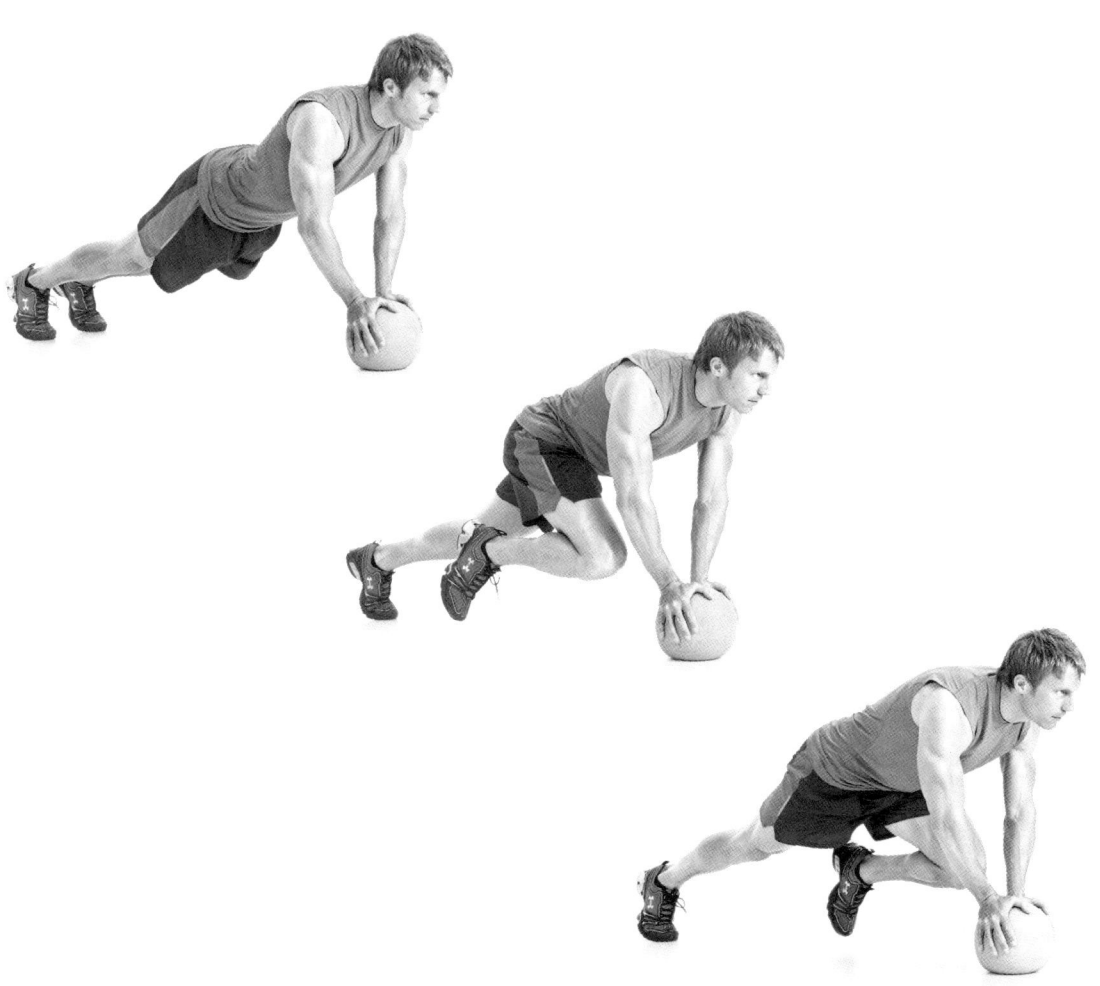

Ausfallschrittsprung mit Medizinball

Führen Sie den klassischen Ausfallschrittsprung mit Beinwechsel am höchsten Punkt durch. Halten Sie dabei einen Medizinball dicht vor der Brust fest.

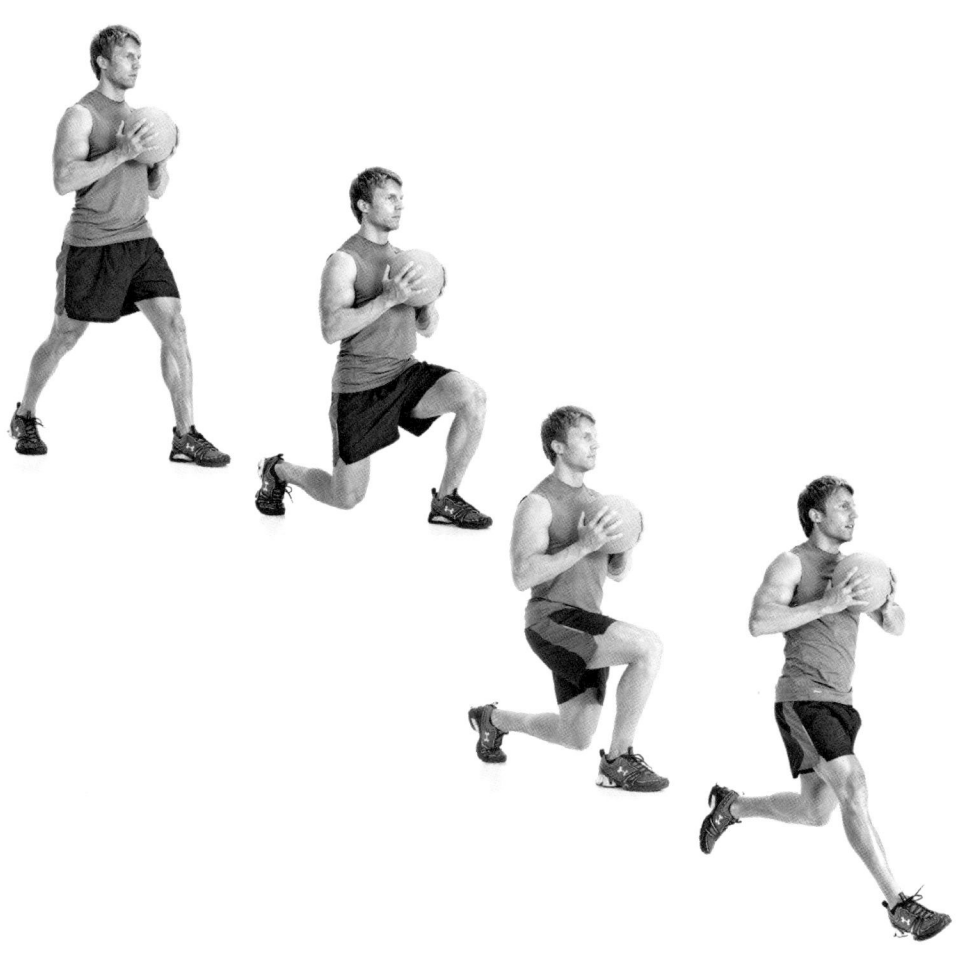

8

TRAINIEREN IN FREIER NATUR

Mir macht mein Trainingsprogramm am meisten Spaß, wenn ich das Fitnessstudio verlasse und bei unserem großartigen südkalifornischen Wetter draußen trainiere. Ich weiß, einige von Ihnen leben nicht in einer Gegend, in der häufig die Sonne scheint. Trotzdem ist es schön, ab und zu in anderer Umgebung zu trainieren. Wenn es nicht draußen ist, dann vielleicht in einer Basketball- oder Leichtathletik-Halle. Bei Langeweile und der immer gleichen Trainingsroutine kann das Workout stagnieren und der Fortschritt ausbleiben. Also versuchen Sie doch einmal ein paar dieser großartigen Cardio-Kraftübungen außerhalb des Fitnessstudios.

SPRINTTRAINING

Jeder, der schon einmal ein Sprinttraining in sein Konditionsprogramm eingebaut hat, wird mir zustimmen: *Nichts* anderes löst am nächsten Tag solche Gefühle aus. Sogar passionierte Läufer sprechen oft über den riesigen Unterschied, den es macht, wenn sie ein Sprinttraining absolvieren. Beim täglichen Training unserer Sportmannschaften arbeiten wir bei unserem sportartspezifischen Energiesystem-Training mit einem großen Spektrum an Sprintintervallen. Diese Intervalle reichen von sehr intensiven kurzen Sprints mit längeren Ruhephasen bis zu längeren, weniger intensiven Sprints und kürzeren Pausen.

AUSDAUER VERSUS AUSDAUERSPRINT-INTERVALLE

Ich höre oft von Leuten, sie hätten »Sprintintervalle« trainiert. Bei genauerem Nachfragen stellt sich heraus, dass sie meistens modifizierte Ausdauerintervallläufe absolviert haben. Lassen Sie mich das erklären. Wenn man ans Sprinten denkt, denkt man ans Laufen mit voller Kraft. Stellen Sie sich vor, was Sie nach einem 15 oder

20 Sekunden langen Sprint tun: Meist müssen Sie wahrscheinlich anhalten und sich erholen, bevor Sie einen zweiten Sprint absolvieren können, richtig? Oft beschreiben Leute ihre »Sprintintervalle« so: Sie sind 20 Minuten auf dem Laufband gelaufen, dann für 60 Sekunden gesprintet, dann für 60 Sekunden gejoggt und so weiter. Ich bin mir sicher, dass die meisten von uns nicht in der Lage sind, auch nur annähernd 60 Sekunden lang zu sprinten, und wenn doch, dann könnten wir bestimmt nicht davor oder danach längere Zeit joggen. Was diese Leute beschreiben, ähnelt eher einem Ausdauerintervall, bei dem man joggt, dann schneller läuft, bis man fast an seine anaerobe Schwelle kommt, und dann wieder in ein Tempo fällt, bei dem man sich erholen kann. An dieser Art von Intervalltraining ist nichts falsch, im Gegenteil, es ist ein guter Weg, um Sie an intensiveres Training heranzuführen – zu den richtigen Sprintintervallen, die Sie erwarten.

TRAININGS- UND RUHEPHASEN FESTLEGEN

Am Anfang wollen wir einige allgemeine »Regeln« für die Sprintintervalle aufstellen. Das optimale Verhältnis von Trainings- und Ruhephasen hängt von zwei Faktoren ab: der Intensität und Dauer der Trainingsintervalle. Je höher die Intensität und je kürzer das Trainingsintervall (normalerweise gehen diese beiden Faktoren Hand in Hand), desto länger sind die Ruhephasen im Verhältnis zu den Trainingsphasen. Einen 35-Meter-Sprint beispielsweise kombiniert man am besten mit einer Pause im Verhältnis 1 : 4. Die Pause ist also etwa 4-mal so lang wie die Trainingsphase. Das bedeutet, wenn Sie sechs Sekunden für 35 Meter brauchen, ruhen Sie sich 24 Sekunden aus. Diese Verteilung erlaubt es Ihnen, sich genügend auszuruhen, damit Sie bei der nächsten Wiederholung alles geben können. Für einen 90-Meter-Sprint hingegen benötigen Sie vielleicht 15 bis 18 Sekunden. In diesem Fall reicht eventuell ein 1:2-Verhältnis aus. Das würde einer Pause von 30 bis 36 Sekunden entsprechen.

Nachfolgend finden Sie eine Tabelle mit verschiedenen Distanzen, den ungefähren Zeitspannen, die man dafür braucht, und mit dem empfohlenen Verhältnis von Trainings- und Ruhephasen. Außerdem enthält die Tabelle Beispiele mit geschätzten Sprintzeiten und dem dazu passenden Verhältnis von Trainings- und Ruhephase. Denken Sie daran, dass diese Zeitspannen Schätzungen sind und Ihre Bedürfnisse von Ihrem Fitnessgrad abhängen. Unabhängig davon jedoch sollte das Verhältnis gleich bleiben.

Im Anschluss an die genannte Tabelle folgt noch eine mit einigen Beispielen für Sprint-Workouts und der ungefähren Zeit, die man dafür benötigt. Lassen Sie sich aber nicht von der Kürze der Workouts täuschen. Nur weil Sie aufgehört haben zu trainieren, bedeutet das nicht, dass Ihr Körper aufhört zu arbeiten!

SPRINTDISTANZEN UND VERHÄLTNIS VON TRAININGS- UND RUHEPHASE

DISTANZ	9–18 M	27–36 M	55–73 M	91–100 M	HALF GASSER*	182 M	365 M
Ungefähre Zeit	2–3 Sek.	4–6 Sek.	9–12 Sek.	15–20 Sek.	17–22 Sek.	35–45 Sek.	75–95 Sek.
Verhältnis Trainings-/ Ruhephase	1 : 5–6	1 : 4–5	1 : 3	1 : 2	1 : 2	1 : 2	1 : 2
Ungefähre Ruhephase	10–18 Sk.	16–30 Sek.	27–36 Sek.	30–40 Sek.	34–44 Sek.	70–90 Sek.	150–190 Sek.

* Bei einem »Half Gasser« sprintet man 45 Meter, dreht um und sprintet 45 Meter zurück.

BEISPIELE FÜR SPRINT-WORKOUTS

DISTANZ	WIEDERHO-LUNGEN	VERHÄLTNIS TRAI-NINGS-/ RUHEPHASE	UNGEFÄHRE TRAININGS-ZEIT	UNGEFÄHRE RUHEZEIT	ZEIT FÜR DAS KOM-PLETTE WORKOUT
Half Gasser*	10	1 : 2	3,5 Min.	6 Min.	9–10 Min.
73 m 55 m	8 6	1 : 3	3 Min.	5,5 Min.	8–9 Min.
18 m	20	1 : 5–6	1–0,5 Min.	6–8 Min.	7–10 Min.

* Bei einem »Half Gasser« sprintet man 45 Meter, dreht um und sprintet 45 Meter zurück.

GESCHICKLICHKEITS-TRAINING

Eine der effektivsten Formen des Sprinttrainings ist meiner Meinung nach das Geschicklichkeitstraining, bei dem man die Richtung wechselt. Wenn wir unserem Körper befehlen, die Richtung zu ändern, zwingen wir ihn, mehrmals langsamer und wieder schneller zu werden. Dieser Prozess hat einen erstaunlichen Effekt sowohl auf unsere Muskeln als auch auf unser Herz-Kreislauf-System.

Meist setzt uns beim Geschicklichkeitstraining nur unsere eigene Fantasie Grenzen, aber am wichtigsten ist es, noch einmal über das Verhältnis von Trainings- und Ruhephasen nachzudenken. Sie können dieselben Verhältnisse wie bei den Beispielen für Sprint-Workouts verwenden. Aber denken Sie daran, dass die meisten Geschicklichkeitstrainings eher kurz sind, sodass Sie sich oft für die höheren Verhältnisse entscheiden werden. Im Folgenden beschreibe ich zwei meiner bevorzugten einfachen Geschicklichkeits- trainings.

FÜNF UND ZURÜCK/ ZEHN UND ZURÜCK

Hier wird bei hoher Intensität die Richtung gewechselt. Sie sprinten fünf Meter, berühren Boden oder Wand, drehen um und sprinten zurück zum Startpunkt, berühren ihn, sprinten zehn Meter, berühren Boden oder Wand und sprinten zurück zum Start- punkt. Folgen Sie dem Verlauf, wie im nachstehenden Diagramm dargestellt, von A nach B nach C nach D. Die durchschnitt- liche Zeit liegt bei zehn bis 13 Sekunden.

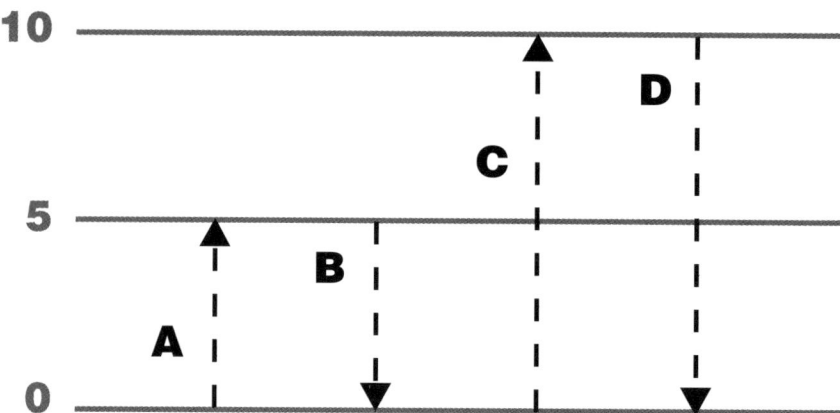

Fünf und zurück/zehn und zurück

GESCHICKLICHKEITS- TRAINING ODER 5-10-5-TRAINING

Dieses Geschicklichkeitstraining, wie im nachfolgenden Diagramm dargestellt, ist sehr beliebt und wird von vielen Profi- und Collegemannschaften genutzt. Sie

starten auf der Mittellinie, laufen nach rechts, berühren Wand oder Boden mit der rechten Hand, drehen um, laufen zehn Meter nach links, berühren Wand oder Boden mit der linken Hand, drehen wieder um und rennen zurück zum Start- punkt. Bei Ihrer nächsten Wiederholung laufen Sie zuerst nach links. Für die

Übung brauchen Sie ungefähr sechs bis acht Sekunden.

Aus der Zeit, die Sie für die Übung brauchen, können Sie anhand der bisher vorgestellten Verhältnisse errechnen, wie lang Ihre Pausen zwischen den Trainingsphasen sein sollten. Denken Sie daran, dass die Intensität des Workouts zunimmt, da Sie abbremsen, anhalten und dann wieder beschleunigen müssen. Deshalb können Sie die Zeiten gern ein wenig verlängern, um diese höhere Intensität auszugleichen.

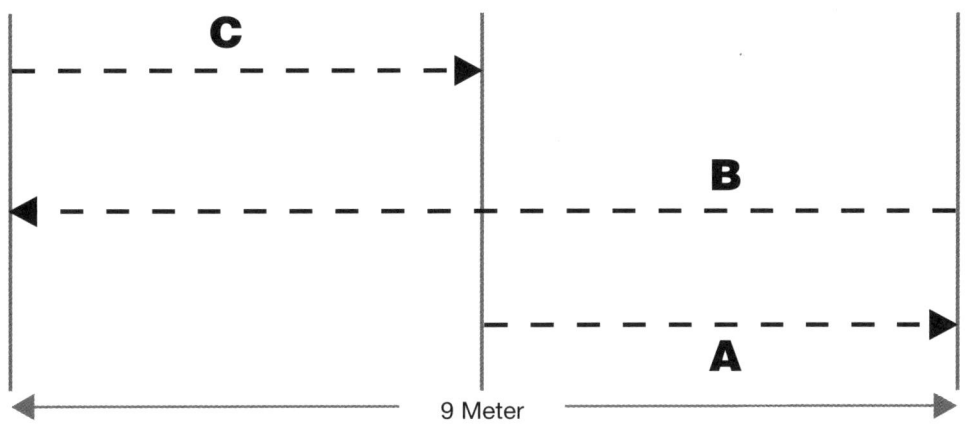

Geschicklichkeitstraining oder 5-10-5-Training

Ich empfehle, Sprint- und Geschicklichkeitsintervalle zu mischen, um das Training spannender zu machen. Hier ist ein Beispiel für ein kombiniertes Workout (fortgeschrittener Fitnessgrad). Dieses einfache Workout besteht nur aus viereinhalb bis sechs Minuten tatsächlicher Trainingszeit und dauert insgesamt 14 bis 19 Minuten. Aber wie ich schon sagte, lassen Sie sich nicht von der kurzen Zeitspanne täuschen!

GESCHICKLICHKEITSTRAINING FÜR FORTGESCHRITTENE

ÜBUNG	FÜNF UND ZURÜCK/ZEHN UND ZURÜCK	5-10-5-TRAINING
Wiederholungen	10	10
Verhältnis Trainings-/Ruhephase	1:3–4	1:5–6
Ungefähre Zeit	1,5–2 Min.	50–70 Sek.
Ungefähre Ruhephase	4,5–8 Min.	4–7 Min.
Gesamtzeit	6–10 Min.	5–9 Min.

CHAOTISCHE GESCHICKLICHKEITS-INTERVALLE

Mein Freund Jim Liston und ich haben vor einigen Jahren das CHAOS-Geschicklichkeitstraining entwickelt. Das ist keine neue Idee, aber wir stellten fest, dass diese Methode nicht annähernd genug beim sportlichen Leistungsgeschwindigkeitstraining verwendet wird. Vereinfacht ausgedrückt sind CHAOS-Trainings sogenannte »offene« Geschicklichkeitstrainings. Bei dieser Methode wird keine bestimmte Distanz festgelegt, bevor man die Richtung ändert, sondern man richtet sich nach visuellen, verbalen oder physischen Hinweisen. Sie fangen beispielsweise an zu rennen und wechseln erst dann die Richtung, wenn es Ihnen jemand zuruft, Sie jemand berührt oder Ihnen ein Zeichen gibt.

Das CHAOS-Training hat alle Vorteile der bisher beschriebenen Geschicklichkeitstrainings, geht aber noch einen Schritt weiter. Die Unberechenbarkeit zwingt uns dazu, mit noch größerer Intensität abzubremsen und zu beschleunigen und bringt dadurch den Stoffwechsel noch stärker in Schwung – unser wichtigstes Ziel beim Cardio-Krafttraining. Beim einfachsten Beispiel eines CHAOS-Trainings startet man mit schnellen seitlichen Kreuzschritten und wechselt jedes mal die Richtung, wenn jemand »wechseln« ruft. Anstelle der seitlichen Kreuzschritte kann man auch sprinten, rückwärts rennen, im Carioca-Schritt oder auf allen vieren laufen – der Fantasie sind keine Grenzen gesetzt. Am besten geht das mit einem Partner, damit jemand die Richtungswechsel ansagt oder anzeigt. Wir haben aber auch eine großartige Alternative entwickelt. Einmal mehr haben meine Freunde von www.workoutmuse.com/coach-dos-music maßgeschneiderte Tracks zusammengestellt, die Sie sich auf Ihren MP3-Player herunterladen können. Auf diese Weise können Sie CHAOS-Trainings auch allein durchführen. Alle Workouts sind so zusammengestellt, dass das Verhältnis von Trainings- und Ruhephasen in allen Tracks berücksichtigt wird. Bei einem Track folgen beispielsweise auf zehn Sekunden wahlloser Richtungswechsel 20 Sekunden Pause. Der Track läuft weiter, bis insgesamt zehn komplette Wiederholungen absolviert sind. Das Ergebnis: ein Workout, das Sie richtig in Schwung bringt und jedes Mal anders ist, wenn Sie Ihre Kopfhörer aufsetzen. Gehen Sie auf www.workoutmuse.com/coach-dos-music und laden Sie sich gratis Ihre maßgeschneiderten Coach-Dos-CHAOS-Tracks herunter!

CHAOS-GESCHICKLICHKEITSTRAINING

DISTANZ	HALF GASSER*	5-10-5-TRAINING
Wiederholungen	10	10
Verhältnis Trainings-/ Ruhephase	1:2	1:5–6
Ungefähre Zeit	3,5–4 Min.	50–70 Sek.
Ungefähre Ruhephase	6 Min.	4–7 Min.
Gesamtzeit	9–10 Min.	5–9 Min.

* Bei einem »Half Gasser« sprintet man 45 Meter, dreht um und sprintet 45 Meter zurück.

9

NOCH MEHR WERKZEUGE FÜR DAS CARDIO-KRAFTTRAINING

Ich absolviere mein Cardio-Krafttraining gern mit einem Herzfrequenzmesser. Er verrät mir nicht nur, wie hoch meine Herzfrequenz im Vergleich zu anderen Workouts ist, sondern kann mir auch den gesamten Kalorienverbrauch des Workouts und meine durchschnittliche Herzfrequenz anzeigen. Und am wichtigsten: Ich kann sehen, wie schnell ich mich nach einem Workout wieder erhole.

HERZFREQUENZ- BASIERTES INTERVALLTRAINING

Eine Alternative zu vorher festgelegten Ruhephasen besteht darin, den eigenen Körper entscheiden zu lassen, wann er bereit für die nächste Wiederholung oder das nächste Trainingsintervall ist. Dass Sie durch das Training langsam fitter werden, können Sie oft daran erkennen, wie schnell sich die Herzfrequenz nach einem anstrengenden Intervall wieder normalisiert. Bei überdurchschnittlich trainierten Menschen kann man diesen Effekt gut beobachten, bei Anfängern oder selbst auf mittlerem Level kann das allerdings schwieriger sein. Ich gebe Ihnen ein Beispiel: Nehmen wir an, eine Person mit einem Ruhepuls von 80 Schlägen pro Minute soll während eines intensiven Trainingsintervalls ihre Herzfrequenz auf 160 Schläge pro Minute beschleunigen. Wenn wir mit herzfrequenzbasierten Ruhephasen arbeiten, legen wir also fest, wie hoch die Herzfrequenz für eine ausreichende Erholung sein muss. Oft wird dabei aber ein Rückgang um 30 Schläge pro Minute festgestellt oder in diesem Fall könnten wir auch sagen, wir streben 75 Prozent der Herzfrequenz beim Training an. Daraus würde sich für die Ruhephasen eine angestrebte Herzfrequenz von 130 Schlägen pro Minute ergeben, wenn wir mit dem Rückgang von 30 Schlägen pro Minute trainieren, oder eine Frequenz von 112 Schlägen pro Minute, wenn wir einen Rückgang auf 75 Prozent anstreben. Wir würden unser nächstes Trainingsintervall erst beginnen, wenn dieser Wert erreicht ist, egal, wie lange es dauert. Das können 20 Sekunden sein oder eine Minute – darauf kommt es nicht an.

Wie ich bereits erwähnte, stellt sich bei erfahrenen Sportlern dieser Rückgang schneller ein. Tatsächlich liegt die Zeitspanne des Rückgangs sehr nah bei den Verhältnissen von Trainings- und Ruhephasen, die ich in den vorangegangenen Kapiteln erläutert habe. Das Problem liegt darin, dass es bei einer weniger gut trainierten Person oder einem Anfänger sehr viel länger dauern kann, bis die gewünschte Herzfrequenz erreicht ist, manchmal bis zu vier oder fünf Minuten. Dadurch wird das Workout insgesamt sehr lang. In solchen Fällen ist ein festgelegtes Zeittraining unabhängig von der Herzfrequenz besser geeignet.

Trotzdem empfehle ich die Verwendung eines Herzfrequenzmessers beim Cardio-Krafttraining. Es muss dabei aber bedacht werden, dass viele Faktoren wie Stress oder Müdigkeit Ihre Herzfrequenz ständig beeinflussen können. Ich persönlich sehe gern, wie schnell ich mich nach einem Trainingsintervall erhole, wie viel Kalorien ich bei einem speziellen Workout verbrannt habe und wie hoch meine durchschnittliche Herzfrequenz beim gesamten Training ist (viele Herzfrequenzmesser liefern all diese Informationen).

Werden Sie bei Ihrem Intervallkrafttraining kreativ. Auf einen Sprint auf dem Laufband muss nicht unbedingt Jogging folgen. Verlassen Sie das Laufband und absolvieren Sie ein paar Übungen mit Kettlebells, Kurzhanteln, Langhanteln, einem Medizinball oder Ihrem eigenen Körpergewicht. Dann fangen Sie wieder von vorn an.

Jim Smith, CSCS, Fitnessexperte für Männer, Mitbegründer von »The Diesel Crew«, www. dieselcrew.com

Ich bin aus mehreren Gründen ein großer Anhänger des Schlittenschiebens. Erstens passt es zu vielen athletischen Bewegungen, von Kniebeugen über Kreuzheben bis zu Olympischem Gewichtheben, bei denen wir Kraft aus dem unteren Körper über den Core zu unserem Oberkörper leiten (und damit auch zu unserem Trainingsgerät). Also trainiert man beim Schlittenschieben sowohl den ganzen Körper als auch speziell die Muskeln, die man für diese Übungen braucht.

Zweitens erlaubt es uns diese Übung, ein Werkzeug aus dem Krafttraining bei einem Stoffwechselkonditionstraining zu verwenden, ohne dass wir uns Sorgen darüber zu machen brauchten, dass die saubere Ausführung der Bewegung wegen Ermüdung leidet. Wenn Sie beim Schlittenschieben müde werden und trotzdem weitermachen, führt das nicht zu schlecht ausgeführten Bewegungsmustern (und damit potenzieller Verletzungsgefahr). Stattdessen schieben Sie den Schlitten an die Wand und der Schlitten bleibt stehen. Bei vielen anderen komplexen Kraftübungen besteht bei einsetzender Müdigkeit ein großes Verletzungsrisiko.

Wir können den Schlitten schieben, indem wir große bewusste Schritte machen oder indem wir rennen. Die Distanzen liegen zwischen 15 und 100 Metern, die Ruhephasen sind variabel. Oft bilden wir auch Teams aus mehreren Sportlern und lassen sie zusammen eine festgelegte Distanz in einer bestimmten Zeit zurücklegen.

Eric Cressey, MS, CSCS, Autor, Kraft- und Konditionsexperte, www.ericcressey.com

BRINGEN SIE ABWECHSLUNG IN IHR CARDIO-KRAFTTRAINING

Ich habe schon die Möglichkeit angesprochen, außerhalb des Fitnessstudios zu trainieren, um Sprint- und Geschicklichkeitstrainings zu absolvieren. Zusätzlich können Sie das Intervalltraining intensivieren, indem Sie Gewichtswesten tragen, einen Medizinball halten, im Sand trainieren und bei den Sprüngen Minibänder verwenden. Außerdem können Sie bei einem Zeittraining wie Tabata-Intervallen den Suspension Trainer oder Seile benutzen, Schlitten schieben, mit einem Vorschlaghammer auf einen Reifen schlagen oder sogar im »Strongman«-Stil einen großen Reifen über den Kopf stemmen und dabei die Zeit stoppen oder Wiederholungen zählen. Auf den nächsten Seiten stelle ich Ihnen einige der besten Cardio-Krafttrainings vor, bei denen solche Werkzeuge und Geräte verwendet werden.

ÜBUNG	VORSCHLAG-HAMMER-SCHLAGEN	REIFENWUCH-TEN	GESCHICK-LICHKEITS-TRAINING IM SAND	SEILSCHWIN-GEN
Verhältnis Training/ Ruhephase in Sek.	15:15	30:30	5:25	30:30
Runden	8	10	10	5
Dauer	4 Min.	10 Min.	5 Min.	5 Min.

Vorschlaghammerschlagen

Für diese Übung brauchen Sie einen schweren Vorschlaghammer und einen großen Reifen, um den Aufprall abzufangen. Schlagen Sie von oben nach unten und versuchen Sie, mit Ihrem ganzen Körper Schwung zu holen. Schwingen Sie abwechselnd aus der rechten und aus der linken Schulter und achten Sie darauf, dass die Arme am Ende der Bewegung komplett gestreckt sind. Warten Sie die Rückfederung ab, bevor Sie den Hammer für den nächsten Schlag wieder über den Kopf wuchten.

Reifenwuchten

Bei dieser Übung arbeiten Sie mit einem großen Reifen (wie etwa einem Lkw-Reifen oder Traktorreifen). Kommen Sie in eine tiefe Kniebeuge und greifen Sie unter oder direkt in das Reifenprofil. Dann wuchten Sie den Reifen wie beim Kreuzheben kraftvoll nach oben, drücken ihn mit dem Knie weiter und kippen ihn schließlich um.

Geschicklichkeitstraining im Sand

Absolvieren Sie das in Kapitel 8 beschriebene und abgebildete Geschicklich-keitstraining. Der größte Unterschied besteht darin, dass das Laufen und Beschleunigen im Sand sehr viel schwieriger ist.

Seilschwingen

Für diese Übung brauchen Sie ein dickes Nylon- oder Hanfseil (wie die alten Seile früher im Turnunterricht). Schlingen Sie das Seil um eine Befestigung, sodass Sie in jeder Hand ein Ende halten. Dann führen Sie unterschiedliche Bewegungen aus: Schwingen Sie zum Beispiel beide Seilenden abwechselnd hoch und tief, beschreiben Sie Kreise nach innen und außen oder führen Sie sogar Sprungkniebeugen mit einem doppelten Armschwung aus. Setzen Sie bei allen Bewegungen Ihren ganzen Körper ein. Wenn Sie den Oberkörper stärker fordern wollen, können Sie diese Übungen auch auf den Knien ausführen.

ÜBUNG	BERGSTEIGER ODER SPRUNG-KNIEBEUGE MIT SUSPEN-SION TRAINER	MEDIZINBALL-SCHLEUDERN	CHAOS-GLEI-TEN	SCHLITTEN-SCHIEBEN
Verhältnis Training/ Ruhephase in Sek.	20:10	20:10	10:20	10:20
Runden	8	8	10	10
Dauer	4 Min.	4 Min.	5 Min.	5 Min.

Bergsteiger mit Suspension Trainer

Halten Sie die Ringe so, dass sich die Riemen unter Ihren Achselhöhlen befinden und bringen Sie Ihren Körper in einen 45-Grad-Winkel. Das Gewicht ruht auf Ihren Händen, die Ringe sind durch die Achselhöhlen fixiert. Absolvieren Sie Bergsteiger mit voller Kraft, dabei ist immer ein Fuß in der Luft, der andere zieht hoch bis zum Bauch. Führen Sie die Bewegung möglichst schnell aus.

Sprungkniebeuge mit Suspension Trainer

Stellen Sie sich aufrecht vor den Suspension Trainer und halten Sie die Griffe mit gestreckten Armen, die Seile sind gespannt. Neigen Sie Ihren Körper ganz leicht nach hinten, sodass Ihr Gewicht von den Seilen gehalten wird. Kommen Sie nun in eine tiefe Kniebeuge und springen Sie so hoch wie möglich, während Sie zugleich mit den Händen das Seil nach unten ziehen, um einen höheren Sprung ausführen zu können. Ihre Sprünge sollten fast bogenförmig sein, da die Ringe als Anker fungieren.

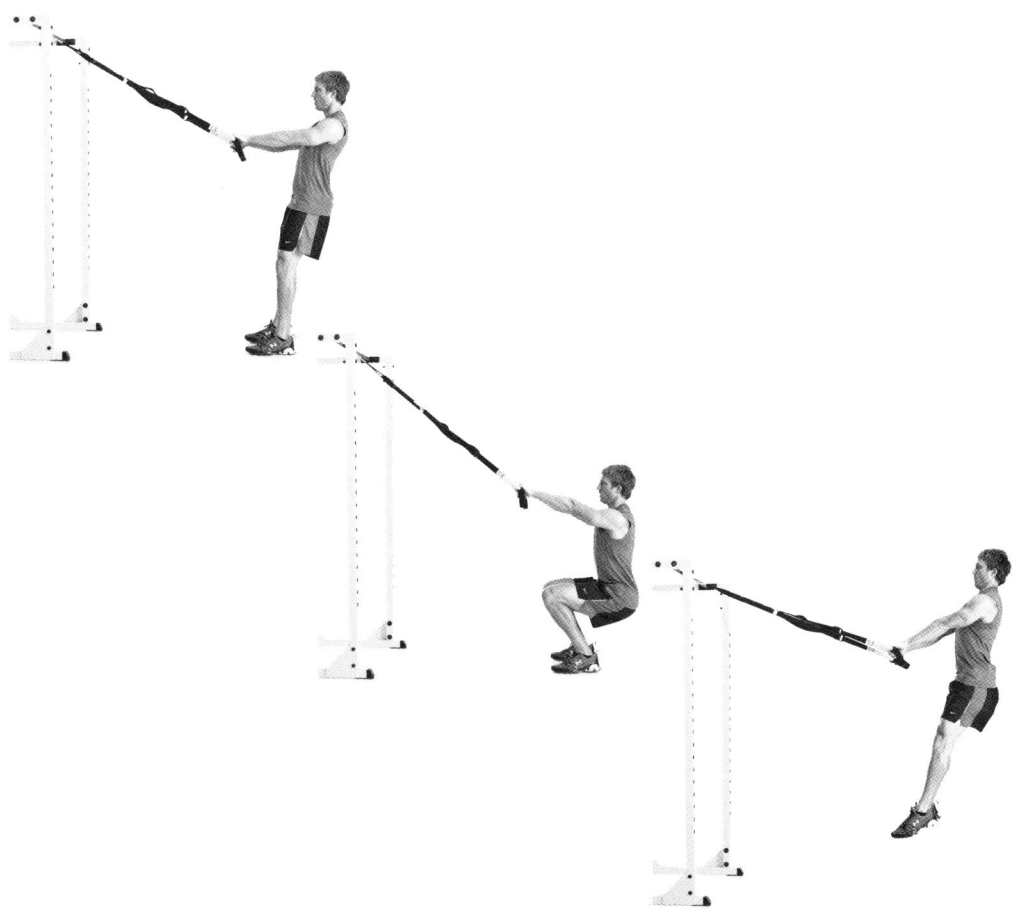

Medizinballschleudern

Stellen Sie sich mit schulterbreit auseinanderstehenden Füßen aufrecht hin und halten Sie einen schweren Medizinball über den Kopf. Schleudern Sie dann den Ball vor Ihrem Körper mit aller Wucht auf den Boden. Ihr Oberkörper neigt sich dabei etwas nach vorn, da Sie sämtliche Core-Muskeln für diesen Wurf benötigen. Wenn der Ball vom Boden abprallt, fangen Sie ihn wieder auf und strecken sich wieder in die Ausgangsposition, bevor der nächste Wurf folgt.

CHAOS-Gleiten

Mithilfe eines MP3-Tracks oder eines Partners, der die Richtungswechsel ansagt, bewegen Sie sich so schnell wie möglich in einer gleitenden Bewegung vorwärts, etwa im seitlichen Kreuzschritt, wie in Kapitel 8 auf Seite 220 bei den CHAOS-Geschicklichkeitsintervallen beschrieben. Versuchen Sie, möglichst schnell so weite Strecken wie möglich zurückzulegen, und halten Sie bei den Richtungswechseln möglichst abrupt an. Es sollte so aussehen, als ob Sie von einer Seite zur anderen gleiten und nicht auf und ab hüpfen.

Schlittenschieben

Schieben Sie einen »Sled Dawg« oder einen anderen Schlitten so schnell und kraftvoll wie möglich vor sich her. Achten Sie dabei darauf, dass die Hüften tief bleiben und mit jedem Schritt komplett gestreckt werden.

10

TIPPS ZUR ERNÄHRUNG UND ZU NAHRUNGSERGÄNZUNGS- MITTELN

Erneut hatte ich das große Vergnügen, Mike Roussell als Ernährungsexperten für dieses Buch gewinnen zu können. Er hat schon das Kapitel über Ernährung in Men's Health Power Training *geschrieben und hat sich damit erfolgreich als Experte für Sportlerernährung etabliert. Seine Ernährungsprinzipien und -strategien haben schon vielen Hundert Menschen geholfen, ihre Ziele zu erreichen – Mike ist in dieser Branche eine große Zukunft sicher. Diesmal legt er den Schwerpunkt auf Nahrungsergänzungsmittel, die uns dabei helfen können, unseren Kraft- und Leistungszuwachs durch das häufig brutale Cardio-Krafttraining zu maximieren. Ich weiß, dass Sie viel Erfolg und Freude haben werden, wenn Sie Mikes Empfehlungen folgen.*

Die Cardio-Krafttrainingsmethoden, die in diesem Buch und in *Men's Health Power Training* vorgestellt werden, gehören zu den besten, die Sie finden werden, wenn es darum geht, innerhalb kürzester Zeit den Stoffwechsel zu verbessern, Kraft und Tempo zu steigern sowie an Gewicht zu verlieren. Weil die Trainingsmethoden so zeiteffizient sind, ist es wichtig, zwei Dinge zu beachten:

1. **Geben Sie bei jedem Workout alles.** Cardio-Krafttraining ist brutal – darum funktioniert es. Wenn Sie es beendet haben, werden Sie nach Luft schnappen und vielleicht ist Ihnen auch etwas flau im Magen. Gegen Ende dieses Kapitels werde ich Ihnen einige Mittel gegen die Übelkeit vorstellen, damit Sie noch härter trainieren und noch bessere Ergebnisse erzielen können.

2. **Ernähren Sie sich die restlichen 23,5 Stunden des Tages vernünftig.** Wie Sie sich rund um ihr Workout ernähren, ist sehr wichtig. Was Sie aber den

gesamten Tag über essen, ist noch wichtiger. In diesem Kapitel stelle ich Ihnen Ernährungsstrategien vor, die Sie rund um Ihr Workout und den ganzen Tag über befolgen können, damit Ihr Cardio-Krafttraining noch effektiver wird.

ÜBERGREIFENDE PRINZIPIEN UND DIE SECHS SÄULEN DER ERNÄHRUNG

Wenn man Langzeitstudien zur Ernährung betrachtet, in denen die Teilnehmer sich länger als sechs Monate an eine bestimmte Diät halten sollten, sieht man, dass die Disziplin, mit der diese Diät eingehalten wird, nach sechs Monaten rapide nachlässt. Warum? Menschen sind beschäftigt. Sie haben wahrscheinlich auch viel zu tun, deshalb ist das zeitsparende Cardio-Krafttraining so attraktiv. Die Ernährung soll Ihnen nicht im Weg stehen, sondern im Hintergrund Ihres Lebens funktionieren, Ihnen Energie für Ihre Aktivitäten geben und Ihren Körper so formen, wie Sie ihn gerne hätten.

Damit das möglich ist, muss die Ernährung bestimmte Kriterien erfüllen: Sie soll praktisch und einfach sein, auf wissenschaftlichen Erkenntnissen beruhen und kein Wissen über Vitamine oder Mineralien voraussetzen. Ihre Ernährung muss so einfach und praktisch sein, dass Sie sich ganz leicht daran halten können, auch wenn Sie viel zu tun haben. Ihre Ernährung muss auf echter wissenschaftlicher Forschung basieren, die an Menschen durchgeführt wurde, damit Sie wissen, dass sie zu Ergebnissen führt und Sie Ihre Zeit nicht mit Modeerscheinungen und verrückten Vorschriften verschwenden, bei denen Sie Kohl oder Ahornsirup essen oder am dritten Mittwoch im Monat nur orangefarbene Lebensmittel zu sich nehmen dürfen. Und schließlich darf Ihre Ernährung Ihnen kein Fachwissen über Vitamine oder Mineralien abverlangen. Diese Informationen sind meistens nutzlos. Sie können abnehmen und gesünder und fitter werden, ohne irgendetwas über Vitamine und Mineralien zu wissen. Alles, was Sie wissen müssen, sind ein paar einfache Regeln, die Ihre Nahrungsauswahl bestimmen sollten – der Rest passiert ganz von allein. Ich nenne diese Regeln die sechs Säulen der Ernährung.

Ich habe die sechs Säulen der Ernährung bereits in *Men's Health Power Training* vorgestellt und erläutere Sie hier auch noch einmal kurz, denn sie sollten die Grundlage Ihrer Ernährung bilden. Wenn Sie mehr über die sechs Säulen der Ernährung erfahren möchten, lesen Sie das Kapitel über Ernährung in *Men's Health Power*

Training oder besuchen Sie die Homepage www.FreeNakedNutritionVideo.com.

DIE SECHS SÄULEN DER ERNÄHRUNG

1. Essen Sie 5- bis 6-mal täglich.
2. Reduzieren Sie den Konsum von Zucker und industriell verarbeiteten Lebensmitteln.
3. Essen Sie über den ganzen Tag verteilt Obst und Gemüse.
4. Trinken Sie mehr Wasser und Getränke ohne Kalorien.
5. Versuchen Sie, den ganzen Tag über mageres Protein zu essen.
6. Verzehren Sie stärkehaltige Lebensmittel nur nach dem Training oder zum Frühstück.

Beachten Sie: Stärkehaltige Lebensmittel schließen Reis, Nudeln, Kartoffeln, Haferflocken, Getreideprodukte und zuckerhaltige Nahrungsmittel (inklusive Sportgetränke) ein.

Wenn Sie diese sechs einfachen Regeln befolgen, wird Ihr Cardio-Krafttraining noch effektiver, weil Sie sich über den Tag verteilt richtig ernähren. Obwohl die sechs Säulen der Ernährung einfach sind, basieren sie auf modernen Ernährungsstrategien wie dem richtigen Zeitpunkt der Nahrungsaufnahme und der strategischen Reduktion von Kohlenhydraten.

ERNÄHRUNG FÜR DAS CARDIO-KRAFTTRAINING

Lassen Sie uns nun genauer betrachten, wie Sie Ihre Ernährung rund um Ihr Cardio-Krafttraining verbessern können, damit Sie maximal davon profitieren. Ich werde Ihnen erklären, wie man die Leistung und die Erholung optimieren kann und wie man Übelkeit vorbeugt.

LEISTUNG UND ERHOLUNG OPTIMIEREN

Viele Menschen trainieren nach der Methode von Coach Dos' Cardio-Krafttraining, um Fett abzubauen. Wenn das Ihr Ziel ist, sollte Ihnen klar sein, dass Sie sich keine Gedanken darüber machen sollten, wie viel Fettkalorien Sie bei einer bestimmten Übung verbrennen. Stattdessen sollten Sie sich darauf konzentrieren, insgesamt möglichst viel Kalorien zu verbrauchen. Dieses intensive Training wird Ihren Körper dazu zwingen, Kalorien (und Fett) zu verbrennen, auch wenn Ihr Workout schon lange vorbei ist, da Ihr Körper versucht, sich vom Cardio-Krafttraining zu erholen.

Hier sind zwei Strategien, die Sie einsetzen können, um das Maximum aus Ihrem Cardio-Krafttraining herauszuholen:

1. **Trinken Sie vor und nach dem Training flüssige Kohlenhydrate mit schnell verfügbaren Proteinen.** Ich habe festgestellt, dass sich die Leistung und Energie meiner Klienten am stärksten erhöht, wenn sie vor dem Training ein protein- und kohlenhydrathaltiges Getränk zu sich nehmen. Wenn Sie Ihre Energiezufuhr so steuern, beugen Sie Muskelversagen vor, steigern Ihre Energie und schaffen ein optimales hormonelles Umfeld für eine maximale Erholung. Forschungen haben gezeigt, dass protein- und kohlenhydrathaltige Sportgetränke das Muskelwachstum fördern, den Fettabbau aber nicht behindern.

Wie mache ich das? Mischen Sie sich einen Shake, der Proteine und Kohlenhydrate in einem Verhältnis von 2 : 1 enthält. Wenn Sie nur ein Cardio-Krafttraining machen, muss Ihr Shake nicht besonders viele Kalorien enthalten. Zehn bis 15 Gramm Proteine reichen aus. Wenn Sie härter trainieren, Ihre Leistung steigern und Kraft aufbauen wollen, können Sie mit einem Verhältnis von 3 : 1 rechnen. Wenn Sie ein Cardio-Krafttraining und ein komplettes Workout absolvieren, sollten Sie 35 bis 30 Gramm Proteine zu sich nehmen und die Kohlenhydratzufuhr dem Verhältnis entsprechend anpassen.

2. **Fügen Sie Leistungsförderer hinzu.** Beta-Alanin ist eine nicht essenzielle Aminosäure und die einzig natürlich vorkommende. Sie ist in proteinreichen Nahrungsmitteln wie Schweinefleisch oder Fisch enthalten. Um die Leistung zu steigern, kann Beta-Alanin auch als Nahrungsergänzungsmittel eingenommen werden. Es ergänzt das Cardio-Krafttraining also perfekt. Beta-Alanin konzentriert sich in den Muskeln und hilft dabei, den Säureanstieg zu dämpfen, der durch das intensive Cardio-Krafttraining verursacht wird. Wenn Sie Beta-Alanin in Ihren Fitnessplan mit einbeziehen, werden Sie länger und härter trainieren können, dadurch mehr Kalorien verbrennen und größere Fortschritte bei Ihrer Kondition machen.

Wie mache ich das? Nehmen Sie eine Gesamtmenge von vier bis sechs Gramm Beta-Alanin in Einzeldosen von ein bis zwei Gramm über den Tag verteilt zu sich. Es ist wichtig, die Aufnahme von Beta-Alanin zu streuen, da in wissenschaftlichen Studien und von Konsumenten darüber berichtet wurde, dass Beta-Alanin ein kribbelndes, brennendes Gefühl auf der Haut auslösen kann, wenn es in großen Dosen eingenommen wird. Diese Nebenwirkung ist völlig harmlos, aber durchaus lästig, also achten Sie darauf,

Ihre Gesamtdosis gut über den Tag zu verteilen.

WIE GEHE ICH MIT ÜBELKEIT UM?

Da das Cardio-Krafttraining so intensiv ist, wird es Ihnen mit großer Wahrscheinlichkeit passieren, dass Ihnen übel wird. Hier sind einige Tipps, wie Sie Ihr Mittagessen bei sich behalten und besser mit auftretender Übelkeit umgehen:

1. **Verschieben Sie den Trainingsbeginn.** Vielen Menschen wird bei Trainingsbeginn schlecht oder sie müssen sich sogar übergeben, wenn sie etwas im Magen haben – auch wenn es nur ein kleines Sportgetränk ist. Wenn das bei Ihnen der Fall ist, verlängern Sie einfach die Zeitspanne zwischen dem Sportgetränk, das Sie vor dem Workout trinken, und Ihrem Cardio-Krafttraining.

2. **Nehmen Sie verzweigtkettige Aminosäuren zu sich.** Diese speziellen Aminosäuren (kurz: BCAA, Branched-Chain Amino Acids) sind eine gute Alternative zu Ihrem Protein- und Kohlenhydrat-Shake, wenn Sie Probleme haben, direkt vor dem Training etwas zu trinken. Sie können pulverförmige BCAAs (aromatisiert, da reine Aminosäuren einen sehr unangeneh-

men Geschmack haben) in Wasser lösen und vor Ihrem Workout trinken – das ist angenehmer für den Magen und fühlt sich an, als würden Sie einfach nur Wasser trinken. Außerdem bleiben die BCAAs nicht lange in Ihrem Magen. BCAAs sollten jedoch vorwiegend von Leistungssportlern eingenommen werden, die wirklich einen intensiven Muskelaufbau trainieren.

3. **Reduzieren Sie die Milchsäure.** Es kann sein, dass Ihre Übelkeit durch den Anstieg von Milchsäure verursacht wird, der durch das Cardio-Krafttraining ausgelöst wird. Die Einnahme von Beta-Alanin kann dabei helfen, den Anstieg zu dämpfen, und wirkt so auch gegen die Übelkeit.

4. **Verzichten Sie auf Stimulanzien.** Koffein allein oder in Verbindung mit Yohimbin wird oft vor dem Training als Stimulanz eingenommen. (Anmerkung: Yohimbin ist ein psychoaktiver Wirkstoff und kommt in der Yohimbe, der Rinde eines in Westafrika vorkommenden Baumes vor. Yohimbin hat eine aphrodisierende Wirkung und kann zu gesteigerter Wachheit, erhöhtem Puls oder Sensibilisierung auf Berührungen führen. Besonders in Verbindung mit Koffein kann Yohimbin unter anderem Herzrasen, Schlafstörungen, Speichelfluss, Zittern oder Übelkeit, bei einer

Überdosierung sogar eine schmerzhafte Dauererektion auslösen. In Deutschland ist der reine Wirkstoff Yohimbin rezeptpflichtig, als potenzsteigerndes Mittel ist es in Apotheken erhältlich. In den USA wird die Yohimberinde als Kombinationspräparat angeboten und ist frei verkäuflich.)

Solche anregenden Mittel können beim Cardio-Krafttraining allerdings kontraproduktiv sein. Wenn Sie sensibel darauf reagieren, kann der erhöhte »Energieschub«, den Sie durch Stimulanzien spüren, zur bereits genannten Übelkeit beitragen. Wenn Sie also wegen Ihrer Übelkeit Probleme haben, ein Cardio-Krafttraining durchzuhalten, verzichten Sie auf solche anregenden Mittel vor dem Workout.

5. **Lassen Sie sich Zeit.** Das ist zwar kein ernährungswissenschaftlicher Ratschlag, aber bedenken Sie, dass Sie trotz aller Gegenmaßnahmen in den ersten Trainingswochen wahrscheinlich mit Übelkeit konfrontiert werden – in unterschiedlichem Ausmaß. Wenn Sie das Training fortsetzen, wird sich Ihre Kondition verbessern und die Übelkeit wird beherrschbar.

DIE WICHTIGSTEN REGELN FÜR IHRE SPORTLERERNÄHRUNG

Wie können Sie also Ihren Trainingserfolg durch den Einsatz von Ernährung optimieren? Zusammenfassend gelten folgende Regeln:

1. Wie auch immer Sie Ihre Ernährung gestalten – was Sie außerhalb des Fitnessstudios und vor Ihrem Training zu sich nehmen, hat den größten Einfluss auf Fettabbau, Kraft und Leistung.

2. Sie können Ihre Leistung beim Training dadurch steigern, dass Sie einen protein- und kohlenhydrathaltigen Shake vor Ihrem Workout trinken und über den Tag verteilt Beta-Alanin zu sich nehmen.

3. Da das Cardio-Krafttraining so intensiv ist, kann Übelkeit zu einem Problem werden. Sie können dem entgegenwirken, indem Sie die Zeit zwischen dem Sportgetränk und dem Trainingsbeginn verlängern oder stattdessen eine BCAA-Lösung trinken. Außerdem kann die Aufnahme von Beta-Alanin die Bildung von Milchsäure hemmen und so Ihre Kondition verbessern. Vermeiden Sie Stimulanzien vor dem Training.

ANHANG: TRAININGSPROTOKOLLE

BEISPIELPROTOKOLL EINES TRAININGSKOMPLEXES FÜR TRAINIERTE

TRAININGSPROTOKOLL FÜR TRAINIERTE			
LANGHANTELKOM-PLEX	**WOCHE 1–2**	**WOCHE 3–4**	**WOCHE 5–6**
	3 x 6, 2 Min. Pause	3 x 7, 2 Min. Pause	3 x 8, 90 Sek. Pause
	Verwendete Gewichte	Verwendete Gewichte	Verwendete Gewichte
1. Langhantelheben aus dem Hang	Satz 1, 25 kg	Satz 1, 30 kg	Satz 1, 30 kg
2. Gekreuzter Ausfallschritt mit Langhantel	Satz 2, 25 kg	Satz 2, 31,5 kg	Satz 2, 30 kg
3. Good Morning mit Langhantel	Satz 3, 27 kg	Satz 3, 31,5 kg	Satz 3, 30 kg
4. Langhantelrollen	Satz 4	Satz 4	Satz 4

KOMPLEXE FÜR EINSTEIGER

TRAININGSPROTOKOLL FÜR EINSTEIGER, WOCHEN 1–6			
LANGHANTELKOM- PLEX	**WOCHE 1–2**	**WOCHE 3–4**	**WOCHE 5–6**
	3 x 6, 2 Min. Pause	3 x 7, 2 Min. Pause	3 x 8, 90 Sek. Pause
	Verwendete Gewichte	Verwendete Gewichte	Verwendete Gewichte
1. Ausfallschritt im Wechsel mit Langhantel	Satz 1, ___ kg	Satz 1, ___ kg	Satz 1, ___ kg
2. Good Morning mit Langhantel	Satz 2, ___ kg	Satz 2, ___ kg	Satz 2, ___ kg
3. Schwungdrücken (Push Press) mit Langhantel	Satz 3, ___ kg	Satz 3, ___ kg	Satz 3, ___ kg
KURZHANTEL- KOMPLEX	**WOCHE 1–2**	**WOCHE 3–4**	**WOCHE 5–6**
	3 x 6, 2 Min. Pause	3 x 7, 2 Min. Pause	3 x 8, 90 Sek. Pause
	Verwendete Gewichte	Verwendete Gewichte	Verwendete Gewichte
1. Sumo-Kreuzheben mit Kurzhanteln	Satz 1, ___ kg	Satz 1, ___ kg	Satz 1, ___ kg
2. Schwungdrücken (Push Press) mit Kurzhanteln	Satz 2, ___ kg	Satz 2, ___ kg	Satz 2, ___ kg
3. Vorgebeugtes Rudern im Wechsel mit Kurzhanteln	Satz 3, ___ kg	Satz 3, ___ kg	Satz 3, ___ kg
KETTLEBELL- KOMPLEX	**WOCHE 1–2**	**WOCHE 3–4**	**WOCHE 5–6**
	3 x 6, 2 Min. Pause	3 x 7, 2 Min. Pause	3 x 8, 90 Sek. Pause
	Verwendete Gewichte	Verwendete Gewichte	Verwendete Gewichte
1. Kettlebellschwingen	Satz 1, ___ kg	Satz 1, ___ kg	Satz 1, ___ kg
2. Sumo-Kniebeuge mit umgedrehter Kettlebell	Satz 2, ___ kg	Satz 2, ___ kg	Satz 2, ___ kg
3. Einarmiges Reißen (Snatch) mit Kettlebell	Satz 3, ___ kg	Satz 3, ___ kg	Satz 3, ___ kg

TRAININGSPROTOKOLL FÜR EINSTEIGER, WOCHEN 7–12			
LANGHANTEL-KOMPLEX	**WOCHE 7–8**	**WOCHE 9–10**	**WOCHE 11–12**
	3 x 9, 90 Sek. Pause	3 x 10, 75 Sek. Pause	3 x 10, 60 Sek. Pause
	Verwendete Gewichte	Verwendete Gewichte	Verwendete Gewichte
1. Ausfallschritt im Wechsel mit Langhantel	Satz 1, ___ kg	Satz 1, ___ kg	Satz 1, ___ kg
2. Good Morning mit Langhantel	Satz 2, ___ kg	Satz 2, ___ kg	Satz 2, ___ kg
3. Schwungdrücken (Push Press) mit Langhantel	Satz 3, ___ kg	Satz 3, ___ kg	Satz 3, ___ kg
KURZHANTEL-KOMPLEX	**WOCHE 7–8**	**WOCHE 9–10**	**WOCHE 11–12**
	3 x 9, 90 Sek. Pause	3 x 10, 75 Sek. Pause	3 x 10, 60 Sek. Pause
	Verwendete Gewichte	Verwendete Gewichte	Verwendete Gewichte
1. Sumo-Kreuzheben mit Kurzhanteln	Satz 1, ___ kg	Satz 1, ___ kg	Satz 1, ___ kg
2. Schwungdrücken (Push Press) mit Kurzhanteln	Satz 2, ___ kg	Satz 2, ___ kg	Satz 2, ___ kg
3. Vorgebeugtes Rudern im Wechsel mit Kurzhanteln	Satz 3, ___ kg	Satz 3, ___ kg	Satz 3, ___ kg
KETTLEBELL-KOMPLEX	**WOCHE 7–8**	**WOCHE 9–10**	**WOCHE 11–12**
	3 x 9, 90 Sek. Pause	3 x 10, 75 Sek. Pause	3 x 10, 60 Sek. Pause
	Verwendete Gewichte	Verwendete Gewichte	Verwendete Gewichte
1. Kettlebellschwingen	Satz 1, ___ kg	Satz 1, ___ kg	Satz 1, ___ kg
2. Sumo-Kniebeuge mit umgedrehter Kettlebell	Satz 2, ___ kg	Satz 2, ___ kg	Satz 2, ___ kg
3. Einarmiges Reißen (Snatch) mit Kettlebell	Satz 3, ___ kg	Satz 3, ___ kg	Satz 3, ___ kg

KOMPLEXE FÜR TRAINIERTE

TRAININGSPROTOKOLL FÜR TRAINIERTE, WOCHEN 1–6			
LANGHANTEL-KOMPLEX	**WOCHE 1–2**	**WOCHE 3–4**	**WOCHE 5–6**
	3 x 6, 2 Min. Pause	3 x 7, 2 Min. Pause	3 x 8, 90 Sek. Pause
	Verwendete Gewichte	Verwendete Gewichte	Verwendete Gewichte
1. Langhantelheben aus dem Hang	Satz 1, ___ kg	Satz 1, ___ kg	Satz 1, ___ kg
2. Gekreuzter Ausfallschritt mit Langhantel	Satz 2, ___ kg	Satz 2, ___ kg	Satz 2, ___ kg
3. Good Morning mit Langhantel	Satz 3, ___ kg	Satz 3, ___ kg	Satz 3, ___ kg
4. Langhantelrollen	Satz 4, ___ kg	Satz 4, ___ kg	Satz 4, ___ kg
KURZHANTEL-KOMPLEX	**WOCHE 1–2**	**WOCHE 3–4**	**WOCHE 5–6**
	3 x 6, 2 Min. Pause	3 x 7, 2 Min. Pause	3 x 8, 90 Sek. Pause
	Verwendete Gewichte	Verwendete Gewichte	Verwendete Gewichte
1. Ausfallschritt mit Kurzhanteldrücken	Satz 1, ___ kg	Satz 1, ___ kg	Satz 1, ___ kg
2. Rumänisches Kreuzheben mit Kurzhanteln	Satz 2, ___ kg	Satz 2, ___ kg	Satz 2, ___ kg
3. Vorgebeugtes Rudern mit Kurzhanteln	Satz 3, ___ kg	Satz 3, ___ kg	Satz 3, ___ kg
4. Sprungkniebeuge mit Kurzhanteln	Satz 4, ___ kg	Satz 4, ___ kg	Satz 4, ___ kg
KETTLEBELL-KOMPLEX	**WOCHE 1–2**	**WOCHE 3–4**	**WOCHE 5–6**
	3 x 6, 2 Min. Pause	3 x 7, 2 Min. Pause	3 x 8, 90 Sek. Pause
	Verwendete Gewichte	Verwendete Gewichte	Verwendete Gewichte
1. Einarmiges Kettlebellschwingen im Wechsel	Satz 1, ___ kg	Satz 1, ___ kg	Satz 1, ___ kg
2. Einarmiges Umsetzen und Drücken (Clean and Press) mit Kettlebell (beide Seiten)	Satz 2, ___ kg	Satz 2, ___ kg	Satz 2, ___ kg
3. Windmühle (beide Seiten)	Satz 3, ___ kg	Satz 3, ___ kg	Satz 3, ___ kg
4. Überkopfkniebeuge mit Kettlebell (beide Seiten)	Satz 4, ___ kg	Satz 4, ___ kg	Satz 4, ___ kg

TRAININGSPROTOKOLL FÜR TRAINIERTE, WOCHEN 7–12

LANGHANTEL-KOMPLEX	WOCHE 7–8	WOCHE 9–10	WOCHE 11–12
	3 x 9, 90 Sek. Pause	3 x 10, 75 Sek. Pause	3 x 10, 60 Sek. Pause
	Verwendete Gewichte	Verwendete Gewichte	Verwendete Gewichte
1. Langhantelheben aus dem Hang	Satz 1, ___ kg	Satz 1, ___ kg	Satz 1, ___ kg
2. Gekreuzter Ausfallschritt mit Langhantel	Satz 2, ___ kg	Satz 2, ___ kg	Satz 2, ___ kg
3. Good Morning mit Langhantel	Satz 3, ___ kg	Satz 3, ___ kg	Satz 3, ___ kg
4. Langhantelrollen	Satz 4, ___ kg	Satz 4, ___ kg	Satz 4, ___ kg
KURZHANTEL-KOMPLEX	**WOCHE 7–8**	**WOCHE 9–10**	**WOCHE 11–12**
	3 x 9, 90 Sek. Pause	3 x 10, 75 Sek. Pause	3 x 10, 60 Sek. Pause
	Verwendete Gewichte	Verwendete Gewichte	Verwendete Gewichte
1. Ausfallschritt mit Kurzhanteldrücken	Satz 1, ___ kg	Satz 1, ___ kg	Satz 1, ___ kg
2. Rumänisches Kreuzheben mit Kurzhanteln	Satz 2, ___ kg	Satz 2, ___ kg	Satz 2, ___ kg
3. Vorgebeugtes Rudern mit Kurzhanteln	Satz 3, ___ kg	Satz 3, ___ kg	Satz 3, ___ kg
4. Sprungkniebeuge mit Kurzhanteln	Satz 4, ___ kg	Satz 4, ___ kg	Satz 4, ___ kg
KETTLEBELL-KOMPLEX	**WOCHE 7–8**	**WOCHE 9–10**	**WOCHE 11–12**
	3 x 9, 90 Sek. Pause	3 x 10, 75 Sek. Pause	3 x 10, 60 Sek. Pause
	Verwendete Gewichte	Verwendete Gewichte	Verwendete Gewichte
1. Einarmiges Kettlebellschwingen im Wechsel	Satz 1, ___ kg	Satz 1, ___ kg	Satz 1, ___ kg
2. Einarmiges Umsetzen und Drücken (Clean and Press) mit Kettlebell (beide Seiten)	Satz 2, ___ kg	Satz 2, ___ kg	Satz 2, ___ kg
3. Windmühle (beide Seiten)	Satz 3, ___ kg	Satz 3, ___ kg	Satz 3, ___ kg
4. Überkopfkniebeuge mit Kettlebell (beide Seiten)	Satz 4, ___ kg	Satz 4, ___ kg	Satz 4, ___ kg

KOMPLEXE FÜR FORTGESCHRITTENE

TRAININGSPROTOKOLL FÜR FORTGESCHRITTENE, WOCHEN 1–6			
LANGHANTEL-KOMPLEX	**WOCHE 1–2**	**WOCHE 3–4**	**WOCHE 5–6**
	3 x 6, 2 Min. Pause	3 x 7, 2 Min. Pause	3 x 8, 90 Sek. Pause
	Verwendete Gewichte	Verwendete Gewichte	Verwendete Gewichte
1. Sprung mit Schulterheben aus dem Hang mit Langhantel	Satz 1, ___ kg	Satz 1, ___ kg	Satz 1, ___ kg
2. Standumsetzen aus dem Hang mit Kniebeuge und Langhantel	Satz 2, ___ kg	Satz 2, ___ kg	Satz 2, ___ kg
3. Schwungdrücken (Push Press) mit Langhantel	Satz 3, ___ kg	Satz 3, ___ kg	Satz 3, ___ kg
4. Reißen aus dem Hang (Hang Snatch) mit Langhantel	Satz 4, ___ kg	Satz 4, ___ kg	Satz 4, ___ kg
5. Überkopfkniebeuge mit Langhantel	Satz 5, ___ kg	Satz 5, ___ kg	Satz 5, ___ kg
6. Rumänisches Kreuzheben mit Langhantel	Satz 6, ___ kg	Satz 6, ___ kg	Satz 6, ___ kg
7. Plyometrischer Liegestütz	Satz 7, ___ kg	Satz 7, ___ kg	Satz 7, ___ kg
KURZHANTEL-KOMPLEX	**WOCHE 1–2**	**WOCHE 3–4**	**WOCHE 5–6**
	3 x 6, 2 Min. Pause	3 x 7, 2 Min. Pause	3 x 8, 90 Sek. Pause
	Verwendete Gewichte	Verwendete Gewichte	Verwendete Gewichte
1. Reißen aus dem Hang (Hang Snatch) mit Kurzhanteln	Satz 1, ___ kg	Satz 1, ___ kg	Satz 1, ___ kg
2. Kniebeuge und Schwungdrücken mit Kurzhanteln	Satz 2, ___ kg	Satz 2, ___ kg	Satz 2, ___ kg
3. Liegestütz und Core-Rudern mit Kurzhanteln	Satz 3, ___ kg	Satz 3, ___ kg	Satz 3, ___ kg
4. Burpee mit Kurzhanteln	Satz 4, ___ kg	Satz 4, ___ kg	Satz 4, ___ kg

KETTLEBELL-KOMPLEX	WOCHE 1–2	WOCHE 3–4	WOCHE 5–6
	3 x 6, 2 Min. Pause	3 x 7, 2 Min. Pause	3 x 8, 90 Sek. Pause
	Verwendete Gewichte	Verwendete Gewichte	Verwendete Gewichte
1. Kettlebellheben aus dem Hang	Satz 1, ___ kg	Satz 1, ___ kg	Satz 1, ___ kg
2. Umsetzen und Schwungdrücken mit Kettlebells	Satz 2, ___ kg	Satz 2, ___ kg	Satz 2, ___ kg
3. Reißen (Snatch) mit Kettlebells	Satz 3, ___ kg	Satz 3, ___ kg	Satz 3, ___ kg
4. Frontkniebeuge mit Kettlebells	Satz 4, ___ kg	Satz 4, ___ kg	Satz 4, ___ kg

TRAININGSPROTOKOLL FÜR FORTGESCHRITTENE, WOCHEN 7–12

LANGHANTELKOM-PLEX	WOCHE 7–8	WOCHE 9–10	WOCHE 11–12
	3 x 9, 90 Sek. Pause	3 x 10, 75 Sek. Pause	3 x 10, 60 Sek. Pause
	Verwendete Gewichte	Verwendete Gewichte	Verwendete Gewichte
1. Sprung mit Schulterheben aus dem Hang mit Langhantel	Satz 1, ___ kg	Satz 1, ___ kg	Satz 1, ___ kg
2. Standumsetzen aus dem Hang mit Kniebeuge und Langhantel	Satz 2, ___ kg	Satz 2, ___ kg	Satz 2, ___ kg
3. Schwungdrücken (Push Press) mit Langhantel	Satz 3, ___ kg	Satz 3, ___ kg	Satz 3, ___ kg
4. Reißen aus dem Hang (Hang Snatch) mit Langhantel	Satz 4, ___ kg	Satz 4, ___ kg	Satz 4, ___ kg
5. Überkopfkniebeuge mit Langhantel	Satz 5, ___ kg	Satz 5, ___ kg	Satz 5, ___ kg
6. Rumänisches Kreuzheben mit Langhantel	Satz 6, ___ kg	Satz 6, ___ kg	Satz 6, ___ kg
7. Plyometrischer Liegestütz	Satz 7, ___ kg	Satz 7, ___ kg	Satz 7, ___ kg
KURZHANTELKOM-PLEX	WOCHE 7–8	WOCHE 9–10	WOCHE 11–12
	3 x 9, 90 Sek. Pause	3 x 10, 75 Sek. Pause	3 x 10, 60 Sek. Pause
	Verwendete Gewichte	Verwendete Gewichte	Verwendete Gewichte
1. Reißen aus dem Hang (Hang Snatch) mit Kurzhanteln	Satz 1, ___ kg	Satz 1, ___ kg	Satz 1, ___ kg
2. Kniebeuge und Schwungdrücken mit Kurzhanteln	Satz 2, ___ kg	Satz 2, ___ kg	Satz 2, ___ kg
3. Liegestütz und Core-Rudern mit Kurzhanteln	Satz 3, ___ kg	Satz 3, ___ kg	Satz 3, ___ kg
4. Burpee mit Kurzhanteln	Satz 4, ___ kg	Satz 4, ___ kg	Satz 4, ___ kg

KETTLEBELLKOM-PLEX	WOCHE 7–8	WOCHE 9–10	WOCHE 11–12
	3 x 9, 90 Sek. Pause	3 x 10, 75 Sek. Pause	3 x 10, 60 Sek. Pause
	Verwendete Gewichte	Verwendete Gewichte	Verwendete Gewichte
1. Kettlebellheben aus dem Hang	Satz 1, ___ kg	Satz 1, ___ kg	Satz 1, ___ kg
2. Umsetzen und Schwungdrücken mit Kettlebells	Satz 2, ___ kg	Satz 2, ___ kg	Satz 2, ___ kg
3. Reißen (Snatch) mit Kettlebells	Satz 3, ___ kg	Satz 3, ___ kg	Satz 3, ___ kg
4. Frontkniebeuge mit Kettlebells	Satz 4, ___ kg	Satz 4, ___ kg	Satz 4, ___ kg

BEISPIELPROTOKOLL EINES DENSITY-TRAININGS

TRAININGSPROTOKOLL DENSITY-TRAINING, DATUM:				
SCHWERPUNKT	**ÜBUNGEN**	**GEWICHT**	**ZEIT INSGE-SAMT**	**SÄTZE KOM-PLETT**
DATUM:			20 Min.	19
Explosiv	Bulgarischer Ausfallschritt-sprung	9 kg mit Weste		
Schwerpunkt Knie/Hüfte	Einbeiniges Rumänisches Kreuzheben mit Kurzhanteln	38,5 kg		
Druckübungen Oberkörper	Schwungdrücken mit Kurzhanteln	40 kg		
Zugübungen Unterkörper	Chin-up (Klimm-zug im Untergriff)	9 kg mit Weste		
Core	Sit-up mit Langhantelstange	32 kg		

TRAININGSPROTOKOLL FÜR DAS DENSITY-TRAINING

TRAININGSPROTOKOLL DENSITY-TRAINING, DATUM:				
SCHWERPUNKT	**ÜBUNGEN**	**GEWICHT**	**ZEIT INSGESAMT**	**SÄTZE KOMPLETT**
DATUM:				
Explosiv				
Schwerpunkt Knie/Hüfte				
Druckübungen Oberkörper				
Zugübungen Unterkörper				
Core				
SCHWERPUNKT	**ÜBUNGEN**	**GEWICHT**	**ZEIT INSGESAMT**	**SÄTZE KOMPLETT**
DATUM:				
Explosiv				
Schwerpunkt Knie/Hüfte				
Druckübungen Oberkörper				
Zugübungen Unterkörper				
Core				
SCHWERPUNKT	**ÜBUNGEN**	**GEWICHT**	**ZEIT INSGESAMT**	**SÄTZE KOMPLETT**
DATUM:				
Explosiv				
Schwerpunkt Knie/Hüfte				
Druckübungen Oberkörper				
Zugübungen Unterkörper				
Core				
SCHWERPUNKT	**ÜBUNGEN**	**GEWICHT**	**ZEIT INSGESAMT**	**SÄTZE KOMPLETT**
DATUM:				
Explosiv				
Schwerpunkt Knie/Hüfte				
Druckübungen Oberkörper				

Zugübungen Unterkörper				
Core				
SCHWERPUNKT	**ÜBUNGEN**	**GEWICHT**	**ZEIT INSGESAMT**	**SÄTZE KOMPLETT**
DATUM:				
Explosiv				
Schwerpunkt Knie/Hüfte				
Druckübungen Oberkörper				
Zugübungen Unterkörper				
Core				

ÜBUNGSREGISTER

SACHREGISTER

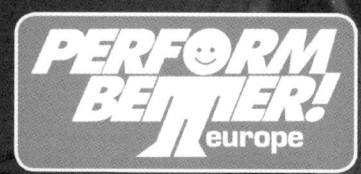

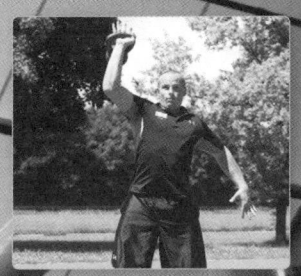

KETTLEBELL

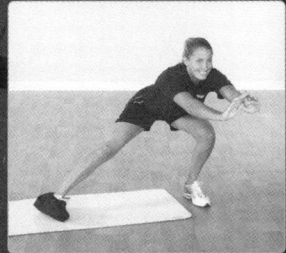

MINI-SLIDE
TRAINING BOARD

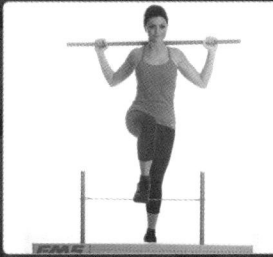

FMS

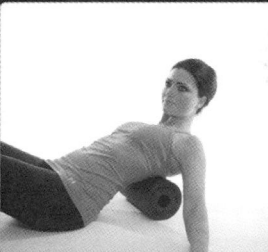

HARTSCHAUM-
ROLLEN

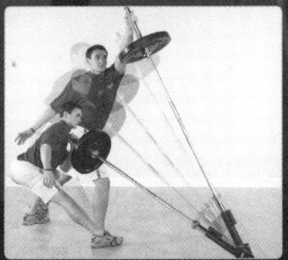

EXTREME CORE-
TRAINER

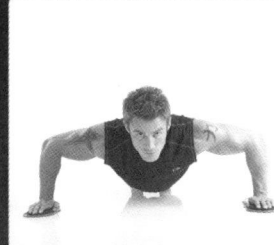

VALSLIDE

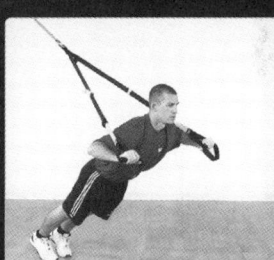

TRX

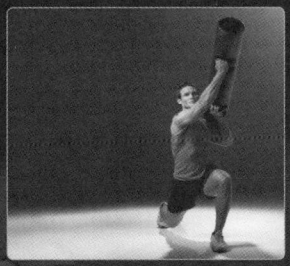

ViPR

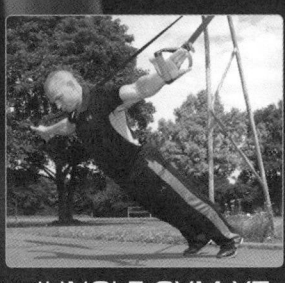

JUNGLE GYM XT

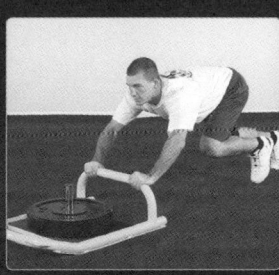

GEWICHTS-
SCHLITTEN

Das effektivste Training für definierte Muskeln

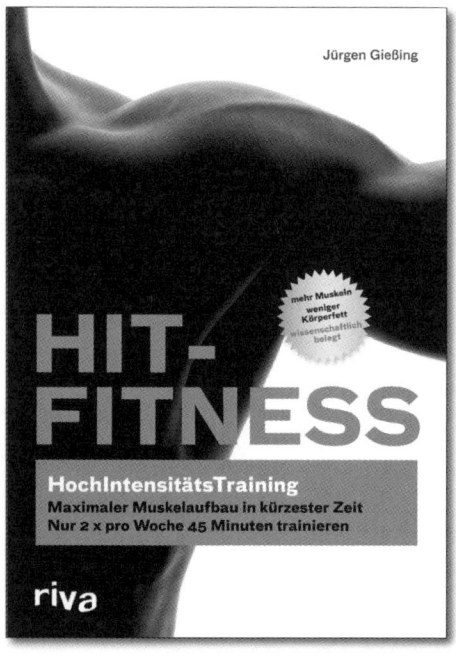

Jürgen Gießing

HIT-FITNESS

HochIntensitätsTraining
Maximaler Muskelaufbau in kürzester Zeit
Nur 2 x pro Woche 45 Minuten trainieren

mehr Muskeln
weniger
Körperfett
wissenschaftlich
belegt

riva

224 Seiten
Preis: 19,90 €
ISBN 978-3-86883-022-4

Jürgen Gießing
HIT Fitness
HochIntensitätsTraining –
Maximaler Muskelaufbau
in kürzester Zeit

Man muss kein Bodybuilder sein, um von der sagenhaften Effektivität des Hochintensitätstrainings (HIT) zu profitieren. Mit HIT-Fitness liegt erstmals ein Trainingsbuch vor, das es jedem ermöglicht, mit nur zwei kurzen Trainingseinheiten pro Woche definierte Muskeln auf- und gleichzeitig Körperfett abzubauen. Neben den Grundlagen zu dieser Trainingsmethode bietet der renommierte Sportwissenschaftler Jürgen Gießing in diesem Buch detailliert beschriebene und reich bebilderte Trainingsprogramme für Mann und Frau, die sowohl zu Hause als auch im Studio ausgeführt werden können.

Fitnesstrend Bodyweight-Training

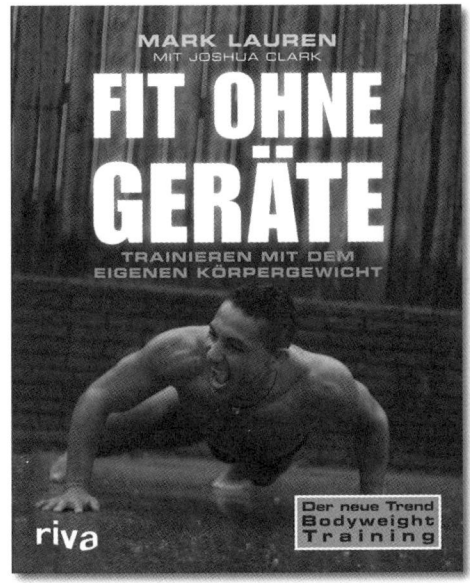

208 Seiten
Preis: 16,90 €
ISBN 978-3-86883-166-5

Mark Lauren
Joshua Clark
Fit ohne Geräte
Trainieren mit dem eigenen Körpergewicht

Seit Jahren bereitet Mark Lauren Elitesoldaten physisch auf ihren Einsatz bei Special Operations vor. Dabei hat er ein einfaches und extrem effizientes Trainingskonzept entwickelt, das ganz ohne Hilfsmittel auskommt und nur das eigene Körpergewicht als Widerstand nutzt. Die Übungen sind auch auf kleinstem Raum durchführbar und erfordern ein Minimum an Zeit: Viermal pro Woche 30 Minuten trainieren genügt, um in Rekordzeit schlank, stark und topfit zu werden. Diese Fitnessformel ist auch für den modernen Arbeitsmenschen ideal, denn sie lässt sich in jeden Lebensplan integrieren.

Mit den 125 Übungen in diesem Buch trainiert jeder auf seinem eigenen Level, ob Anfänger oder Profi. Dazu gibt es Motivations- und Ernährungstipps vom Experten. Vergessen Sie Fitnessstudio, Hanteln und neumodisches Trainingsequipment, denn das weltbeste Fitnessgerät haben Sie immer dabei: den eigenen Körper.

Er macht die Stars fit

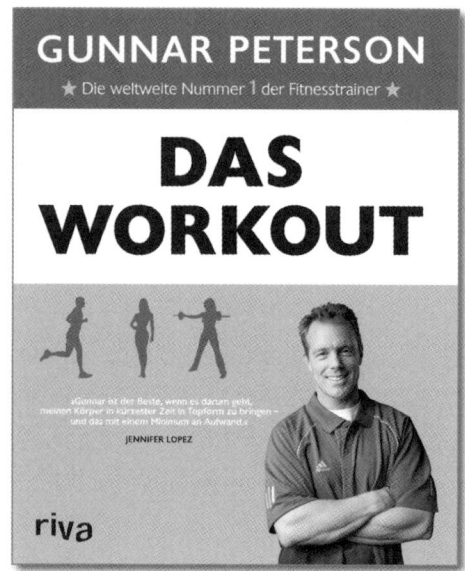

288 Seiten
Preis: 19,90 €
ISBN 978-3-86883-006-4

Gunnar Peterson
Das Workout

In Hollywood leben die schönsten Menschen der Welt. Aber auch Stars müssen für ihr gutes Aussehen hart arbeiten. Personal Trainer Gunnar Peterson stählt seit Jahren die Traumkörper von Angelina Jolie, Penelope Cruz, Jennifer Lopez und Sylvester Stallone. Um von seinem Wissen zu profitieren, muss man jedoch kein Star sein, denn in seinem Buch verrät Peterson jetzt allen Lesern die Komponenten seines erfolgreichen Workouts. Das Geheimnis: Alle acht Wochen ändern sich die Übungen, damit sich die Muskeln nicht an eine einheitliche Belastung gewöhnen können. Sein Workout besteht aus vier Komponenten: Cardio-Training für das Herz-Kreislauf-System, Krafttraining für einen gezielten Muskelaufbau, richtige Ernährung und Entspannungsphasen. Mit der Lektüre dieses Buches, etwas Motivation und Ehrgeiz kann jetzt jeder den Traumkörper bekommen, den er sich wünscht – und das ganz ohne eigenen Personal Trainer.